Erster Fastentag (→ Seite 62)	**Zweiter Fastentag** (→ Seite 69)	**Dritter Fastentag** (→ Seite 70)
Früh: Morgentee; Glaubersalz (mit Zitrone) oder Einlauf. *Vormittag:* Wasser oder Tee trinken. *Mittag:* Gemüsebrühe oder Gemüsecocktail. *Nachmittag:* Früchte- oder Kräutertee (1/2 Teelöffel Honig). *Abend:* Obstsaft, Gemüsesaft oder Gemüsebrühe.	*Früh:* Morgentee (1/2 Teelöffel Honig). *Vormittag:* Wasser zwischendurch. *Mittag:* Gemüsebrühe oder Gemüsecocktail. *Nachmittag:* Früchte- oder Kräutertee (1/2 Teelöffel Honig). *Abend:* Obstsaft, Gemüsesaft oder Gemüsebrühe.	*Früh:* Morgentee (1/2 Teelöffel Honig). *Vormittag:* Wasser zwischendurch. *Mittag:* Tomatenbrühe. *Nachmittag:* Früchte- oder Kräutertee (1/2 Teelöffel Honig). *Abend:* Obstsaft, Gemüsesaft oder Gemüsebrühe.
Früh: Auftakt zum Fasten: gründliche Darmentleerung. *Mittag:* Leber entgiftet besser im Liegen.	Nieren und Gewebe durchspülen: mehr trinken als sonst. Urinfarbe hell? Sonst mehr trinken.	*Früh:* abführen! Einlauf jeden zweiten Tag (notfalls Bittersalz). Spontanen Stuhlgang fördern durch Molke oder Sauerkrautsaft.
Früh: gewohnte Morgenbewegung, zu Hause bleiben. *Mittag:* Ruhe, liegen. *Nachmittag:* kleiner Spaziergang. *Abend:* früh zu Bett.	*Früh:* dehnen, strecken, Morgenspaziergang, Mittagsruhe. *Nachmittag:* zügiger Spaziergang.	*Früh:* Teppichgymnastik, Bewegungsdrang nachkommen, aber maßvoll, Mittagsruhe. Die Nacht »positiv gestalten«.
Früh: ausschlafen, Füße warm halten. *Mittag:* Leibwärme, Leberpackung. *Abend:* duschen.	*Früh:* Kaltreiz fürs Gesicht, Luftbad und Haut frottieren. *Mittag:* Leibwärme, Leberpackung, warme Hände und Füße, weder Vollbad noch Sauna.	*Früh:* Wechseldusche, bürsten und ölen. *Mittag:* Leibwärme. *Abend:* Leberpackung.
Früh: Ausfuhr statt Einfuhr. *Mittag:* wohlige Wärme genießen. Bildmeditationen »Eßfantasie« und »Nahrung«.	Müde sein dürfen, loslassen, frei fühlen von Hunger. Bildmeditation »So sehe ich mich« und »Zuwendung«.	Die Lebensgeister erwachen, was braucht mein Körper? Wonach hungert meine Seele? Bildmeditationen »Mein Körperbild« und »Die neue Erscheinung«.

Fahrplan durch die Fastentage

Vierter Fastentag
(→ Seite 72)

Fünfter Fastentag
(→ Seite 73)

Vierter Fastentag	Fünfter Fastentag	
Früh: Morgentee. *Vormittag:* Wasser zwischendurch. *Mittag:* Karottenbrühe. *Nachmittag:* Früchte- oder Kräutertee. *Abend:* Obstsaft, Gemüsesaft oder Gemüsebrühe.	*Früh:* Morgentee. *Vormittag:* Wasser zwischendurch. *Mittag:* Selleriebrühe. *Nachmittag:* Früchte- oder Kräutertee. *Abend:* Obstsaft, Gemüsesaft oder Gemüsebrühe.	**Aufnahme**
Stuhlgang spontan? (dies ist selten). Urinfarbe hell? Sonst mehr trinken. Schweiß- und Mundgeruch übel – das ist normal.	Darm reinigen: Einlauf (notfalls Bittersalz), eventuell Molke oder Sauerkrautsaft.	**Ausscheidung**
Aktiv werden, wandern, Sport treiben und körperliche Arbeit im Wechsel mit Entspannung und Ruhe.	Bewegungsbedarf sättigen, Tempo der Fastensituation anpassen, Behinderungen nicht überspielen.	**Bewegung/ Ruhe**
Tautreten oder schneelaufen, schwitzen, duschen – ölen – entspannen im Liegen, stabil genug für Sauna oder Vollbad; Nachruhe einplanen!	Bürsten – duschen – ölen. Warme Füße. Leberpackung. Vorbereiten auf die Nacht. Schlafhilfen.	**Körperpflege**
Den Morgen genießen und die frische Luft. Bewegung sättigt und befriedigt, wohlige Wärme durchgearbeiteter Glieder. Bildmeditationen »Ich mag mich« und »Ich bin wertvoll und liebenswert«.	»Stolz wie ein König«. Einkaufen für den Kostaufbau. Freuen am Nicht-haben-Müssen. Bildmeditationen »Strahlen Sie« und »Farben wählen«.	**Bewußtes Erleben**

FASTEN

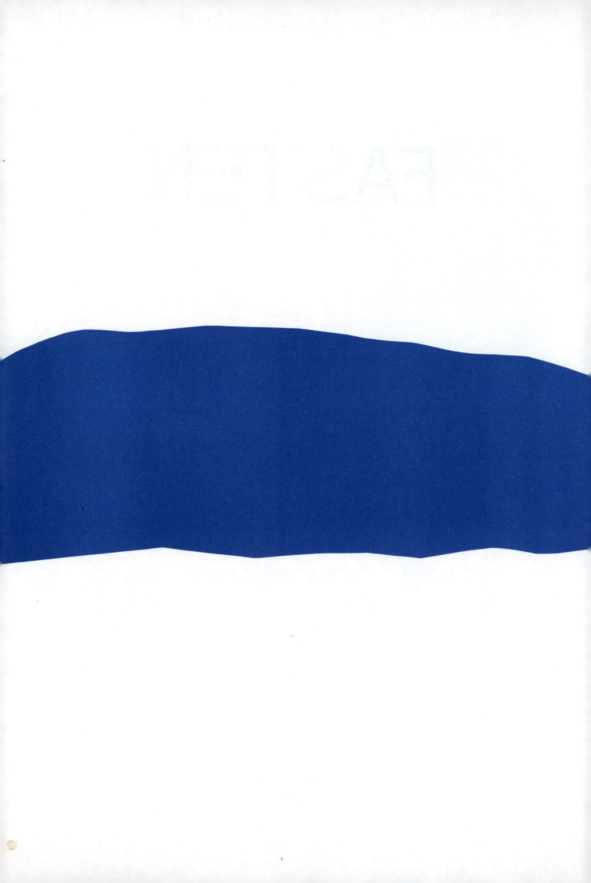

Dr. med. Hellmut Lützner
Helmut Million
Petra Hopfenzitz

FASTEN

Der große ärztliche
Leitfaden für Gesunde
- Selbständig fasten
- Richtig essen
- Gesund leben

Gondrom

Hinweis

Selbständig fasten dürfen nur gesunde Menschen. Wenn Sie sich insoweit nicht sicher sind oder sich in ärztlicher Behandlung befinden, sollten Sie Ihren Arzt befragen. Wenn Sie chronisch krank sind, Medikamente nehmen, sich krank fühlen oder wegen unklarer Beschwerden in Behandlung stehen, so dürfen Sie nicht selbständig fasten. Sie sollten sich in diesem Fall einer Fastenklinik anvertrauen. Auch sollten Sie einen fastenerfahrenen Arzt aufsuchen, wenn während des Fastens oder in der Nachfastenzeit Beschwerden auftreten.

Für den Inhalt des Buches zeichnen verantwortlich:

Dr. med. Hellmut Lützner
für das Gesamtkonzept, die medizinischen Informationen und den allgemeinen Teil Ernährung;

Helmut Million
für alle Rezepte, die Einkaufslisten und den praktischen Teil der Vollwerternährung;

Petra Hopfenzitz
für die Bildmeditationen und die dazu hinführenden Texte.

Inhalt

Ein Wort zuvor 5

Wissenswertes vor dem Fasten 7
Was ist Fasten? 8
Warum fasten? 20

Die Entscheidung zum richtigen Fasten 33
Kann ich selbständig fasten? 34
Fasten unter ärztlicher
  Kontrolle? 35

Wie ich mich auf selbständiges Fasten vorbereite 41
Die richtigen Voraussetzungen
  beim Fasten 42
Meditatives Fasten –
Chance für einen neuen
  Blickwinkel im Leben 47
Der Tag davor 52

Die Fastenwoche für Gesunde 59
Der Entlastungstag 60
Der erste Fastentag 62
Der zweite Fastentag 69
Der dritte Fastentag 70
Der vierte Fastentag 72
Der fünfte Fastentag 73
Praktische Tips für die Fastentage 7?
Die Gewichtsabnahme 90
Meditatives in der Fastenzeit 94

Das Fasten richtig beenden 11?
Die Vorbereitung auf die
  Aufbautage 112
Der Körper in der Aufbauzeit 118
Der erste Aufbautag 120
Der zweite Aufbautag 125

Empfehlungen für weitere
   Aufbautage 130
Meditatives Erleben in den
   Aufbautagen 147

Was kommt nach der Fastenzeit? 153

Wie geht es weiter? 154
Ziehen Sie Bilanz 154
Alte Gewohnheiten überwinden 155
Wie ich Fastenzeiten in meinen
   Alltag einfügen kann 161
Wie halte ich mein Gewicht? 168
Pflegen Sie Ihren Körper 171
Pflegen Sie Ihre Seele:
   mit Meditation den Alltag
   bereichern 173
Ändern Sie Ihre Eßgewohnheiten 176

Ernährungsumstellung nach dem Fasten 189

Warum Vollwerternährung? 190
Was ist Vollwertnahrung? 192
So stellen Sie auf
   Vollwerternährung um 194
Speiseplan für eine Woche
   Vollwerternährung 195
Frischkost 197
Kleine Vollwert-Warenkunde 201
Rezepte aus der Vollwertküche 204

Informationen, die weiterhelfen 251

Fasten in der Fastenklinik 252
Häuser, in denen Heilfasten
   angeboten wird 253
Ärzte, die bereit sind, Fastende
   zu beraten 254
Kontaktadressen:
Fastenwochen für Gesunde 258
Bücher zum Nachschlagen 260
Sachregister 262
Impressum 270

*D*ieses Buch will helfen, über die »Technik« des Fastens, des Essens und des Meditierens hinaus zu einem bewußteren Leben zu gelangen. Es dient dem instinktiven Bedürfnis vieler Menschen, intensiver zu leben. Dazu gehört, die Tiefen eines Fastens weiter auszuloten, bewußt essen und genießen zu lernen und über die inneren Bilder bis zu den Wurzeln unseres Eßverhaltens vorzudringen. Die so oft gemachte Erfahrung: »Fasten veränderte mein Leben« geht über viele Stufen und kann sehr verschiedene Ansatzpunkte haben. Nicht immer wird es die große Wende sein. Viel häufiger vollzieht sich die Veränderung unseres Lebensstils und unserer Erlebnisfähigkeit in kleinen Schritten. Jedes auch noch so kurze Fasten gibt einen Impuls zur Veränderung: zur kleinen Änderung unseres Eßverhaltens, unseres Bewegungsbedarfs, unserer Gesprächsinhalte, unseres Anspruchs beim Einkaufen und unserer Fragen zum Sinn all dessen, das uns täglich umgibt.
Mit jedem Fasten wächst die Fähigkeit, die Bedürfnisse unseres Körpers aus seinen Innensignalen abzulesen, die uns zuträgliche Nahrungsart und -menge aus dem Gespür zu bestimmen, unsere Gefühle ernst zu nehmen und Bilder mit dem inneren Auge zu sehen, die unsere momentane Lebenssituation deutlich machen können.
Der Entschluß des Verlags, einen großen Fastenratgeber herauszugeben, ist deshalb besonders zu begrüßen. Er entspricht dem Wunsch erfahrener Faster nach einer ganzheitlichen Darstellung, in der alle Elemente zusammengefügt zum Eigentlichen führen:
von der Kultur des Nichtessens
zur Kultur des Essens
bis hin zur Kultur des meditativen Erlebens.

Was ist Fasten? 8
Fasten – jeder kennt es 8
Warum wir bei Krankheit fasten 9
Leben aus gespeicherter Nahrung 9
Fasten – das zweite Energieprogramm
　des Körpers 11
Fasten ist Leben aus
　gespeicherter Nahrung 13
Fasten heißt nicht Hungern 15
Fasten in der Tierwelt 16
Wurzeln menschlichen Fastens 17
Fasten – Zeit der Besinnung 18
Was ist Fasten wirklich? 18
　Das ist Fasten 18
　Was Fasten nicht ist 18
Fastenformen 19
Die fünf Grundregeln des Fastens 19

Warum fasten? 20
Fasten für Gesunde 20
　Was heißt gesund? 20
　Der schleichende Weg in die Krankheit 21
Vorbeugefasten 22
Gewichtsverlust: Gewinn durch Abbau 24
Gesundheitlicher Gewinn 26
Kosmetik von innen 28
Fasten, der beste Impuls für eine Veränderung 29
　Auftakt zur Ernährungsumstellung 29
　Fasten für verbessertes Wohlbefinden 30
　Fasten als Weg zu den eigenen Gefühlen 30
　Fasten zur Veränderung von Eßgewohnheiten 31
　Was wir durch Fasten gewinnen können 31

Wissenswertes vor dem Fasten

Wissenswertes vor dem Fasten

Wer noch niemals gefastet hat, braucht dazu Information und Anleitung. Information, um zu wissen, worauf er sich einläßt, und Anleitung zur Durchführung, damit er nicht Fehler macht, die ihm das Fasten verleiden.

Wer Angst vorm Fasten hat, benötigt Information, um sich von den Vorurteilen zu befreien, die er irgendwann in seinem Leben bekommen hat, und eine sichere Führung durch sein erstes Fasten.

Von Vorurteilen befreien

Erfahrene Fasterinnen und Faster – der Einfachheit halber werden wir im weiteren von Fastern sprechen, auch wenn wir »sie« und »ihn« meinen – erfahrene Faster also könnten denken: »Ich weiß das doch alles – wozu so viele Worte.« Zweifellos ist eine gute Erfahrung mehr als theoretisches Wissen. Es könnte jedoch sein, daß Sie Ihre Erfahrung vertiefen oder andere beraten möchten. Dann sind fundiertes Wissen und didaktisches Geschick vonnöten. Prüfen Sie deshalb, was Sie noch nicht wissen, denn der elementare Rhythmus zwischen Essen und Fasten birgt Tiefen, die noch kaum ein einzelner Mensch ausgelotet hat.

Auch in diesem Buch sind nur Teile von möglichen Fastenerfahrungen mitgeteilt. Doch mit Sicherheit werden Sie beim aufmerksamen Lesen andere und gewinnbringende Dimensionen des Fastens und Essens kennenlernen.

Was ist Fasten?

Fasten – jeder kennt es

Essen und Nichtessen sind wie Wachen und Schlafen, wie Spannung und Entspannung; sind wie Pole, zwischen denen sich menschliches Leben ereignet. Essen am Tag und Fasten in der Nacht gehören so selbstverständlich zum menschlichen Lebensrhythmus, daß sich niemand darüber Gedanken macht. Nur wenn wir am Abend spät gegessen haben, fällt uns auf, daß am Morgen der Appetit fehlt:

Zeichen des Körpers

ein Zeichen des Körpers, daß die für ihn notwendige Fastenzeit noch nicht beendet ist; sie wurde nur verschoben.

Nicht umsonst nennt der Engländer das Frühstück »breakfast« – Fastenbrechen. Wer in der Nacht nicht gefastet hat, braucht eigentlich am Morgen kein »breakfast«.

Zwölf bis vierzehn Stunden am Tag braucht der Mensch für Wachsein, Nahrungsaufnahme, für Kontakt mit der Außenwelt, für Aktion und Reaktion. Zehn bis zwölf Stunden bleiben ihm in der Nacht für den Stoffwechsel, das heißt für Abbau, Umbau und Ausbau von Körpersubstanzen. Die dafür notwendige Energie holt sich der Körper aus seinen Depots. In der Fastenzeit der Nacht »beschäftigt sich der Mensch mit sich selbst«: Er schläft, er hält still. Ruhe, Geborgenheit und Wärme helfen ihm, allein durch sich selbst zu leben.

Dies sind die entscheidenden Voraussetzungen für jedes Fasten; sie werden Ihnen in diesem Buch immer wieder begegnen.

Wissenswertes vor dem Fasten

Warum wir bei Krankheit fasten

Auch der Kranke braucht Ruhe, Geborgenheit und Wärme, auch er möchte häufiger als sonst mit sich allein sein. Das fiebernde Kind lehnt Nahrung ab und verlangt nach frischen Säften. Der kranke Hund verkriecht sich in seine Hütte und frißt tagelang nichts. Kranke Lebewesen tun also instinktiv das Richtige: Sie fasten.

Der kranke Organismus braucht zur Gesundung Zeit und Kraft für sich selbst. Die notwendige Energie für die Wiederherstellung kranker und die Neubildung gesunder Zellen gewinnt er aus seinen körpereigenen Nahrungsdepots. Indem er fastet, erspart er sich die Verdauungsarbeit, die dreißig Prozent des gesamten Energieaufwandes beansprucht (→ Seite 92), und nutzt die frei werdende Energie für die Heilarbeit.

Fieber und Fasten
Dieses instinktive Fasten im Fieber oder bei manchen anderen Krankheiten ist eine großartige Selbsthilfe der Natur. Wir wissen genau, daß Fieber und Fasten für jeden sonst gesunden Menschen hochwirksame Heilungshilfen sind:

- Sie haben eine starke Zerstörungskraft für eingedrungene Bakterien.
- Sie hemmen die Ausbreitung und das Wachstum von Viren.
- Sie erhöhen die Abwehrkraft des Blutes und der Zellen.
- Sie steigern die Ausscheidung von Gift- und Krankheitsstoffen.

Leben aus gespeicherter Nahrung

Sie wissen vielleicht aus eigener Erfahrung, daß Kraft, Schnelligkeit, Ausdauer oder Denkvermögen keineswegs unmittelbar vom Essen abhängen. Im Gegenteil, der Volksmund sagt richtig: »Ein voller Bauch studiert nicht gern.« Der Nüchterne denkt besser und schneller.

Welcher Bergsteiger ißt vor dem Aufstieg? Wenn er um drei Uhr aufbricht, steigt er drei, vier oder fünf Stunden während der verlängerten Fastenzeit in der Nacht. Erst dann frühstückt er. Kein Läufer erbringt eine Spitzenleistung, wenn er vor dem Start gegessen hat.

Kraft aus Nahrungsdepots
Aus diesen wenigen Beispielen wird deutlich, daß der Mensch normalerweise nicht »von der Hand in den Mund« lebt, daß er seine Kraft nicht unmittelbar aus der Nahrung bezieht. Er verfügt über Reserven, die er sich in Form von Nahrungsmitteldepots angelegt hat. Sie sind schneller und rationeller abrufbar als die Kraft, die erst nach zeit- und energieraubender Verdauungsarbeit aus der Nahrung gewonnen wird.

Stellen Sie sich selbst einmal folgende Fragen:

- Wann bin ich besonders aktionsfähig?
- Wann habe ich davor zuletzt gegessen?
- Habe ich viel gegessen? – Wenig? – Nichts?
- Habe ich Stimulanzien gebraucht wie Kaffee, schwarzen Tee, Coca-Cola, Nikotin, Alkohol?
- Wovon ist meine Bestform abhängig?

Wissenswertes vor dem Fasten

Ein weiteres Phänomen hilft uns, das alte Vorurteil, der Mensch beziehe Kraft unmittelbar aus Nahrung, zu widerlegen: Nicht nur während, sondern auch nach einer Kraft- oder Ausdauerleistung fehlt oft jedes Bedürfnis zum Essen. Zuerst wird der Durst gestillt, und erst sehr viel später stellt sich der Hunger ein. Sportler erleben den Zusammenhang zwischen Leistung und Fasten, sie wissen, daß Leistung möglich wird mit Hilfe der Energie aus körpereigenen Kraftreserven. Denn: Der Fastenstoffwechsel vermeidet Energieverluste durch Verdauungsarbeit und mobilisiert Kraft auf optimale Weise.

Beim Sport kein Hunger

Dies läßt sich mit einer Art Speicherkraftwerk vergleichen. Aus einem See im Tal wird Wasser in einen Speichersee auf dem Berg gepumpt. Da das Pumpen Kraft kostet und lange dauert, führt man es während der Nacht durch, in der andere Leistung nicht gefordert ist. Man hat sich so eine Energiereserve für den nächsten Tag geschaffen. Sobald nun große Energiemengen – zum Beispiel für den Haushalt – gebraucht werden, öffnet man die Fallrohre. Das Speicherwasser donnert zu Tal und treibt dabei Turbinen an, die rasch verfügbare Elektrizität liefern. Dem ständig schwankenden Bedarf wird man dadurch gerecht, daß man die talwärts strömende Wassermenge regelt, sie mal groß, mal klein werden läßt.

Auch der Mensch verfügt über Energiespeicher, aus denen ohne zeitraubende Verdauungsarbeit Energie sofort abrufbar ist: am schnellsten aus dem Speicherstoff Glykogen (ein Kohlenhydrat), langsamer aus dem Fettgewebe. Beim Fasten werden diese körpereigenen Speicherstoffe abgebaut. Dies erlaubt uns, unabhängig von der Nahrungsaufnahme zu leben und Leistung zu erbringen.

Es ist sogar möglich, tage- und wochenlang ohne Nahrung zu leben und dabei erstaunliche Leistungen zu erbringen. Der schwedische Arzt Otto Karl Aly berichtet über den großen Fastenmarsch von zwanzig Schweden, die davon überzeugt waren, daß der Mensch aus seinen körpereigenen Depots nicht nur leben, sondern auch Leistungen vollbringen kann. Die Männer marschierten von Göteborg nach Stockholm – 500 Kilometer in zehn Tagen, also 50 Kilometer täglich – ohne feste Nahrung zu sich zu nehmen. Sie verbrauchten nicht mehr als etwas Obstsaft und ungefähr drei Liter Wasser pro Tag. Dr. Aly berichtet, daß die Männer trotz ihres Gewichtsverlustes von jeweils fünf bis sieben Kilogramm prächtig aussahen, bester Laune waren und keineswegs erschöpft, sondern mit einem Zuwachs an Kraft und Ausdauer in Stockholm ankamen.

500 Kilometer ohne feste Nahrung

Die gleiche Erfahrung machten 21 deutsche Fastende, die 1991 in zwanzig Tagen von Lübeck zum Bodensee wanderten. Auch sie berichteten von einem Leistungs-zuwachs und kamen bei bester Gesundheit am Ziel an. Ihr durchschnittlicher Gewichtsverlust von acht Kilogramm entspricht der Menge an Speicherfett, die sie als Energiereserve gebraucht hatten.

Wir wissen heute, daß der menschliche Organismus nicht nur Energie, sondern auch Eiweiß, Vitamine und Mineralstoffe speichern kann. Während diese Wertstoffe aus der Nahrung relativ langsam bereitgestellt werden, stehen sie in gespeicherter Form jederzeit für alle Stoffwechselvorgänge zur Verfügung. Eine rasche Bedarfsdeckung im Sinne einer Notversorgung kann darüber hinaus mit Getränken oder speziell

Wissenswertes vor dem Fasten

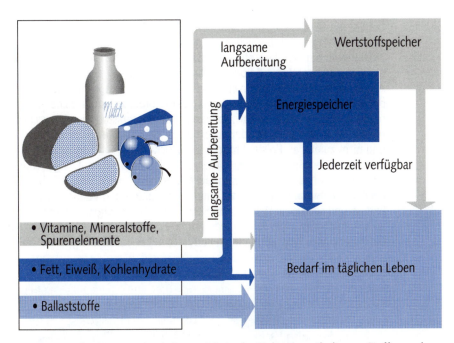

Versorgung des Körpers durch Essen: Die in der Nahrung enthaltenen Stoffe werden zum geringsten Teil direkt für den täglichen Bedarf eingesetzt. Der Hauptteil gelangt nach dem langsamen Verdauungsvorgang (der Aufbereitung) in den Energie- und den Wertstoffspeicher, aus denen sie jederzeit und schnell abrufbar sind.

Speicher für Energie und Wertstoffe

aufbereiteter Nahrung erfolgen. Dies ist aber nur bei Zucker, Salzen und Mineralstoffen nötig.

Es gibt Kurz- und Langzeitspeicher für alle Stoffe, die zum Leben notwendig sind. Unser tägliches Leben ist ein Wechsel zwischen Speichern (nach der Nahrungsaufnahme) und Entspeichern (beim Energieverbrauch). Wenn wir genügend Energieträger und Wertstoffe aus der Nahrung gespeichert haben – und in einer Wohlstandsgesellschaft geschieht dies im Überfluß –, dann darf der Abbau von Speicherstoffen ruhig über fünf, zehn oder zwanzig Tage andauern, ohne daß irgendein Wirkstoffmangel eintritt. Wir nennen dies Fasten aus dem Langzeitspeicher.

Fasten – das zweite Energieprogramm des Körpers

Der Körper besitzt zwei Energieprogramme. Das »Programm I« ist »eingeschaltet«, wenn Sie, wie gewohnt, dreimal am Tag oder öfter essen. Der Körper setzt dabei einen Teil der in der Nahrung enthaltenen Nährstoffe in Energie (Kraft und Wärme) um. Der Energiegehalt dieser Stoffe läßt sich daran messen, wieviel Wärme bei ihrem Verbrauch – dem »Verbrennen« – frei wird.

Wissenswertes vor dem Fasten

Kalorie und Joule

Die Energiemenge, die zum Erwärmen von einem Gramm Wasser um ein Grad Celsius benötigt wird, bezeichnet man als eine Kalorie (mit der Einheit cal oder kcal). Mittlerweile hat sich die – etwas umständlichere – Einheit Joule (mit der Einheit J oder kJ) durchgesetzt: 1 Kalorie entspricht 4,18 Joule.

Alle Energie, die der Körper nicht augenblicklich braucht, wird gespeichert und erst bei Bedarf »abgerufen«. Übersteigt die dem Körper zugeführte Energiemenge regelmäßig den Energiebedarf, so wandelt der Organismus den Überschuß in Fett um, das er in Form von Fettdepots einlagert. Fett ist eine relativ leichte, wasserarme und nicht zuletzt als Polster brauchbare Speicherform von Energie.

Mit diesen Vorratslagern Ihres Körpers sind Sie bestens darauf eingerichtet, über längere Zeit ohne Nahrungszufuhr auszukommen. Sobald Sie nämlich – wie etwa nachts – keine Nahrung mehr zuführen, greift er auf den Vorrat zurück, baut das Fett ab und setzt es in Wärme und Energie um: Das Energieprogramm II läuft ab. So automatisch wie der Körper jede Nacht – und bei jeder anderen Nahrungspause – auf sein zweites Programm umschaltet, schaltet er auch zu Beginn des Fastens um.

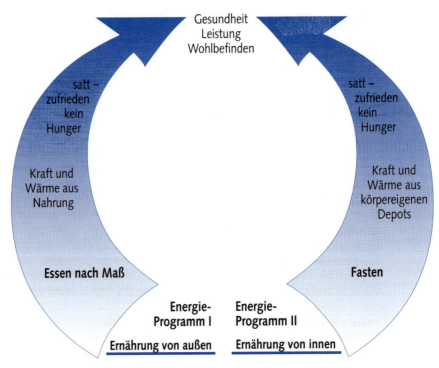

Die beiden Energieprogramme des Menschen

Wissenswertes vor dem Fasten

> Die richtige Umschaltung von Energieprogramm I auf Energieprogramm II wird gefördert:
>
> - durch das Wissen um die im Menschen vorprogrammierte Fähigkeit zum Fasten;
> - durch das Vertrauen in die Ungefährlichkeit dieses natürlichen Weges;
> - durch den freiwilligen Entschluß zum Fasten;
> - durch eine gründliche Darmentleerung, das Signal zum Umschalten zu Beginn der Fastenzeit.

Ihr Körper – eine Speisekammer

Wenn Sie sich zu Beginn des Fastens vorstellen, daß Ihr Körper eine herrlich gefüllte Speisekammer ist, aus der er sich eine Zeitlang bestens versorgen kann, hilft Ihnen dieses Bild beim Einstieg ins Fasten: »In mir ist alles, was ich zum Leben brauche.«

Fasten ist Leben aus gespeicherter Nahrung

Die Aussage »Alles, was ich zum Leben brauche« erschöpft sich natürlich nicht mit dem Energiehaushalt, also mit Kraft und Wärme. Zum Leben braucht es auch Baustoffe wie Eiweiß, Mineralstoffe sowie die Vitalstoffe (»Lebensvermittler«) Vitamine und Spurenelemente. Sie stehen in einer vollwertigen Nahrung reichlich zur Verfügung.

Durch den Verdauungsprozeß werden sie für den menschlichen Körper aufbereitet, über den Darm aufgenommen und – ähnlich wie bei der Energieverwertung – unmittelbar für die Lebensprozesse verwendet oder bei Überschuß in körpereigene Speicher eingelagert.
Die Frage, wie gut unsere »Speisekammer« gefüllt ist, hängt davon ab, wie gut vorher »eingekauft worden ist«. Wer sich vollwertig ernährt, braucht sich darüber keine Sorgen zu machen. Ein 5-Tage-Fasten bringt kaum jemand aus dem Vitalstoffgleichgewicht.

Vitalstoffmangel trotz Übergewicht?

Wer länger fasten will und geringere Gewichtsreserven besitzt, muß sich allerdings fragen, ob der tägliche Bedarf an Vitalstoffen und Energieträgern gedeckt ist. Es gibt Menschen mit nur geringer Speicherfähigkeit: die Hageren.
Allerdings gibt es auch Fälle, in denen trotz bestehenden Übergewichts – also trotz genügend großer Fettdepots – ein Mangel an Vitalstoffen auftreten kann:
- durch langzeitige Fehlernährung, so schon bei der üblichen Zivilisationskost;
- durch Einnahme von Entwässerungsmitteln, die nicht nur Wasser, sondern leider auch Mineralstoffe nach außen befördern;
- durch Verluste bei Durchfall, Operationen, überstarker Menstruation, Schwangerschaft oder Geburt;
- durch erschöpfende Arbeit oder Hochleistung;
- bei alten Menschen, deren Aufnahmefähigkeit von Vitalstoffen durch den Darm eingeschränkt sein kann.

Wissenswertes vor dem Fasten

Hier müssen möglichst naturbelassene Vitamine, Mineralstoffe und leicht aufschließbare Kohlenhydrate zugeführt werden, wie es beispielsweise beim Buchinger-Fasten (→ Seite 19) geschieht. Generell ist es bei langem Fasten die Aufgabe eines geschulten Fastenarztes, den Nährstoffbedarf eines Menschen im Verhältnis zu seinem Speicher abzuschätzen und rechtzeitig für eine Nährstoffergänzung zu sorgen. Die Faustregel »Je mehr Übergewicht, desto größer der Nährstoffspeicher« gilt nur mit einigen Vorbehalten!

Auch die Frage »Wie oft darf ich fasten?« kann nur beantwortet werden, wenn man weiß, wie gut oder schlecht sich jemand zwischen den Fastenzeiten ernährt. Anders ausgedrückt: Es geht nach einem Fasten weniger darum, die Fettreserven zu ergänzen, sondern vor allem die Wertstoffreserven wieder aufzubauen. Deshalb ist das Ziel unserer Strategie »Fasten und Ernährungsumstellung« zwar einerseits, nicht wieder oder nur in geringem Umfang Fett anzulagern, andererseits aber, vor allem Wertstoffe aufzunehmen und zu speichern.

Wertstoffreserven aufbauen

Um einen weiteren häufigen Einwand vorwegzunehmen: Eiweiß wird wie alle anderen Stoffe gespeichert. Welche Eiweiße jedoch mit welcher biologischen Wertigkeit zu einer sinnvollen und nutzbaren Eiweißreserve und welche (denaturierten) Eiweiße zu krankhaften Ablagerungen (→ Seite 21) führen, wird erst zukünftige Forschung beantworten können. Der gesunde Mensch jedenfalls hat genügend Eiweiß in seiner »Speisekammer«, das er als Baumaterial für Haare, Nägel und Haut, zum Ersatz von Körperzellen und zum Aufbau von Muskulatur täglich braucht.

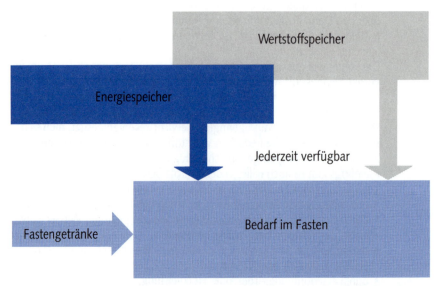

Versorgung des Körpers im Fasten: Fasten ist Leben aus dem Energie- und dem Wertstoffspeicher. Der Körper kann daraus seinen Bedarf über lange Zeit decken.

Wissenswertes vor dem Fasten

Fasten heißt nicht Hungern

Hunger als natürliches Körpergefühl

Die Natur hat uns mit einem wundervollen Körpergefühl ausgestattet, das uns sagt, wann wir Nahrung aufnehmen müssen, also wann wir Hunger haben, und wann wir alles Notwendige zum Leben haben, uns also satt und zufrieden fühlen. Dieses Gefühl erreicht der geübte Faster; der nicht geübte muß dazu erst seine Erfahrungen machen, was zur labilen Phase der ersten zwei oder drei Fastentage führt. Der natürliche Umschaltprozeß zwischen den beiden Energieprogrammen des Körpers hilft auch hier:

Das endgültige Ja zum Fasten kommt in den ersten Tagen mit dem für den Erstfaster überraschenden Ergebnis, daß er keinen Hunger hat, sich wohl fühlt und leistungsfähig ist.

Daraus ergibt sich wachsendes Vertrauen in die automatische Selbststeuerung des Körpers. Aus der Erfahrung, daß Leben ohne Nahrung möglich ist, gewinnt der Fastende jene innere Sicherheit, die von Nichtkennern des Fastens immer wieder bewundert wird.

Hunger heißt als Signal des Körpers: »Ich warte auf Nahrung. Ich habe mich vorbereitet, Nahrung aufzunehmen. Ich produziere Speichel und Verdauungssäfte. Mein Stoffwechsel wird auf Energieprogramm I geschaltet.« Fehlt die Energiequelle Nahrung, wird diese Erwartung enttäuscht. Dann wird das Signal Hunger zu jenem unangenehmen bis quälenden Zustand, den wir »hungern« nennen: ein Körpergefühl, das wir bohrend in der Magengegend spüren und das hartnäckig unser Denken besetzt. Wenn es schlimm ist, kann der Kreislauf darauf mit Schwindel, Übelkeit und Schwäche, manchmal auch mit Schweißausbrüchen und Zittern reagieren. Schon ein Glas Saft kann diesen akuten Hunger in fünf bis zehn Minuten beseitigen. Essen hilft dauerhafter.

> Satt sein heißt: den körperlichen Hunger gestillt haben.

Seelischer Hunger

Nebenbei bemerkt: Appetit oder Hunger muß keineswegs nur das Verlangen nach Nahrung sein. Er kann auch Verlangen nach Liebe, nach Geborgenheit, nach Anerkennung durch andere und nach Selbstbestätigung sein. Unzählige Menschen werden dick oder stoffwechselkrank, weil sie unbewußt versuchen, diese seelischen Bedürfnisse durch Essen, Trinken oder Rauchen zu stillen (mehr darüber → Seite 155). Warum der Fastende keinen körperlichen Hunger verspürt, ist jetzt zu verstehen. Er ist auf Energieprogramm II geschaltet. Er hat keinen Hunger, weil ihn seine innere Energiequelle voll versorgt. Solange seine Nahrungsdepots reichen, kann er fasten. Alle Organe des Gesunden arbeiten auch im Fasten so sicher und selbstverständlich wie immer.

Fasten: leichter als wenig essen

Vielleicht verstehen Sie jetzt auch, warum das Einmal-eine-Mahlzeit-Auslassen oder das Wenig-Essen – beispielsweise bei einer Reduktionskost von 1000 Kalorien – häufig so schwierig ist. Der auf Energieprogramm I geschaltete Körper bekommt zu wenig und hungert. Das totale Nichtessen – das Leben mit dem Energieprogramm II – ist wirklich ungleich leichter.

Jeder Mensch trägt die Fähigkeit zum Umschalten auf Fasten in sich. Sie muß lediglich neu erfahren und geübt werden. Der fastengewohnte Körper schaltet natürlich schneller um, sobald Nahrung fehlt, als der fastenungeübte. Der Verzicht auf eine Mahlzeit ist für einen fastenerfahrenen Körper kein Problem mehr. Ihm gelingt es sogar, auf eine Mittelstellung zwischen Energieprogramm I und Energieprogramm II zu schalten – also mit einer Reduktionskost zu leben – und damit seinen Energiebedarf zum Teil aus Nahrung und zum Teil aus den körpereigenen Depots zu decken, ohne Hunger zu haben. Dies geschieht schon beim stufenweisen Kostaufbau nach einer kurzen Fastenwoche. Als Faustregel gilt:

Fasten kann man lernen

> Fasten ist nicht Hungern. Wer hungert, fastet nicht.

Damit müßte klar geworden sein, daß »Fasten = Leben ohne Nahrung« natürlicher Bestandteil unseres Daseins ist.

Merkwürdig ist, daß dieses Prinzip den meisten Menschen unbekannt zu sein scheint. Die Vorstellung, man könnte ohne Nahrung leben, ist für sie einfach unfaßbar. Sie befürchten Entbehrungen, Krankheiten, ja sogar den Tod. Solche Vorurteile halten sich erstaunlich hartnäckig. Dabei brauchen wir uns nur in der Natur umzuschauen, um eines Besseren belehrt zu werden.

Fasten in der Tierwelt

Wochen- und monatelanges Fasten gehört zum natürlichen Jahresrhythmus vieler in freier Wildbahn lebender Tiere. Es ist die von der Natur eingeplante Form des Überleben-Könnens in der nahrungslosen Zeit. Hochgebirgswild wie Steinbock, Gemse, Hirsch und Murmeltier frißt sich im Herbst eine gute Schicht Winterspeck an; davon kann es dann lange leben. Während das Murmeltier seinen Winterschlaf hält, wodurch sein Energiebedarf sehr gering wird, müssen Steinbock, Gemse und Hirsch einen harten Kampf gegen Schnee und Kälte durchstehen. Daß gerade in dieser Fastenperiode ihre Brunftzeit mit hitzigem Kampf gegen den Geschlechtsgenossen und Befruchtung der weiblichen Tiere fällt, macht auch dem Skeptiker deutlich, daß Fasten keineswegs Minderung der Lebenskraft bedeutet, sondern – im Gegenteil – potenziertes Leben!

Fasten bei großer Anstrengung

Etwas Ähnliches gibt es im Leben der Fische und Vögel. Der Lachs nimmt bei seiner anstrengenden Flußaufwärtsreise und während der darauffolgenden Laichzeit keine Nahrung zu sich. Zugvögel fressen in der zweiten Sommerhälfte mehr, als sie brauchen, sie haben beim Abflug in die wärmeren Breiten oft das Doppelte ihres normalen Gewichts. Mit dem »Kraftstoff« Fett bewältigen sie Nonstop-Flüge bis zu 5000 Kilometer Länge. Nach diesen Hochleistungen ist ihr Gewicht wieder normal. Von Wölfen ist bekannt, daß sie tage- und wochenlang ohne Nahrung leben und dabei weite Strecken zurücklegen können. Fast alle Raubtiere fressen, wenn sie Nahrung finden; können sie keine Beute machen, leben sie aus ihren Nahrungsdepots.

Wissenswertes vor dem Fasten

Wurzeln menschlichen Fastens

Wie für Tiere, so war auch für Menschen die angeborene Fähigkeit, gespeicherte Nahrungsenergie zu nutzen, eine biologische Notwendigkeit zum Überleben. Ganze Völker wären ohne diese Fähigkeit ausgestorben. Sogar bei extrem langem Nahrungsentzug ist Überleben noch möglich, selbst dann, wenn wichtige Körpersubstanzen teilweise abgebaut werden. Der Weg bis zum Verhungern ist weit.

Durch Fasten überleben

Wie vor Tausenden von Jahren leben Naturvölker in Australien und Afrika auch heute noch angepaßt an ihre kärgliche Umwelt: Zeiten, in denen sie auf Vorrat essen, und Zeiten, in denen sie nichts zu essen haben, wechseln einander ab.

Die Geschichte des alten Kulturvolks der Hunzas ist ein sehr anschauliches Beispiel dafür, daß Fasten mehr sein kann als die Möglichkeit, zu überleben. Dieses Völkchen von zehntausend Menschen lebt in einem Hochtal des Zentralhimalaja; es war bis vor wenigen Jahrzehnten nahezu hermetisch von der Außenwelt abgeschlossen. Dr. Ralf Bircher berichtet in seinem Buch »Die Hunzas« Erstaunliches: Die Äcker des Hochtales erbrachten nicht genügend Nahrung, um die Menschen das ganze Jahr über zu ernähren. Bis die Gerste im März reif wurde, fastete das ganze Volk

Ein ganzes Volk fastet

wochenlang, manchmal sogar zwei Monate lang. Die Hunzas blieben dabei fröhlich und zufrieden, sie leisteten in dieser Zeit die Arbeit des Jahres; sie machten ihre Feldarbeit und erneuerten ihre durch Lawinen zerstörten Bewässerungsgräben. Die Hunzas kannten keinen Arzt, sie brauchten keine Polizei. Ihr Leben spielte sich nach natürlichen Verhaltensregeln ab.

Jetzt ist das Tal zugänglich geworden. Die Hunza-Männer dienen als Soldaten in Indien oder gehen dort anderen Arbeiten nach. Haltbare Nahrungsmittel wie Weißmehl, Zucker und Konserven werden importiert, das Volk braucht nicht mehr zu »hungern«.

Seither gibt es im Hunza-Land die typischen Zivilisationskrankheiten: Zahnfäule, Blinddarmentzündungen, Gallenleiden, Übergewicht, Erkältungen, Diabetes – um nur einige zu nennen. Die Menschen brauchen jetzt nicht nur den Doktor, sondern auch den Polizisten. Die Gesundheit ihres Körpers, ihres Verhaltens und ihres Denkens ist zerstört.

Die Fastengeschichte der Kirche

Von diesem Beispiel her verstehen wir vielleicht auch die Wurzeln religiösen Fastens. Der Mensch dankt für die von Gott gegebene Möglichkeit, zu überleben und satt zu sein. Fasten wird als Weg zur inneren Ordnung, als Wegfindung und Reifung erlebt. Die großen Religionsstifter Moses, Christus, Buddha und Mohammed haben in langen, freiwilligen Fastenzeiten zu Grundordnungen des Daseins gefunden. Wer von uns Heutigen, stets von Nahrung Umgebenen, begreift noch den tieferen Sinn dieses einsamen Fastens, dieses freiwilligen Verzichts auf Nahrung?

Sobald der Entzug von Nahrung als Zwang empfunden wird, ruft er Hunger und Widerstand hervor. Selbst die Kirche ist in ihrer Fastengeschichte oft gescheitert: Ihre Fastenermahnungen oder -gebote wurden umgangen und durchlöchert, sie riefen wachsenden Widerstand hervor, der zu immer weiter gehenden Dispensen führte. Dies wurde häufig mit der Furcht vor gesundheitlichen Schäden begründet. Übrig blieben sinnentleerte, erstarrte Formeln.

Wissenswertes vor dem Fasten

Wir sollten uns unvoreingenommen daran machen, den Wert des Fastens neu zu entdecken. Nichts kann uns besser helfen als ein Selbsterlebnis, ein Erlebnis, das jeder Mensch mit und durch sich selbst haben kann.

> Die Voraussetzungen für das Fasten sind: Aufgeschlossenheit für Neues, die Bereitschaft, es auszuprobieren, der Entschluß, es durchzuhalten.

Fasten – Zeit der Besinnung

Das Erlebnis eines Fastens kann tiefere Schichten des menschlichen Seins berühren, denn es ist gleichzeitig eine Zeit der Besinnung. Neben der Erfahrung des Körpers und der Verhaltensänderung beim Essen, Trinken und Genießen werden auch Innenerfahrungen gemacht, die so vielfältig sein können, wie Menschen verschieden sind. Wer fastet, träumt vermehrt, ist empfindsamer als üblich und beschäftigt sich mehr mit sich selbst. Schon bei der ersten Begegnung mit dem Fasten ahnen Sie, daß es ein Weg zur inneren Unabhängigkeit und Freiheit im Denken und Handeln sein kann. Die Methode, die wir Ihnen für diesen seelischen und geistigen »Reinigungsprozeß« anbieten, ist die Meditation, mit der wir seit Jahren hervorragende Erfahrungen gemacht haben.

Vielfältige Innenerfahrungen

Was ist Fasten wirklich?

Das ist Fasten

- Fasten ist eine naturgegebene Form menschlichen Lebens.
- Fasten ist Leben aus körpereigenen Nahrungsdepots.
- Fasten bedeutet, daß der Organismus durch innere Ernährung und Eigensteuerung aus sich selbst leben kann.
- Fasten ist eine Verhaltensweise von selbständigen Menschen, die sich frei entscheiden können.
- Fasten betrifft den ganzen Menschen, jede einzelne seiner Körperzellen, seine Seele und seinen Geist.
- Fasten ist die beste Gelegenheit, in Form zu bleiben oder wieder in Form zu kommen. Außerdem hilft es jedem Menschen, seine Lebensweise zu ändern, falls das nötig ist.

Was Fasten ist...

Was Fasten nicht ist

- Fasten ist nicht Hungern.
- Fasten hat nichts zu tun mit Entbehrung und Mangel.
- Fasten bedeutet nicht: weniger essen.
- Fasten meint nicht: Abstinenz von Fleisch am Freitag; das wäre nur Verzicht.
- Fasten ist nicht Schwärmerei von Sektierern.
- Fasten muß nicht unbedingt mit Religion zu tun haben.

...und was es nicht ist

Wissenswertes vor dem Fasten

Fastenformen

So können
Sie fasten

Wasserfasten: Gutes Quell- oder Mineralwasser, 1 1/2 Liter für Normal-, 2 bis 3 Liter für Übergewichtige.
Die Nulldiät: Ist ein Wasserfasten mit Zugabe von Vitaminen und Mineralsalztabletten; sie wird häufig in Krankenhäusern durchgeführt.
Teefasten: Dreimal am Tag zwei Tassen Kräutertee aus verschiedenen Kräutern – ohne Honig; Wasser zwischendurch. Auch das Teefasten bedeutet null Kalorien. Es hat gegenüber dem Wasserfasten den Vorteil, daß man warme und basenreiche (→ Seite 64) Getränke zu sich nimmt (oft Auftakt zur F. X. Mayr-Kur.)
Schleimfasten: Für Magen- und Darmempfindliche besonders geeignet (→ Seite 67).
Rohsäftefasten (nach Heun): Man trinkt drei- bis fünfmal täglich ein Glas frisch gepreßten Obst- oder Gemüsesaft und zwischendurch Wasser.
Molkefasten: 1 Liter Molke, über den Tag verteilt, ergänzt durch Kräutertees und Frischpflanzensäfte. »Diät-Kurmolke« (Heirler) ist eiweißangereichert – geeignet für Schlanke und für die zweite Hälfte sehr langer Fastenzeiten. Besser zur Entschlackung ist Trink-Molke (Heirler), weil sie weniger Eiweiß und Kalorien enthält.
Buchinger-Fasten oder Tee-Saft-Fasten: Kräutertees, heiße Gemüsebrühen, Obst- und Gemüsesäfte (→ »Das dürfen Sie zu sich nehmen«, Seite 64). In jahrzehntelanger Praxis hat sich das Buchinger-Fasten vorzüglich bewährt; wir empfehlen es als die geeignetste Form für ein selbständiges Fasten.

Grundregeln

Die fünf Grundregeln des Fastens

Regel 1: Nichts essen. Für ein, zwei oder mehrere Wochen.
Nur trinken: Tee, Gemüsebrühe, Obst- oder Gemüsesäfte – und Wasser, mehr, als der Durst verlangt.

Regel 2: Alles weglassen, was nicht lebensnotwendig ist. Alles das, was zur lieben Gewohnheit geworden ist, aber dem Körper während der Fastenzeit schadet: Nikotin und Alkohol in jeder Form; Süßigkeiten und Kaffee; Medikamente, soweit entbehrlich – auf jeden Fall aber Entwässerungstabletten, Appetitzügler und Abführmittel weglassen.

Regel 3: Sich vom Alltag lösen. Heraus aus beruflichen und familiären Bindungen; weg von Terminkalender und Telefon. Verzicht auf Illustrierte, Radio und Fernsehen. Statt Reizüberflutung von außen – Begegnung mit sich selbst; statt sich der Steuerung von außen zu unterwerfen – sich der Innensteuerung überlassen.

Regel 4: Sich natürlich verhalten. Das tun, was dem Körper guttut, wonach der Körper verlangt. Der Erschöpfte soll sich ausschlafen, der Bewegungsfreudige soll wandern, Sport treiben, schwimmen. Das tun, was Spaß macht: bummeln, lesen, tanzen, Musik genießen, Hobbys pflegen.

Regel 5: Alle Ausscheidungen fördern. Den Darm regelmäßig entleeren, die Nieren durchspülen, schwitzen, abatmen, Haut und Schleimhäute pflegen.

Warum fasten?

Fasten für Gesunde

Jeder Mensch sollte das Fasten kennenlernen. Es lohnt sich zu wissen, daß man zeitweise ohne Nahrung leben und danach bescheidener als üblich essen kann. Jedem Gesunden vom dreißigsten Lebensjahr an empfehle ich zumindest ein gelegentliches Fasten.

Was heißt gesund?

Glücklich der Mensch, für den Gesundheit keine Frage ist. »Wieso? Natürlich bin ich gesund. Ich fühle mich pudelwohl, bin leistungsfähig, vorwiegend fröhlich, kann mir die Nacht um die Ohren schlagen und auch mal das Doppelte arbeiten, wenn es notwendig ist.« Grenzbelastungen werden spätestens nach einem Tag abgefedert. Erkältungen kommen selten. Grippe mit Fieber ist in ein bis zwei Tagen überwunden: Bettruhe – Schwitzen – Schlafen – einen Tag noch etwas schlapp – dann ist es wieder gut.

Alle »Bordsysteme« des Körpers arbeiten normal: Herz-Kreislauf, Stuhlgang, Wasserlassen, Schlaf, Menstruation, Sexualität. Nervlich ist der Gesunde stabil, ihn wirft so leicht nichts aus der Bahn, mag es auch noch so turbulent zugegangen sein. Jeder normalgewichtige Mensch hat drei bis sechs Kilogramm Gewichtsreserve, die er bei irgendeiner Gelegenheit ohne Einbuße seiner Lebensqualität verlieren kann. Bei ruhig-vernünftigem Essen ist die Gewichtsreserve bald wieder aufgebaut. Der Gesunde hat das Recht, neugierig zu sein, die Grenzen seiner Gesundheit auszuloten. Fasten ist dafür ein gesundes Experiment. Es führt zu Einsichten, die Schlüsselfunktion haben können bei der positiven Gestaltung eines gesunden Lebens.

Ich weiß nicht, wie häufig es diesen kerngesunden Menschen noch gibt. Die meisten Menschen haben irgendeine Gesundheitsstörung, die ihr Leben nicht wesentlich oder nur zeitweise einengt: gelegentlich Kopfschmerzen, öfters Schnupfen oder Heiserkeit, Neigung zu Verstopfung, nicht jede Nahrung wird unbegrenzt vertragen, ab und zu Glieder- oder Rückenschmerzen, gehäufte Müdigkeit oder nervliche Labilität. Dies sind Befindensstörungen, deren Ursachen durch Befunde meist nicht geklärt werden können, die eher durch das Leben in unserer Zivilisation bedingt sind. Ist uns bewußt, daß Gesundheit nicht einfach nur ein Geschenk ist, sondern permanent erhalten und gepflegt werden muß? Ein gesundes Empfinden sollte zu dem Schluß führen, daß gegen Befindensstörungen etwas getan werden kann. Der Entschluß zu fasten ist in diesem Fall eine gute Idee, sofern es durch eine zumindest kleine Gewichtsreserve ermöglicht wird. Führt es in kurzer Zeit zu einem besseren Befinden, dann weiß man, daß es ein Weg zur besseren Gesundheit ist.

Dann gibt es auch den stabil erscheinenden Menschen, der keine Beeinträchtigung seines Befindens registriert, dessen Untersuchung beim Arzt aber Befunde aufdeckt, nach denen er nicht mehr als gesund bezeichnet werden kann. Schon kleine Auffälligkeiten zeigen kommende Krankheiten an, decken Risikofaktoren auf. Diese Noch-Gesunden sind nicht krank, sie bedürfen deshalb auch nicht des eingreifenden Arztes oder eines Medikaments. Notwendig wäre allein eine Korrektur ihres Lebens-

Fasten für Noch-Gesunde

stils. Genau in diesem Bereich des Noch-Gesunden möchten wir das »Fasten für Gesunde« angesiedelt sehen – als Hilfsmittel in der Hand des Menschen, der für seine Gesundheit selbst verantwortlich zeichnet. Schon ein unbestimmtes Mißbehagen, das dumpfe Gefühl, so könne es eigentlich nicht weitergehen, sollte für ihn die Motivation sein, etwas zu unternehmen.

Der schleichende Weg in die Krankheit

Der Weg von der Gesundheit zur Krankheit kann mit zwei Denkmodellen am besten verstanden werden. Die Fähigkeit von Mensch und Tier, Nahrung zu speichern, ist ein lebenserhaltender Vorgang. Er bleibt im Bereich des Gesunden, sofern auf das Speichern auch ein Entspeichern folgt. Arbeit beziehungsweise Sport im Wechsel mit Essen sollten den täglichen Rhythmus ebenso kennzeichnen wie Nahrungsaufnahme am Tag und Nahrungspause in der Nacht. Das Gleichgewicht zwischen Speichern und Entspeichern erhält unsere Gesundheit!

Der Wohlstandsbürger jedoch speichert, speichert und speichert – wann eigentlich gibt er wieder ab? Kein Wunder, daß die meisten Krankheiten heute »Speicherkrankheiten« sind: die Fettspeicherkrankheiten wie Fettsucht, Fettleber, erhöhte Blutfette, Verfettung der Organe und Gefäße sowie die Eiweißspeicherkrankheiten (→ Seite 26) Gicht, Bluthochdruck, Polyglobulie (Blutverdickung) und zahlreiche Gefäß- und Bindegewebserkrankungen.

Ernster zu nehmen als die Anhäufung von Speicherstoffen ist die damit verbundene Verschlackung. Das Wort »Schlacke« kennen wir vom Ofen. Die anfallenden Verbrennungsrückstände werden im Aschekasten gesammelt und entfernt – vergleichbar unseren Stoffwechselschlacken, die mit der täglichen Entleerung beseitigt werden. Diese normalen Schlacken sind hier jedoch nicht gemeint, sondern die festsitzenden, schwer entfernbaren. Auch in der Innenwand des Ofens, des Ofenrohrs und des Schornsteins setzen sich täglich und unbemerkt Verbrennungsrückstände, zum Beispiel Ruß, ab. Sie verkrusten, vermindern die Wärmeabstrahlung und müssen deshalb jährlich einmal vom Schornsteinfeger entfernt werden. Danach zieht der Ofen wieder und wärmt ordentlich. Je schlechter aber das Brennmaterial und je geringer die Sauerstoffzufuhr ist, desto schlechter wird die Brennleistung, und desto rascher kommt es erneut zur Innenverschlackung.

Tendenz zur Verschlackung

Nicht anders ist es beim Menschen! Je schlechter seine Nahrung und je geringer die körperliche Ausarbeitung bei gleichzeitig ungenügender Sauerstoffzufuhr, desto größer ist seine Tendenz zur Verschlackung, die durch schlecht funktionierende Ausscheidungsorgane begünstigt wird. Abgelagert werden Stoffwechselzwischenprodukte wie Cholesterin, Harnsäure, bestimmte Stärkepartikel (Amyloid) und Zucker-Eiweiß-Verbindungen. Sie häufen sich in den Membranen aller Zellen an, zum Beispiel im Bindegewebe oder in den kleinsten Blutgefäßen, sind aber auch zwischen den Zellen in feinster Verteilung zu finden. Erkennbar sind sie durch chemischen Nachweis, mit Hilfe von Elektronenmikroskopen und – in grober Form – durch die tastende Hand des Arztes oder des Masseurs.

Wissenswertes vor dem Fasten

*Cellulite –
Orangenhaut*

Musterbeispiel einer Verschlackungskrankheit ist die »Cellulite«: schmerzhafte Einlagerungen in das Fettgewebe der Oberschenkel und Oberarmaußenseiten bei Frauen, verbunden mit der bekannten »Orangenhaut«, einer Verquellung des Unterhautzellgewebes. Ein langes Fasten mit viel Bewegung an frischer Luft beendet diese schmerzhafte Unterhautverschlackung durch Ausscheidung der im Bindegewebe abgelagerten Stoffe.

Die Arteriosklerose, also die Kalkablagerung in den Blutgefäßen, ist das Endstadium eines lebenslangen Verschlackungsprozesses. Herzinfarkt oder Schlaganfall sind akute Ereignisse einer langsamen und schleichenden, leider oft unbemerkten Verschlackung der Herzkranz- oder Hirngefäße. So gibt es unzählige ernährungsabhängige Krankheiten, die man ebensogut Verschlackungskrankheiten nennen könnte. Heute findet man schon bei sechsjährigen, überernährten Kindern die ersten Anzeichen einer Gefäßverschlackung. Bei Alken, dem Vater des Langlaufs, konnten noch im neunzigsten Lebensjahr keine Anzeichen von Arteriosklerose festgestellt werden. Ein Leben lang Langlauf und sparsame Ernährung verhinderten die Verschlackung seiner Gefäße.

Diese Beispiele sollen zeigen, daß eine Entspeicherung offenbar leichter vom Körper zu bewerkstelligen ist als eine Entschlackung. Das Herauslösen und Beseitigen festsitzender Ablagerungen braucht eine lange Fastenzeit – zwanzig Tage und mehr – und muß sehr gut überwacht werden. Nun verstehen Sie auch, warum die Behandlung von Verschlackungskrankheiten in die Spezialklinik gehört und warum Heilfasten ganz andere Dimensionen hat als ein Fasten für Gesunde – auch wenn beide aus der gleichen Wurzel leben und die gleichen Fastenmethoden verwenden.

Vorbeugefasten

*General-
überholung*

Vom vierzigsten Lebensjahr an könnte bei unserer modernen Lebensweise eine Generalüberholung nötig und ratsam sein. Dazu gehört neben dem Konditionstraining der »Ölwechsel« durch ein längeres Fasten. Vorbeugen ist bekanntermaßen besser als Heilen. Da es auch billiger ist, finden sich die fortschrittlichsten unter den Krankenkassen dazu bereit, Frühheilverfahren (mindestens drei Wochen) mitzufinanzieren. Sie beteiligen sich damit an einem heilsamen Lernprozeß des Versicherten, der sich später auch für die Kasse auszahlt.

Übergewichtige sollten nicht nur zur Gewichtskorrektur und -kontrolle fasten, sondern auch, um zu lernen, wie sie besser mit ihrer Anlage und ihren Eßgewohnheiten fertig werden können.

Wissenswertes vor dem Fasten

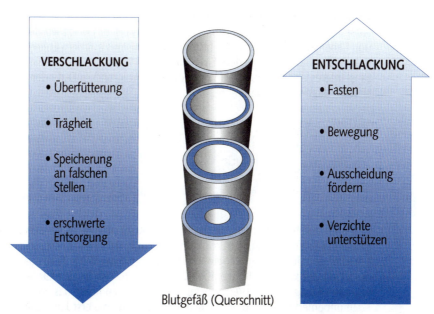

Verschlackung beeinträchtigt die Durchblutung: Wenn sich Stoffe an der Innenwand der Blutgefäße ablagern, wird die Durchblutung erschwert. Die Entschlackung im Fasten kehrt diesen Vorgang um.

Risikofaktoren

Jeder Mensch mit erhöhtem Erkrankungsrisiko durch ernährungsbedingte Gesundheitsschäden und Stoffwechselbelastungen sollte fasten, bis die im Labor faßbaren Risikofaktoren beseitigt sind, zum Beispiel bei
- Neigung zu hohem Blutdruck (Hypertonie),
- zu hohem Blutfettgehalt (erhöhte Cholesterin- und Triglyceridwerte),
- erhöhtem Blutzucker (beginnendem Diabetes),
- erhöhter Harnsäure im Blut (in den Vorstadien der Gicht).

Risikofaktoren abbauen

Kurz: Wer in Ordnung kommen möchte, sollte fasten. Auch Vorbeuge-Fasten gegen Krebs (zum Beispiel bei familiärer Belastung) oder gegen vorzeitiges Altern (Arteriosklerose) ist sinnvoll. Wie nachhaltig ein Mensch seine Ernährung, seine Eß- und Trinkgewohnheiten nach dem Fasten umstellen kann, zeigt an einem Beispiel die auf Seite 25 abgebildete Grafik: Im Laufe von vier Jahren, in denen vier Fastenkuren durchgeführt wurden, ist das Übergewicht von vierzig Prozent auf zehn Prozent zusammengeschmolzen. Das bedeutet im vorliegenden Fall nicht nur eine Gewichtsabnahme von nahezu zwanzig Kilogramm und den Abbau von fünf Risikofaktoren, sondern vor allem einen vielfältigen Gewinn, der sich mit keiner Waage und in keinem Labor messen läßt: die Verhütung von Krankheit und das Erreichen eines neuen Lebensstils.

Gewichtsverlust: Gewinn durch Abbau

Lassen Sie mich zunächst zusammenfassen, was bisher gesagt wurde. Lebenskraft und Lebenswärme gewinnt der fastende Organismus aus dem Energiespeicher Fett, die nötigen Baustoffe aus dem Eiweißspeicher.

Es ist interessant zu wissen, daß der Körper nicht irgendein Fett oder irgendwelche eiweißhaltigen Stoffe verbrennt.

Abbau von
Körperballast

> Der Körper baut ab – und zwar genau in dieser Reihenfolge:
> - alles, was ihn belastet,
> - alles, was er nicht braucht,
> - alles, was ihn stört,
> - alles, was ihn krank macht.

Nicht nur durch Überernährung mit Fett und Kohlenhydraten werden wir auf die Dauer krank, sondern auch durch zu hohe Zufuhr von Eiweiß. Dies zeigen neuere Forschungen der Kapillarbiologie: Überschüssiges Eiweiß (Protein) lagert sich ab in der Wand der kleinsten Blutgefäße (Kapillaren), die sich in allen Organen befinden. In diesen Ablagerungen (Verschlackungen) sieht man heute das vom Betroffenen noch unbemerkte Vorstadium mancher Erkrankung, die erst Jahre später spürbar wird. Das trifft, wie gesagt, für alle Stoffwechselerkrankungen zu, auch für die meisten Herz-Kreislauf-Schäden mit der Spätfolge Herzinfarkt oder Schlaganfall sowie für die häufigsten Formen des Gelenk- und Weichteilrheumatismus – um nur einige Beispiele zu wiederholen (→ Seite 21).

Gegen diese Gefahren können wir selbst etwas tun, indem wir unseren Körper veranlassen, von Zeit zu Zeit überschüssiges Eiweiß abzubauen (wie es im Fasten geschieht), und darüber hinaus lernen, unseren Eiweißspeicher nicht gleich wieder zu überfüllen. Fasten und die Ernährung nach Maß gehören also zusammen.

Entgiftung

Mit dem gleichen Abbauvorgang ist auch die Entgiftung gekoppelt: Giftstoffe werden, an Eiweiß und Fett gebunden, im Bindegewebe abgelagert. Mit dem Fett- und Eiweißabbau im Fasten wird diese Bindung gelöst, und die Giftstoffe können nun durch Darm, Niere und Haut ausgeschieden werden.

Jetzt verstehen Sie sicher, warum wir es für falsch halten, Fastengetränke mit Eiweiß anzureichern oder einen »Proteintrunk« zu nehmen. Wir würden den Entschlackungs-

Entschlackung

vorgang verhindern und uns damit Gesundungschancen nehmen.

Anders mag man eine Eiweißzugabe bei sehr langem Fasten sehr übergewichtiger Menschen (mehr als dreißig Tage, nur in der Klinik) beurteilen, bei denen es vordringlich um eine Gewichtsabnahme und nicht so sehr um eine Entschlackung geht, oder bei alten Menschen. Hier ist eine Eiweißzugabe sicher sinnvoll.

> Der Körper baut niemals ab:
> - Brauchbares, zum Beispiel Herz oder Muskel;
> - Funktionierendes – zum Beispiel alle Organtätigkeiten;
> - Lebensnotwendiges – zum Beispiel die Steuerungseinrichtungen.

Wissenswertes vor dem Fasten

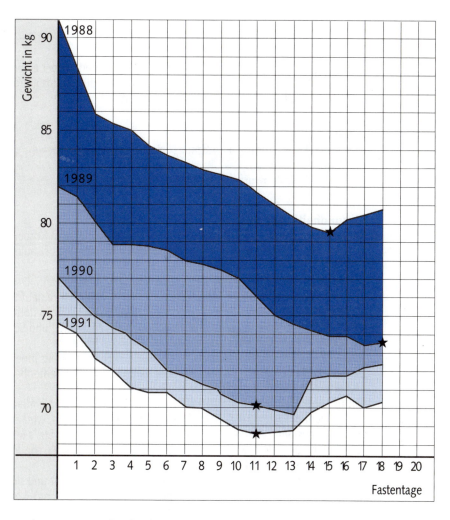

*Stufenweise Gewichtsabnahme durch viermaliges Fasten und Ernährung nach Maß.
Beispiel eines Mannes, 43 Jahre alt, 166 cm groß.
Gewicht bei Beginn des Fastens 91 kg (40% Übergewicht),
nach Beendigung des vierten Fastens 70 kg (10% Übergewicht).*

★ *1988 nach 15 Fastentagen 11 kg Gewichtsabnahme*
★ *1989 nach 18 Fastentagen 8,5 kg Gewichtsabnahme*
★ *1990 nach 11 Fastentagen 6,8 kg Gewichtsabnahme*
★ *1991 nach 11 Fastentagen 6,2 kg Gewichtsabnahme*

Wissenswertes vor dem Fasten

Hinter diesem natürlichen Gesetz, das dem menschlichen Körper einprogrammiert ist, steckt das eigentliche Geheimnis des Fastens. Wir dürfen uns getrost auf die hohe innere Sicherheit unseres Körpers verlassen.

Der Gewinn:
- Durch Entwässerung, Entsalzung, Entgiftung und Entschlackung zum Wohlbefinden.
- Durch Ballastabwurf und Training zu vermehrter Leistung.

Gesundheitlicher Gewinn

Entlastung von Herz und Kreislauf

Die Gewichtsabnahme kann eine Reihe von Veränderungen im Körper bewirken. Sie entlastet die Kniegelenke, die Füße, die Bandscheiben der Wirbelsäule – kurz, die tragenden Elemente des Körpers.
Sie entlastet das Herz, das nun besser und kräftiger pumpen kann. Das Atmen wird freier, die Lunge kann mehr Sauerstoff aufnehmen, und der Kreislauf transportiert ihn schneller in alle Gewebe. Ein zu hoher Blutdruck sinkt auf das normale Maß. Ein zu tiefer Blutdruck kann zwar vorübergehend etwas Müdigkeit und Schwindel verursachen, er hebt sich aber bald auf die erforderliche Höhe.
Ein nur zeitweise erhöhter Blutdruck oder Blutzucker sinkt bereits innerhalb der ersten fünf Fastentage zur Norm, nie aber darunter (medikamentenbedürftige Hypertoniker und Diabetiker fasten nur in der Klinik).

Entfettung

Ein zu hoher Gehalt an Blutfetten (Cholesterin, Triglyceride und andere) vermindert sich mit jedem Fastentag. Sobald die Blutfettwerte normal sind, wird abgelagertes Fett auch aus den Leberzellen, aus den Blutgefäßen – letztlich aus allen verfetteten Organen herausgelöst. Entfettung geschieht nicht nur »außen«, sondern auch »innen«. Damit beginnt schon das Heilfasten (→ Seite 36).
Selbst wenn das Labor leicht erhöhte Leberwerte gefunden hat und sich diese in den ersten fünf Fastentagen noch etwas erhöhen (Entgiftungsleistung), können Sie sicher sein, daß sie sich bereits nach weiteren fünf Tagen gebessert haben – allerdings unter der Voraussetzung, daß Sie wirklich keinen Tropfen Alkohol trinken. Ernsthaft Leberkranke gehören in jedem Fall in die Fastenklinik.

Selbstkorrektur des Körpers

Allgemein kann man sagen: Die Normalisierungstendenz von Labor- und Meßdaten entspricht der Tendenz des Körpers zur Selbstkorrektur.
Nur eines bedarf der besonderen Vorsicht: Die Harnsäurewerte im Blut steigen während des Fastens an. Sie zeigen, daß jetzt ein besonders starker Zellabbau und -umbau geschieht. Nur wenige Menschen werden mit diesen erhöhten Werten nicht so gut fertig. Wer weiß, daß er seit längerer Zeit erhöhte Blut-Harnsäurewerte hat, muß deshalb einige wenige Regeln streng beachten:

- Reichlich trinken; zwei bis drei Zitronen pro Tag – ausgepreßt als Saft oder aufgeschnitten zum Aussaugen der Scheiben;
- keinerlei alkoholische Getränke (ohnehin beim Fasten schädlich);
- besonders gut abführen.

Wissenswertes vor dem Fasten

Der Blutdruck normalisiert sich

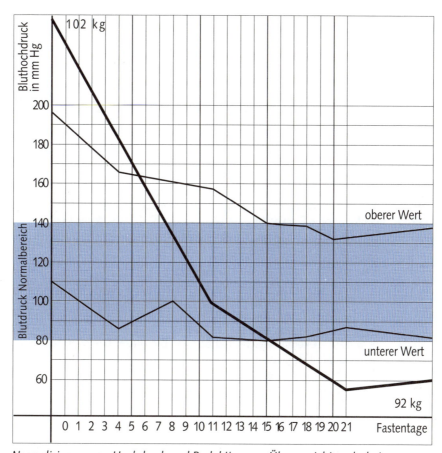

Normalisierung von Hochdruck und Reduktion von Übergewicht nach dreiwöchigem Fasten.
Die Zeichnung enthält die Durchschnittswerte von 15 übergewichtigen Fastern.
(Nach Dr. H. Fahrner.)

Wissenswertes vor dem Fasten

Sind Sie vom Arzt vorbeugend auf gichtverhindernde, harnsäuresenkende Medikamente eingestellt, müssen Sie diese Mittel während des Fastens weiter einnehmen – am besten in der Fastenklinik. Auch die Harnsäure im Blut sinkt auf Normalwerte ab, aber erst fünf bis sechs Tage nach dem Fasten.

Stufenweise zum Normalgewicht

Wer sein Übergewicht stufenweise bis fast zum Normalgewicht abbaut und gleichzeitig für Bewegung sorgt, leistet viel für seine Gesundheit. Mit jedem Kilo vermindert er die Risikofaktoren. Mit jedem Fastentag entschlackt er seinen Körper. Kurz: Er fügt seinem Leben gesunde und lebenswerte Jahre hinzu (→ Seite 23).

Kosmetik von innen

Für den Fastenarzt ist es immer wieder eindrucksvoll zu erleben, wie sich das Gesicht eines Fastenden verändert. Dafür drei Beispiele:

Das gedunsene blaurote »Vollmondgesicht« (der Laie hält es für gesund) mit hektisch roten Flecken beginnt bereits nach fünf Fastentagen sich zu entspannen und die charaktereigenen Konturen zurückzugewinnen. Die trüben Augen werden klar, der unstete Blick wird fest.

Die Haut wird frisch

Die vom Tabakteer braungraue Haut des Rauchers hellt sich auf und bekommt frische Farben. Die schwammige, großporige Haut des Alkoholikergesichts strafft sich und blaßt ab. Aus den Zügen ist zunehmendes Selbstbewußtsein zu lesen. Das übermüdete, resignierte und blaß-graue Gesicht des Erschöpften kehrt sich zunächst nach innen, wird still und fällt ein wenig in sich zusammen. Dann aber füllt es sich auf, bekommt Frische und Zartheit. Die Augen beginnen zu leuchten. Nach dem Aufbau fällt die straff-elastisch zarte Haut auf, Unreinheiten sind verschwunden, Fältchen geglättet.

Bei jedem Menschen erschlaffen im Laufe des Lebens die elastischen Fasern der Haut, der Unterhaut und des Stütz-und Bindegewebes. Die Haltefasern werden dick und unbeweglich, weil sich Wasser, Salze und körpereigener »Abfall« dazwischen einlagern.

Solch verschlacktes und meist gestautes Gewebe ergibt beim Zusammenschieben die sogenannte Orangenhaut; beim Kneifen kann es sogar ziemlich schmerzen (Cellulite, → Seite 22). Hier helfen das entschlackende Fasten, die sportliche Bewegung und das durchblutungsanregende Bürsten und Ölen nach einer Wechseldusche (→ Seite 75). Sie vermögen Ihre Haut und das darunterliegende Bindegewebe in kurzer Zeit zu verjüngen, von Schmerzen zu befreien und zu straffen.

Das Gewebe strafft sich

Gleiches geschieht auch im Inneren Ihres Körprs. Wer abnimmt, fürchtet meist, daß nun alles schlaff wird. Dies erleben Sie allenfalls während der Fastenphase; nach dem Kostaufbau kommt es glücklicherweise zu einer Straffung aller Gewebe, auch der inneren Organe. Bei der körperlichen Begegnung mit Ihrem Partner werden Sie dies mit Freude feststellen können.

Nach längerem Fasten berichten viele: Ich fühle mich um fünf Jahre jünger.

Der entschlackte Körper strafft sich.

Wissenswertes vor dem Fasten

Fasten, der beste Impuls für eine Veränderung

Auftakt zur Ernährungsumstellung

Einstieg in
veränderte
Ernährung

Gibt es für Sie irgendeinen Anlaß, Ihre Ernährung zu verändern? Wollen Sie einen Einstieg in eine andere Ernährung oder einen anderen Essensstil gewinnen? Testen Sie sich selbst:

Kreuzen Sie unter den folgenden Impulsen zur Veränderung jene an, die auf Sie zutreffen könnten:

- Essen ist Nebensache, ein notwendiges Übel; 2500 Kilokalorien müssen rein (Energie tanken): Fast food, Imbiß statt Mahlzeit, Kantinenverpflegung. Aber: Sie beschleicht Unbehagen gegenüber diesem Essensstil unserer Zeit.
- Sie haben Skepsis gegenüber der allgemein üblichen Zivilisationskost: Alles fertig verpackt, fabrikgefertigt, langzeitkonserviert, Großküchenverpflegung. Bin ich damit wirklich ausreichend ernährt?
- Sehnsucht nach einfacher, natürlicher Nahrung; doch was ist »natürlich«? Schmeckt das? Wie finde ich einen Zugang?
- Überdruß ob des offensichtlichen Zuviels: Sie wollen sich nicht mehr vollstopfen, »verwöhnen«, nötigen lassen.
- Zweifel an der Richtigkeit übernommener Eßtraditionen: »Teller leer essen«, »dreimal täglich essen – muß sein«, »ohne Fleisch keine Mahlzeit«.
- Verunsicherung durch Werbung, Wissenschaft oder Weltanschauung. Eigene Erfahrung würde vielleicht den Weg für mich zeigen.
- Neigung zum Naschen; Hunger auf Süßigkeiten. Ich esse mehr, als ich brauche.
- Kaffee, Zigaretten, Drinks – bin ich eigentlich noch im Lot? Oder schon auf dem Weg zur Sucht?
- Ärger über die eigene Maßlosigkeit; ständig Zwischenverpflegung. Freßtendenzen?
- Ringen gegen das Übergewicht. Längst ist klar, was zu verändern wäre, aber ich packe es nicht. Ich bräuchte einen kräftigen Impuls.
- Wissen um die Häufigkeit ernährungsbedingter Krankheiten. Mehr als siebzig Prozent aller chronischen Erkrankungen gehören dazu. Laufe auch ich Gefahr, in den Teufelskreis von Ernährungsfehlern zu geraten?

Treffen bei Ihnen mehrere Punkte zu, wäre dies ein triftiger Grund, sich für ein Kurzzeitfasten zu entscheiden.

Wissenswertes vor dem Fasten

Fasten für verbessertes Wohlbefinden

Der freiwillige, totale Verzicht auf Nahrung und Genußmittel ist für jeden ein starkes Erlebnis. Verbunden mit Bewegung und Gespräch, führt es zu überraschenden Erkenntnissen und einer kaum bekannten Art von Wohlbefinden. Auch Sie werden den Mut zu einer Änderung Ihres Lebensstils finden, wenn Sie beim Fasten erleben:
- daß der Verzicht erstaunlicherweise Hungern und Verlangen beseitigt;
- daß ein Glas Wasser ausreicht, um Hungerreste oder Gelüste zu vertreiben;

Geistige Lebendigkeit
- daß der freiwillige Verzicht nicht Einbuße, sondern Gewinn von Leistungsfähigkeit, Frische und geistiger Lebendigkeit bedeutet;
- daß Genießen und Freuen sich nicht auf Nahrungs- und Genußmittel beschränken;
- daß überwundene Abhängigkeit frei und stolz macht;
- daß es sich lohnt, sich zu aktiver Gestaltung seines Lebens aufzuraffen.

Mit dieser Erfahrung gewinnen Sie eine neue Lebensqualität! Sie wird vertieft, wenn Sie beim nachfolgenden, stufenweisen Aufbau einer biologisch vollwertigen Ernährung erstaunt feststellen:
- Mein Körper braucht weniger als ich bisher wußte;
- mein übersteigerter Appetit ist einem gesunden Verlangen nach einfacher, biologisch wertvoller Nahrung gewichen;

Der Kalorienbedarf sinkt
- Sättigung und Befriedigung erreiche ich schneller und mit kleineren Nahrungsmengen; mein Kalorienbedarf sinkt erheblich.

Fasten als Weg zu den eigenen Gefühlen

Wer glaubt, unseren Eßgewohnheiten dadurch beizukommen, daß er das Essen allein unter dem Gesichtspunkt »Kalorien«, »Nährwerte« oder »Schadstoffbelastung« betrachtet, der geht davon aus, daß Essen nur ein »Akt der Vernunft« sei, der einzig und allein der Versorgung des Körpers diene. Doch Essen ist wesentlich mehr – es hat mit Gefühlen zu tun! Erinnern Sie sich doch einmal an gefühlsgeladene Situationen in Ihrem Leben. Was geschieht, wenn zwei Menschen heiraten, ein Kind getauft wird, Freunde zu Besuch kommen oder Menschen sich versöhnen? Es wird gegessen.

Und weil Essen mit Gefühlen zu tun hat, müssen all jene Diäten scheitern, bei denen Sie nur lernen, Kalorien zu zählen. Sie werden zwar ein paar Kilo abnehmen, aber lassen Sie einmal eine seelische Erschütterung kommen, die Ihre Gefühle in Aufruhr versetzt – noch ehe Sie sich versehen, essen Sie wieder, weil Ihre Gefühle Sie dazu drängen!

Gefühle werden intensiver
In der Zeit des Fastens erleben Sie Ihre Gefühle intensiver als sonst. Lernen Sie, mit Hilfe der vorgestellten Meditationsübungen Ihre Gefühle zu beachten und ihnen anders Ausdruck zu verleihen als durch Essen – damit tun Sie den ersten Schritt, um die verhängnisvolle Verknüpfung »unkontrollierte Gefühle (oder allzu kontrollierte) – unkontrolliertes Essen« aufzulösen.

Wer schon Erfahrung im Fasten hat, kennt das Bedürfnis, während dieser Zeit mit sich selbst allein zu sein, in Ruhe gelassen zu werden – »in die Wüste zu gehen«, wie die Bibel sagt. Fastenzeit ist eine Zeit, in der wir uns nach innen wenden, in der

Wissenswertes vor dem Fasten

wir uns finden möchten. Diesem Wunsch kommt die Meditation entgegen; seit Jahrtausenden bewährt, hilft sie uns, einen Ruhepunkt in uns zu finden, die eigene Mitte. Während der Fastenzeit kann Meditation am ehesten gelingen.

Fasten zur Veränderung von Eßgewohnheiten
Fast ebenso stark wie mit Gefühlen ist Essen mit Gewohnheiten verknüpft, die in der Kindheit geprägt wurden. Ebenso wie unsere Gefühle sind unsere Eßgewohnheiten im Unterbewußtsein angesiedelt, da wir als Kinder unsere Wahrnehmungen direkt ins Unterbewußtsein aufgenommen haben. Wenn Sie Ihre Eßgewohnheiten wirklich ändern wollen, kämpfen Sie nicht länger gegen Ihr eigenes, im Unterbewußtsein gespeichertes »Eßprogramm« an, sondern lösen Sie sich im Fasten von Ihren Eßgewohnheiten und nehmen Sie in den Meditationsübungen, die in diesem Buch zusammengestellt sind, Kontakt zu den Kräften Ihres Unterbewußtseins auf. Sie werden Ihnen helfen, an der Lösung Ihrer Gewichtsprobleme zu arbeiten.

Eßprogramm aus der Kinderzeit *(Marginalie)*

Was wir durch Fasten gewinnen können
- Fasten als schnellste, angenehmste und ungefährliche Methode, um überflüssige Pfunde loszuwerden.
- Fasten als Weg, der aus dem Zuviel unserer konsumbetonten Zeit herausführt. Maßvoll essen und sinnvoll genießen lernen.
- Fasten als mächtigster Impuls zur Veränderung von Ernährung und Eßverhalten.
- Fasten als Hilfe zur Lösung aus der Abhängigkeit von Genußmitteln und meist selbstverordneten Medikamenten
- Fasten entstaut, entspeichert und entschlackt das Gewebe, das gleichzeitig schmerzfrei wird und sich »wohlig« anfühlt.
- Fasten führt zu schöner Haut und zur Straffung aller Bindegewebe.
- Fasten ist eines der wenigen und erfolgreichen biologischen Entgiftungsmittel in einer schadstoffbelasteten Umwelt.
- Fasten zur Erhaltung der körperlichen und geistigen Leistungsfähigkeit, vor allem für die Wechseljahre der Frau und den Leistungsknick des Mannes um das vierzigste Lebensjahr.
- Fasten ist ein Weg in unsere seelisch-geistige Mitte; es dient der Positionsbestimmung und der Reifung des Ichs; es öffnet für religiöse Bezüge.
- Fasten im Hinblick auf das Altern – es kann das biologische Altern nicht verhindern, vermag aber vorzeitige Alterungsvorgänge aufzuhalten.
- Fasten als Frühheilverfahren gewinnt zunehmende Bedeutung in einer Zeit, in der es möglich wurde, Risikofaktoren für ernste Krankheiten labortechnisch rechtzeitig zu erkennen.
- Fasten als klinisches Heilfasten – die wirkungsvollste und ungefährlichste Behandlungsmöglichkeit bei ernährungsabhängigen Stoffwechselerkrankungen. Dr. Buchinger (→ Seite 19) sagt vom langen Fasten, es sei ein »königlicher Heilweg« für viele akute und chronische Krankheiten. Dies kann heute jeder Fastenarzt aus Erfahrung bestätigen.

Kann ich selbständig fasten? 34
Wer darf selbständig fasten? 34
Wann nicht selbständig fasten? 34

Fasten unter ärztlicher Kontrolle? 35
Nicht jeder Arzt kann Fastende führen 35
Was ist Heilfasten? 36
Wer gehört in eine Fastenklinik? 38
Was versteht man unter »klinisch-stationärer«
   Fastenbehandlung? 38
Wer kann bei der Entscheidung helfen? 39

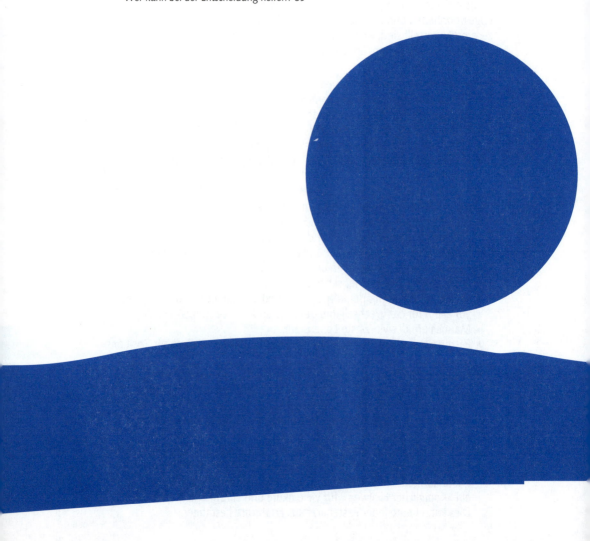

Die Entscheidung
zum richtigen Fasten

Die Entscheidung zum richtigen Fasten

Sind Sie nach den bisherigen Informationen zu der Meinung gelangt, daß Fasten auch für Sie einen Gewinn bedeuten kann? Dann sollten Sie Ihren Entschluß nicht verwirklichen, bevor Sie dieses Kapitel aufmerksam gelesen haben. Es will Ihnen dabei helfen zu klären, ob Sie selbständig fasten können oder sich beim Fasten besser ärztlicher Aufsicht anvertrauen.

Kann ich selbständig fasten?

Wer darf selbständig fasten?

Nur wer ganz gesund ist, darf fasten!

Wenn Sie gesund und voll leistungsfähig sind, keine Medikamente brauchen und wenn Sie sich zutrauen, den Anleitungen zum Fasten diszipliniert zu folgen, steht der Durchführung einer Fastenwoche zu Hause nichts im Wege. Wer sich jedoch über seinen Gesundheitszustand nicht völlig im klaren ist, muß einen Arzt fragen, bevor er zu fasten beginnt.

Vor dem 14. Lebensjahr, aber auch wenn Sie nahe 60 oder wenn Sie behindert sind, sollten Sie für Ihr erstes Fasten ein ärztlich geleitetes Fastenhaus oder eine Fastenklinik aufsuchen.

Bevor Sie sich zum Fasten entschließen, sollten Sie darüber hinaus folgende Gesichtspunkte kennen und sie in Ihre Entscheidung einbeziehen:

So reagiert Ihr Körper:

Alles geht langsamer

- Das »Innentempo« ist im Fasten verlangsamt; alles braucht mehr Zeit als gewohnt.
- Der Kreislauf ist nicht immer so stabil wie sonst.
- Denk-, Merk- und Reaktionsvermögen können zeitweise verzögert sein.

So reagiert Ihre Seele:

- Fastende sind in der Regel empfindsamer und damit schutzloser gegen Angriffe.

Wann nicht selbständig fasten?

Gegenanzeigen

- Wenn Sie auch nach dem Lesen dieses Buches noch Bedenken dem Fasten gegenüber haben.
- Wenn Sie in einer länger andauernden schwermütigen Verfassung sind oder nervlich labil.
- Wenn Sie nach Krankheit oder Operation noch geschwächt sind, besonders nach Blutverlusten.
- Wenn Sie überfordert, erschöpft, nervös, überreizt sind; warten Sie dann, bis es Ihnen besser geht.
- Wenn Sie unter Eßsucht (Bulimie) leiden, sollten Sie nur im Rahmen einer psychotherapeutischen Behandlung fasten.

Die Entscheidung zum richtigen Fasten

Gegenanzeigen

- Wenn Sie Medikamente einnehmen müssen. Sie gehören dann in eine Fastenklinik oder in die Obhut des Fastenarztes.
- Wenn Sie nicht sicher sind, ob Sie noch zu den Gesunden gehören: Lassen Sie sich durch Ihren Hausarzt untersuchen und die »Risikofaktoren« prüfen. Auch fehlende Gewichtsreserven lassen vom Fasten abraten.
- Alle, die sich für nicht gesund halten – zum Beispiel einen zu hohen oder einen zu niedrigen Blutdruck haben oder ein chronisches Leiden –, sollten nicht ohne den Rat ihres Arztes fasten (bitte lesen Sie dazu sorgfältig Seite 46 und über das Heilfasten auf Seite 36).
- Stillende und schwangere Frauen: Warten Sie in beiden Fällen auf die Zeit danach, es ist wissenschaftlich noch nicht geklärt, ob dem Baby die Entgiftungs- und Entschlackungsvorgänge schaden können.
- Wer sich in einer psychotherapeutischen oder psychiatrischen Behandlung befindet, sollte nur mit Zustimmung des Behandlers fasten.
- Wer es sich nicht zutraut, alleine zu fasten, oder wer es nicht wirklich will.

Fasten unter ärztlicher Kontrolle?

Nicht jeder Arzt kann Fastende führen

Eigene Fastenerfahrung

Die Rolle des Arztes muß in Hinblick auf Fasten und Diätetik anders als gewohnt gesehen werden, da Ernährungstherapie an den Universitäten nicht oder kaum gelehrt wird. Glücklicherweise gewinnen viele Ärztinnen und Ärzte dieses Wissen durch eigene Erfahrungen im Fasten oder in Ernährungsumstellung. Doch ist es von der ersten Fastenerfahrung bis zum erfahrenen Fastenarzt ein ebenso langer Weg wie zu jedem anderen Spezialisten. Fasten will auch vom Arzt gelernt sein.

Für den Patienten ist die Situation nicht einfach: Die Palette ärztlicher Einstellungen zum Fasten reicht von schroffer Ablehnung über Zustimmung, Eigenerfahrung bis zur Fachkompetenz. Wie sollen Sie sich da als Ratsuchender verhalten?

Fragen Sie Ihren Hausarzt, ob er einem Kurzfasten gegenüber aufgeschlossen ist, vielleicht auch, ob er selbst einmal gefastet hat. Falls nein, wird er trotzdem bereit sein, Ihre augenblickliche Gesundheitssituation abzuschätzen und eventuell Labortests zu machen. Bereits als Noch-Gesunder (→ Seite 20) sollten Sie Ihre Risikobefunde vor und nach dem Fasten testen lassen. Im Idealfall wird Ihr Arzt Sie durch das Fasten mit Interesse begleiten und Ihren persönlichen Einsatz zu würdigen wissen.

Fastengruppen in der Praxis

Mancher fastenerfahrene Arzt leitet Fastengruppen in seiner Praxis, andere kooperieren mit Ernährungsberaterinnen und ausgebildeten Fastenleiterinnen. Die Krankenkassen tragen anteilig sowohl Teilnehmerkosten als auch Arztgebühren, wenn das Fasten als Vorbeugemaßnahme dient. »Gesundheit in Eigenverantwortung« wird heute sehr positiv bewertet.

Ein aufgeschlossener Arzt wird eventuell sogar eine »stationäre Gesundheitsmaßnahme«, also einen Sanatoriumsaufenthalt von mindestens drei Wochen, beantragen, wenn er zu dem Eindruck gelangt, daß nur ein längeres Fasten mit Bewegung und nachfolgender Ernährungsumstellung Ihre deutliche Risikobelastung abwenden kann. Oft ist es dann Ihre – meist nicht einfache – Aufgabe, ein geeignetes Haus zu finden (Kontaktadressen → Seite 253).

Leiden Sie an einer wirklich ernsten Stoffwechselentgleisung, ringen Sie bisher vergeblich um eine dauerhafte Bewältigung Ihres Gewichts oder sind Sie schwer heilbar chronisch erkrankt, dann gehören Sie auf jeden Fall in eine Fastenklinik. Dort stehen Ihnen ausgebildete Fastenärzte, Fastenschwestern und ein vielfältiges Behandlerteam zur Seite.

Was ist Heilfasten?

Vorbeugen wird zur Therapie (zum Heilen), wenn es darum geht, die Vorboten lebensbedrohender Krankheiten erfolgreich und schnell abzubauen. Herzinfarkt, Schlaganfall, Erkrankungen der Hirn- oder Beingefäße sind nur sinnvoll zu behandeln, indem man sie verhindert. Mit viel Geduld wäre dies zwar auch durch langfristige Ernährungsumstellungen und regelmäßigen Sport zu erreichen. Wer aber ist wirklich bereit, seinen bequemen Lebensstil grundlegend zu ändern? Nichts vermag den inneren Willen und die innere Kraft zu einer Änderung nachhaltiger zu fördern als ein Fasten.

Heilendes Fasten

Allein das Heilfasten ist imstande, in kurzer Zeit sowohl die Risikofaktoren abzubauen als auch den gefährdeten Menschen so tief zu beeindrucken, daß Ernährungskorrektur und Genußmittelverzicht dauerhaft gelingen. Je größer die gesundheitliche Belastung, je fester die Abhängigkeit von Konsumgewohnheiten und je drohender die Krankheit, desto länger muß das Heilfasten dauern, aber auch die begleitende Ernährungs- und Verhaltensschulung. Dafür ist ein Aufenthalt von mindestens vier Wochen in der Fastenklinik unumgänglich.

Heilfasten ist aber mehr als das. Seine Wirkung geht gleichzeitig an die Wurzel der Erkrankung, ist kausale Behandlung. Was bedeutet das? Hier ein Beispiel: Ein 43jähriger Monteur leidet seit zehn Jahren unter Diabetes, ist also zuckerkrank. Bedingt dadurch kam es zu tiefen Geschwüren in beiden Fußsohlen; seit einem Jahr ist er deshalb arbeitsunfähig. Trotz bester Hautbehandlung der Geschwüre und guter medikamentöser Einstellung der Zuckerwerte besserten sich die Geschwüre nicht. Durch ein 21tägiges Heilfasten, Umstellung der Ernährung auf eine vitalstoffreiche Vollwertkost und Neueinstellung des Diabetes gelingt die Heilung der Fußsohlengeschwüre innerhalb von vier Wochen (Kosten: 1.750 €). Der Mann ist voll arbeitsfähig. Nach zwei Jahren kommt er erneut in die Klinik; die Heilung hat nur ein Jahr gehalten! Grund: Gewichtsanstieg. Lebensstil und Diabetes sind »verwildert«. Erneutes Auftreten von Fußsohlengeschwüren, in Universitätskliniken sorgfältige Behandlung mit Diät, Insulin und modernen Medikamenten; ein Jahr Arbeitsunfähigkeit – Krankheitskosten 15.000 €!

Heilerfolg in vier Wochen

Ein zweites Heilfasten, Dauer 21 Tage, mit anschließendem Kostaufbau bringt eine Gewichtsabnahme von 14 Kilogramm und eine Senkung der hohen Blutfettwerte, den Abbau der Bluteindickung (Polyglobulie), die Normalisierung der Blutzuckerwerte trotz Verzichtes auf Insulin und andere Medikamente (Kosten: 2.000 €). Die Geschwüre heilen ab. Mit der neuen Ernährung und wenig Diabetesmittel geht es dem Mann so gut, daß er einen Montageauftrag im Ausland annimmt.

Die Entscheidung zum richtigen Fasten

Rückschläge

Gasthauskost und Langeweile am Abend – Gift für ihn – führen zu neuerlichem Gewichtsanstieg, zur Entgleisung des Diabetes und damit des gesamten Stoffwechsels, zu Ablagerungen in den kleinen Blutgefäßen (Kapillaren), besonders an den Füßen; das dicke Blut fließt zäh; die Durchblutung ist gestört: Geschwüre, die nicht heilen, sind die Folge. Neun Monate Arbeitslosigkeit – weitere Krankheitskosten von 19.000 €.

Das dritte Heilfasten, Dauer 25 Tage, mit 15 Tagen Ernährungstraining bringt Heilung wie vorher. Wodurch? Korrektur der Stoffwechselentgleisung, Verflüssigung des Blutes, Abbau der krankhaften Veränderungen der Kapillaren – welches andere Heilverfahren (sechs Wochen für rund 3.000 €) könnte das erreichen!

Intensive Gruppen- und Einzelgespräche, Ernährungsberatung und Lehrküche, gestufte Bewegungstherapie – mit diesen Maßnahmen wird versucht, das Verhalten der Patienten dauerhaft zu verändern.

Operation ohne Messer

Heilfasten geht sowohl an die Wurzel der Erkrankung als auch an die Wurzel persönlichen Verhaltens. Langes Fasten von 18, 24, 32 Tagen und länger ist ein tiefer Einschnitt in den Stoffwechsel des Kranken. Diese »Operation ohne Messer« hat einem chirurgischen Eingriff gegenüber erhebliche Vorteile: Nichts muß verletzt werden, trotzdem wird jede Zelle in jedem Organ erreicht, jedes kleinste Blutgefäß, jeder »Winkel« im Bindegewebe, in dem Krankheitsstoffe abgelagert sein können. Ein Eingriff dieser Art betrifft den vollbewußten Menschen, dessen Heilung von wichtigen Einsichten, sogar von wachsendem Wohlbefinden begleitet wird.

Bei allergischen und rheumatischen Erkrankungen kann durch langen Nahrungsverzicht und Förderung aller Ausscheidungen eine Umstimmung der Reaktionsweise des Körpers (Desensibilisierung), eine Veränderung der Immunlage eingeleitet und damit ein Heilprozeß in Gang gebracht werden. Hier gibt es erstaunliche Möglichkeiten. Immer aber mache man sich klar: Dies alles kann sich nur in einem noch reaktionsfähigen Körper ereignen, nicht mehr in einem durch die fortgeschrittene chronische Erkrankung verhärteten Organismus.

> Heilfasten ist ein jahrtausendealtes Heilmittel. In der Hand des erfahrenen Fastenarztes und in einer Fastenklinik ist es ein bemerkenswert ungefährliches, dennoch tiefwirkendes Heilverfahren. Es gehorcht natürlichen Gesetzen, die in der Natur des Menschen begründet sind. Ihr wissenschaftlicher Nachweis ist längst erbracht. Wer dies in Frage stellt, kennt die Fakten nicht.

Wer gehört in eine Fastenklinik?

Lassen Sie mich hier nur die Krankheitsnamen (Diagnosen) nennen; wer betroffen ist, kennt sie. Bei vielen Kranken liegen mehrere Krankheiten gleichzeitig vor. Heilfasten ist besonders angezeigt bei ernährungsabhängigen Stoffwechselkrankheiten, bei chronischen Krankheiten und bei Erkrankungen des Bewegungsapparates, die eng mit Stoffwechselentgleisungen verbunden sind. Dazu gehören:

Stoffwechselkrankheiten

- gefährliche Fettsucht – mehr als dreißig Prozent Übergewicht
- Diabetes (Zuckerkrankheit)
- Gicht (Harnsäurekrankheit)
- Polyglobulie (zuviel Blutzellen und Eiweiß)
- Fettleber
- chronische Hepatitis (Leberzellschädigung)
- arterielle Durchblutungsstörungen beispielsweise der Herzkranzgefäße, der Arm-, Bein- oder Kopfgefäße
- Bluthochdruck
- Herzinfarktgefährdung
- alle Erkrankungen mit chronisch gestörtem Gewebsstoffwechsel, wobei Entlastung und kräftige Umstimmung der Reaktionslage notwendig sind, zum Beispiel bei Weichteilrheumatismus, Gelenkrheumatismus, Bandscheiben- und Gelenkschäden (Spondylarthrose, Osteochondrosen, Arthrosen)

Chronische Erkrankungen

- chronische Hauterkrankungen (Ekzeme, Neurodermitis, Schuppenflechte)
- venöse Durchblutungsstörungen mit offenen Beinen
- allergische Krankheiten der Haut und der Schleimhäute

Manche scheinbar unheilbare oder unbeeinflußbare Krankheit konnte durch Fasten und eine naturgemäße Zusatzbehandlung zur Heilung oder zum Stillstand geführt werden – so zum Beispiel Migräne, chronischer Kopfschmerz, Glaukom (grüner Star) im Anfangsstadium, Porphyrie, Polyarthritis und Bechterew im Frühstadium.

Was versteht man unter »klinisch-stationärer« Fastenbehandlung?

Einfach gesagt: eine Fastenkur. Das Wort »Kur« bezeichnet eine planvolle Heilbehandlung mit festgesetztem Zeitraum von drei, vier oder mehr Wochen unter ärztlicher Betreuung.

Der Faster lebt zusammen mit anderen Fastern in einem Sanatorium oder in einer Klinik. Er wird umgeben von einem ganz auf das Fasten abgestimmten Milieu. Er unterwirft sich freiwillig festen Hausregeln, die zum Beispiel Alkohol und Nikotin verbieten, eine ausreichende Mittags- und Nachtruhe garantieren, kurz: Regeln, die ein kurgemäßes Verhalten garantieren. Diese notwendige Strenge wird reichlich aufgewogen durch ein betont angenehmes Wohnen mit frohen Farben und Formen. Eine Fastenklinik sollte nichts von Krankenhausatmosphäre haben.

Aus langer Erfahrung hat sich in deutschen Fastenkliniken ein bestimmter Fastenstil herauskristallisiert. Es ist eine sinnvolle Kombination von Fasten mit anschließender Nachfastendiät, darauf abgestimmte Bewegung wie Wandern, Schwimmen, Spielen, Gymnastik; Begegnung mit der natürlichen Umwelt: Licht, Luft, Wasser – mitten in einer landschaftlich schönen Umgebung, ergänzt durch Massage, Bäder, Sauna,

Fasten und Naturbegegnung

Die Entscheidung zum richtigen Fasten

Kneipp-Anwendungen, Atem-Bewegungs-Schulung; vertieft durch vielerlei Formen der Gesundheitsbildung in Vortrag und Arbeitsgruppen; umbaut von einem kulturellen Programm: Musik, Gespräch, Diskussion.

Von hier aus ist vielleicht am besten zu verstehen, warum die Durchführung einer Nulldiät nicht das gleiche ist wie eine Fastenkur nach Dr. Buchinger, obwohl beides Formen der therapeutischen Nahrungsenthaltung sind.

Betreuung durch Fastenerfahrene

Entscheidend für das Gelingen eines langen Fastens in der Klinik ist die gute psychologische Betreuung durch Menschen, die Fasten an sich selber erfahren haben: die Ärzte, die Schwestern, die Behandler, das umsorgende Personal. Über eine solche Grundversorgung des Vorbeugefasters hinaus braucht der Kranke eine weitgehende medizinische Betreuung, die der in einem Krankenhaus gleichkommt. Das klinisch-stationäre Heilfasten ist eine wissenschaftlich fundierte Heilmethode in der Hand fastenerfahrener Ärzte.

Die Fastenklinik bietet Sicherung durch moderne Möglichkeiten der Diagnostik und der Verlaufsbeobachtung durch Labor- und Kreislauffunktionstests sowie durch einen Tag-und-Nacht-Bereitschaftsdienst der Ärzte und Schwestern.

Natürlich gehören auch der Behandlungsplan, die Krankengeschichte und der Brief an Hausarzt und Krankenkasse dazu.

Sie finden auf Seite 253 eine Liste von Kliniken, die Fastenkuren oder ein stationäres Heilfasten durchführen.

Wer kann bei der Entscheidung helfen?

Beratung

Fühlen Sie sich trotz der bisherigen Ausführungen noch unsicher, sollten Sie sich von jemandem beraten lassen. Wenden Sie sich bitte zuerst an Ihren Hausarzt, einen anderen Arzt Ihres Vertrauens oder einen fastenerfahrenen Arzt (Adressen → Seite 254).

Auch die weiteren angegebenen Stellen (→ Seite 258) und ausgebildete FastenleiterInnen (dfa) können Ihnen bei der Entscheidung durch Beratung behilflich sein.

Die richtigen Voraussetzungen beim Fasten 42

Wie komme ich zum selbständigen Fasten? 42
Fasten – alleine oder mit anderen? 42
   Selbsthilfegruppen 43
   Fastenwochen für Gesunde 43
   Fastenwandern 43
Wo am besten fasten? 44
   Fasten zu Hause 44
   Fasten im Urlaub 44
   Fasten im Alltag 45
Der richtige Zeitpunkt 45
Wie lange soll ich fasten? 46
Wer kann mich beim Fasten beraten? 46

Meditatives Fasten – Chance für einen neuen Blickwinkel im Leben 47

Was ist Meditation? 47
Warum Meditieren? 47
Soll ich meditieren? 48
Vorbereitung auf die Meditation 48
   Meditieren – wo und mit wem? 48
   Der Ruheplatz 49
   Die Kleidung 49
   So üben Sie richtig 49
Einstimmung auf die Meditation 49
   Das Visualisieren 49
   Wege zur Entspannung 50
   Entspannungsübung 50
   Die Entspannung abschließen 51
   Bildmeditation zur Probe:
    Huhn oder Löwe 51
Die inneren Bilder:
   Symbole der Seelenkräfte 51
   Was haben Tiersymbole mit Ihrem Gewicht
    zu tun? 52

Der Tag davor 52

Der Einkauf für die Fastenzeit 52
   Einkaufsliste für den Entlastungstag 53
   Einkaufsliste für die fünf Fastentage 54
   Was Sie außerdem benötigen 55
Reinen Tisch machen 55
Das Fastenprotokoll 55

Wie ich mich auf selbständiges Fasten vorbereite

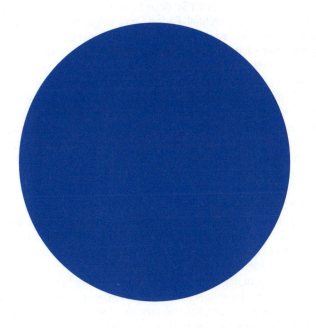

Wie ich mich auf selbständiges Fasten vorbereite

Sie haben sich zum Fasten entschlossen und bringen die geeigneten gesundheitlichen Voraussetzungen mit (»Die Entscheidung zum Fasten«, → Seite 34). Wir beglückwünschen Sie zu Ihrer Entscheidung und möchten Ihnen nun mit einigen Ratschlägen aus der Praxis bei der Vorbereitung helfen.

Die richtigen Voraussetzungen beim Fasten

Wie komme ich zum selbständigen Fasten?

Fastengelegenheiten im Alltag

Packen Sie die vielen Gelegenheiten beim Schopf, die sich Ihnen beinahe täglich bieten. Zwingen Sie sich nicht zum Essen, wenn der Appetit fehlt. Bei vielen Menschen ist das morgens so. Die erste Mahlzeit sollte dann das Mittagessen sein (»Morgenfasten«, → Seite 165). Fasten Sie nach zu vielem Essen, nach Festtagen, bei Magenverstimmungen, bei Durchfall. Fasten Sie so lange, bis sich ein natürliches Hungergefühl wieder einstellt. Fasten Sie bei Fieber – bei einer Grippe, einer Mandelentzündung, einer fieberhaften Bronchitis (»Fasten bei Krankheit«, → Seite 166). Planen Sie ein Kurzzeitfasten von fünf Tagen in die nächste arbeitsfreie oder weniger belastete Woche ein. Verwechseln Sie bitte nicht das Heilfasten mit unserer Fastenwoche! Heilfasten bedarf der auf Seite 36 beschriebenen Voraussetzungen. Die Fastenwoche ist die kürzeste Zeitspanne, in der man das Phänomen Fasten kennenlernen und eine Ahnung von den Wirkungen einer längeren Fastenperiode (zwei bis drei Wochen) bekommen kann. Sie beginnen am besten mit kleinen Schritten und lassen sich dadurch zu größeren ermutigen. Für den Einstieg in ein Erstfasten von wenigen Tagen brauchen Sie nur etwas Mut und die Lust am Entdecken.

Beginn mit kleinen Schritten

Fasten – alleine oder mit anderen?

Am leichtesten fastet es sich in einer Gruppe von Gleichgesinnten. Ausgesprochen anregend kann das Fasten werden, wenn es sich dabei um eine Gruppe von Freunden handelt. Jeder Faster sollte jedoch dabei sein eigenes Zuhause im echten und übertragenen Sinn haben, um allein sein zu können.

Die Gruppe sollte sich regelmäßig treffen, Erfahrungen austauschen und gemeinsam etwas unternehmen. In einer Fastengemeinschaft vervielfachen sich Erfahrungen, verdichten sich zwischenmenschliche Beziehungen und gedeiht gegenseitige Hilfe.

Geborgenheit in der Gruppe

Noch vor Beginn der Fastenwoche könnte ein fastenerfahrener Arzt zu Rate gezogen werden, der die Gruppe dann durch die Fastenzeit begleitet (→ Seite 254). Oder die Gruppe wird von einer erfahrenen Fastenleiterin geführt (Kontaktadressen → Seite 258). Für das Fasten gemeinsam mit einem Partner gilt in kleinerem Maßstab das, was für die Gruppe zutrifft: Das Erlebnis und die Erfahrung des gemeinsamen Fastens, die Auseinandersetzung mit sich selbst und mit dem Partner und die gegenseitige Hilfe können die Beziehung zweier Menschen zueinander vertiefen. Auch hier gilt: Beide Partner sollten die Möglichkeit haben, sich zurückzuziehen – sowohl im echten wie im übertragenen Sinn (»Wie kann der Partner helfen?«, → Seite 87).

Wie ich mich auf selbständiges Fasten vorbereite

Fasten im Alleingang

Schwieriger ist es, allein zu fasten. Fasten im Alleingang setzt ein großes Maß an Disziplin voraus, an Mut und Fähigkeit, Verzicht leisten zu können und mit sich selbst zurechtzukommen. Ist die Fastenwoche erfolgreich abgeschlossen, kann der Allein-Faster mit Recht stolz auf sich sein.

Selbsthilfegruppen

Gleichgültig, ob es um Essen, Trinken, Rauchen oder um Lebenserfahrung geht – der einzelne wird es immer schwerer haben als eine Gemeinschaft, die das gleiche Ziel verfolgt. Wer mit der Neigung zum Überessen fertig werden will, tut sich deshalb am besten mit anderen, die das gleiche Problem haben, zusammen. In Amerika sind es die Overeaters anonymous (OA) und die Weight Watchers, die sich mit Erfolg gegenseitig helfen. In Deutschland wird diese fruchtbare Praxis beispielsweise durch die Brigitte-Diätclubs und die bundesdeutschen Ableger von OA und Weight Watchers fortgesetzt.

Laden Sie Mitfaster ein: Tauschen Sie zunächst Ihre Fastenerfahrung aus. Das weiterführende Gespräch ergibt sich von selbst, wenn Sie den Mut aufbringen, über Ihre persönlichen Probleme zu sprechen. Sie ermutigen die anderen, sich ebenfalls zu öffnen. Nicht ausweichen in die üblichen Belanglosigkeiten! Sie werden bald entdecken, daß nicht nur Sie Schwierigkeiten haben.

Fastenwochen für Gesunde

Geführtes Fasten

In Kursform und unter Führung von ausgebildeten Fastenleitern finden im deutschsprachigen Raum Fastenwochen für Gesunde statt. Besonders für Erstfaster sind sie wegen der umfassenden Information und der bergenden Fastengemeinschaft zu empfehlen.

Erwachsenenbildung und Selbsterfahrung werden angeboten durch Zusatzprogramme, die unter fachkundiger Führung mehr Lebensqualität vermitteln: Körperbewußtsein,Kreativität, bewußt essen lernen, Entspannung, Meditation, Selbsthilfe aus der Apotheke der Natur und vieles andere.

Fordern Sie Prospekte an; Kontaktadressen finden Sie auf Seite 258.

Fastenwandern

Frei sein und unterwegs, geführt von kundigen Wanderleitern, die meist gleichzeitig Fastenleiter sind. Jede Nacht woanders bleiben, Wind und Wetter ausgesetzt, mit dem Nötigsten im Rucksack. Landschaften entdecken, sich mit Bäumen, Steinen und Blumen beschäftigen. Vertiefte Gespräche verkürzen die Wege; neue Horizonte, Einstellungen und Denkweisen werden gewonnen. Freundschaften schließen – dies alles ist möglich beim Fastenwandern (Kontaktadressen → Seite 258)

Wo am besten fasten?

Die richtige Umgebung

Überall da, wo Sie sich wohlfühlen, wo es für Sie gemütlich und warm ist, wo Sie sich geborgen fühlen. Das kann zu Hause sein, in einer Ferienwohnung, in der Wohnung von Freunden, in einer Berghütte, auf einem Segelboot oder in Ihrer Gartenhütte. Überall da, wo es für Sie schön ist, wo Sie Ihren bevorzugten Sport ausüben können, wo Sie faulenzen können, wenn Ihnen danach ist, kurz: in der Umgebung, die Ihnen am meisten zusagt. Überall da, wo Sie Ruhe haben und in Ruhe gelassen werden. Keine Hetze, kein Termindruck! Ein Fastender hat häufig das Bedürfnis, sich in sein Schneckenhaus zurückzuziehen.

Fasten zu Hause

Wenn Sie zu Hause fasten wollen, müssen Sie sich klar darüber werden, daß zu Hause alle alten Eß- und Trinkgewohnheiten lauern. Sie wohnen in den Gegenständen und in den Menschen um Sie herum. Wie jeder von uns, sind auch Sie durch Tausende unsichtbarer Fäden mit Ihrer gewohnten Umgebung verbunden: Mit Küche, Keller, Kühlschrank, Eßtisch, Hausbar. Und das schlimmste Hindernis beim Fasten zu Hause – auch das sollten Sie bedenken – sind Besserwisserei und Vorurteile der lieben Nachbarn oder Verwandten, die Sie, den armen Faster, mit Ihren »guten« Ratschlägen ungefragt versorgen.

Hindernisse im häuslichen Alltag

Von allen Seiten tönt es: »Da hab' ich neulich in der Zeitung gelesen ...« – »Nimm doch, das kann bestimmt nicht schaden!« – »Du wirst noch verhungern, wenn Du so weitermachst!« – Und Sie, der gequälte Faster, versuchen verzweifelt, sich in Abgeschiedenheit und Stille zu flüchten. Die kochende Hausfrau oder die hungrig von der Schule heimkommenden Kinder stören den stillen Faster viel weniger als all das, was wir Ihnen – bewußt so ausführlich – gerade aufgezählt haben. Zusammenfassend ist zu sagen: Zu Hause ist nicht unbedingt der beste Ort zum Fasten – aber fasten Sie da, wo es für Sie am gemütlichsten und schönsten ist, wo Sie sich wohl fühlen, wo Sie geborgen sind. Wenn diese Voraussetzungen bei Ihnen zu Hause erfüllt sind, dann fasten Sie zu Hause – es wird Ihnen dann auch gelingen.

Fasten im Urlaub

Fasten-Ferien

Planen Sie Ihre Fastentage frühzeitig ein. Ideal ist es, wenn Sie sich eine Woche freinehmen können. Ist das nicht möglich, so versuchen Sie wenigstens, die Fastenwoche in eine Zeit zu legen, in der Sie beruflich nicht überbeansprucht sind und in der Sie sich von gesellschaftlichen Verpflichtungen freihalten können.
Fasten und frei sein, das gehört eigentlich zusammen. Gemeint ist frei von den Zwängen und Verpflichtungen eines anstrengenden Alltags, frei von Hektik, Lärm und Gestank.
Machen Sie Fasten-Ferien! Erfahrene Faster wissen, daß es sich am besten im Urlaub fastet. Für das Nervensystem bedeutet das: Umschalten von Daseinskampf auf Erholung; eine wichtige Voraussetzung für richtiges Fasten und die beste Garantie, daß Fasten gelingt.

Fasten im Alltag

Auch im Alltag kann man fasten. Wir kennen viele Menschen, die es regelmäßig tun. Sie berichten, daß der aktive Alltag besonders gut vom Wunsch nach Essen ablenkt. Fasten im beruflichen Alltag erfordert allerdings mehr Disziplin und innere Sicherheit. Wer Fasten in irgendeiner Form schon einmal erlebt hat, weiß, was er sich zumuten kann. Für ein erstes Fasten ist der Urlaub zweifellos besser geeignet. Wer im Alltag fastet, wählt eine Form des erschwerten Fastens.

Beruf und Fasten

Abgesehen von den vielen Versuchungen, denen Sie dabei ausgesetzt sind, und den Verunsicherungen durch die Kollegen, gibt es noch andere Gefahren, vor denen wir warnen müssen:

- Das »Innentempo« ist im Fasten verlangsamt; alles braucht mehr Zeit.
- Der Kreislauf ist nicht so stabil wie sonst. Zwar meist nur für wenige Stunden am Tag, aber wenn es genau dann darauf ankommt?
- Fastende sind in der Regel empfindsamer und damit schutzloser gegen häßliche Angriffe, wehrloser gegen Ungerechtigkeiten.
- Autofahrer müssen wissen, daß Reaktionsfähigkeit und Konzentration herabgesetzt sein können.
- Auf keinen Fall im Alltag fasten, wenn Sie einen Beruf ausüben, der Sie stark überfordert, wenn Sie im Beruf für das Wohl anderer Menschen verantwortlich sind oder wenn Sie mit Maschinen umgehen müssen und dadurch unfallgefährdet sind (Beispiele: Dreher, Taxi- oder Busfahrer, Kranführer).

Der richtige Zeitpunkt

Wichtig: Ruhe!

Um innerlich entspannen zu können (die wichtigste Voraussetzung für eine Fastenzeit), braucht jeder ein Mindestmaß an Ruhe und Geborgenheit. Wenn Sie sich zum Fasten zu Hause oder während eines Urlaubs entschieden haben, versuchen Sie, die Fastenwoche in eine Zeit zu legen, in der Sie wenig gestört sind: Eine Woche etwa, in der Ihre Kinder oder Ihr (nichtfastender) Partner nicht da sind, ist eine günstige Gelegenheit. Suchen Sie nach der besten Möglichkeit, sich Ruhe und Muße zu gönnen, und sprechen Sie sich vorher mit Ihren Angehörigen ab.

Wie ich mich auf selbständiges Fasten vorbereite

Wie lange soll ich fasten?

Die häufig gestellte Frage »Wie lange soll ich, kann ich, darf ich fasten?« kann so pauschal nicht beantwortet werden, weil wir Sie und die Bedingungen, unter denen Sie fasten können, nicht kennen. Auch Sie können diese Frage nicht entscheiden, wenn Sie noch keine Erfahrungen mit Fasten gemacht haben. Ein Vorsatz wie: »Ich will fasten, bis ich mein ganzes Übergewicht verloren habe« ist sicherlich falsch: Wenn der Kopf am Körper vorbei entscheidet, geht das meistens schief. Vielleicht können Ihnen jedoch einige Faustregeln bei der Entscheidung helfen:

Nicht am Körper vorbei entscheiden

- Nehmen Sie sich als Erstfaster nicht mehr vor als die in diesem Buch vorgeschlagene Fastenwoche: ein Tag zur Entlastung, fünf Tage Fasten und zwei Tage Aufbau.
- Bei einem zweiten Fasten können die Zeiten verdoppelt werden: zehn Tage Fasten und vier Tage Aufbau – vorausgesetzt, Sie besitzen dafür genügend Reservegewicht.
- Erfahrene Faster entscheiden nach ihren Zielen, nach den zeitlichen Gegebenheiten (Aufbautage mit einplanen!) und vor allem nach ihrem guten Körpergefühl beziehungsweise nach ihrer inneren Stimme.
- Wollen Sie mit dem Fasten eine Eßverhaltensstörung (→ Seite 179) bekämpfen, dann empfehlen wir entweder ein Fasten in der Klinik mit psychologischer Betreuung und einem Eßverhaltenstraining oder kürzere Fastenzeiten mit verlängertem Kostaufbau und bewußtem Essenstraining zu Hause. Schaffen Sie sich die richtigen Bedingungen dazu!
- Sind Sie immer noch unsicher, können Sie Ihre Fragen auch im Gespräch mit einem Arzt oder einem Fastenleiter klären.
- Zuletzt möchten wir noch einmal deutlich hervorheben: Wenn Sie nicht ganz gesund sind, sollten Sie sich – vor allem als Erstfaster – besser einer Fastenklinik oder einem Fastenkurheim anvertrauen (→ Seite 253).

Wer kann mich beim Fasten beraten?

Wenn Sie das Gefühl haben, nicht ganz gesund zu sein, sprechen Sie vorher mit Ihrem Arzt. Verlangen Sie von ihm nicht Fastenerfahrung, aber eine Aussage über Ihren Gesundheitszustand, eventuell auch über die Wirksamkeit von Medikamenten bei Nahrungsverzicht. Während der Fastenwoche stehen Ihnen alle fastenerfahrenen Ärzte gern mit Rat zur Seite (→ Seite 254), soweit es ihre Zeit erlaubt. Bevor Sie anrufen: Versichern Sie sich bitte, ob Ihre Frage nicht bereits im Fastenbuch beantwortet ist (Sachregister → Seite 262).

Sprechen Sie mit Ihrem Arzt

Durch eine Fastenwoche in der Gruppe führen gut ausgebildete Fastenleiter (innen), die sowohl im Fasten als auch in der Erwachsenenbildung Erfahrung besitzen (»Fastenwochen für Gesunde«, → Seite 43).

Aber auch jeder, der schon einmal gefastet hat, kann Gesunden beim Erstfasten Hilfe und Stütze sein. Es ist eine Frage des gegenseitigen Vertrauens. Das wichtigste ist der Erfahrungsaustausch; es ist gut, mit dem Gefühl fasten zu können: Da ist einer, der kennt es und kann mir notfalls helfen.

Wie ich mich auf selbständiges Fasten vorbereite

Meditatives Fasten –
Chance für einen neuen Blickwinkel im Leben

Was ist Meditation?

Nicht nur im Osten hat die Meditation (meditari, lateinisch: nachdenken, einüben, in die Mitte bringen) als Methode zur Entspannung und zur Selbsterfahrung eine lange Tradition. Auch im Westen wurde sie geübt, zum Beispiel in der katholischen Kirche unter der Bezeichnung »Exerzitien« (= Übungen). Das, was geübt werden kann, ist beispielsweise die Bereitschaft, etwas unvoreingenommen so wahrzunehmen, wie es ist. Das Ziel des Übens ist es, ohne Vorurteile und ganz in Ruhe Dinge genauer wahrzunehmen, Menschen genauer zu sehen und sich selbst vorbehaltlos betrachten zu können.

Dinge genauer wahrnehmen

Erst wenn Sie in der Meditation geübt sind, werden Sie feststellen, wie häufig Sie eher das Bild eines Gegenstandes wahrnehmen als den Gegenstand selbst in all seinen Einzelheiten (Wissen Sie etwa auf Anhieb, welche Farbe ihr Treppenhaus hat? Haben Sie im Kopf, wie viele Stufen Sie täglich hinauf und hinab laufen?). Doch nicht genug damit, daß wir unsere reale Umwelt meist nur bruchstückhaft wahrnehmen – als Angehörige des westlichen Kulturkreises sind wir es zudem gewohnt, uns erst dann wohl zu fühlen, wenn wir alles verstandesmäßig erklären und einordnen können. Doch unser Verstand ist nur eine Seite der »Medaille«. Die Kräfte des Unterbewußtseins sind stark und prägen uns gemeinhin mehr, als uns das bewußt und (manchmal) lieb ist! Ziel der Meditation ist es, mit den unbewußten Teilen der eigenen Pesönlichkeit Kontakt aufzunehmen, in Einklang mit den eigenen Gedanken zu kommen, aber auch in Harmonie mit den eigenen Träumen, Wünschen und den im Unterbewußtsein gespeicherten Vorstellungen und Kräften.

Warum Meditieren?

Sicher ist es Ihnen auch schon einmal so ergangen: Sie haben nur eine Kleinigkeit getan, vielleicht ein Bild endlich aufgehängt, eine Blume betrachtet, einem Menschen zugelächelt ... und für einen Moment waren die Welt und das Leben in Ordnung. Sie haben gespürt, wie lebendig Sie sind und daß alles einen Sinn hat. In solchen Momenten geschieht nichts Außergewöhnliches mit Ihnen – Sie spüren nur, wie es ist, in Harmonie mit sich selbst zu sein. Die in diesem Buch vorgestellten Bildmeditationen ermöglichen es Ihnen, diesen Einklang von Gedanken und Gefühlen immer wieder bewußt zu erleben. Eine besondere Chance dazu haben Sie beim Fasten, wenn die Sinne sensibler sind, die Gefühle sich verstärkt melden und die Gedanken häufig an Klarheit gewinnen.

In Harmonie mit sich selbst sein

Wie ich mich auf selbständiges Fasten vorbereite

Soll ich meditieren?

Nur Gesunde dürfen meditieren!

Grundsätzlich kann jeder gesunde Erwachsene meditieren. Da Sie in der Meditation jedoch Kontakt mit Ihrem Unterbewußtsein aufnehmen – zu den Kräften Ihrer Seele –, kann es sein, daß Sie mit bisher unbewußten Wünschen oder Gefühlen konfrontiert werden. Nicht für jeden ist diese Begegnung mit sich selbst ohne begleitende Hilfe zu empfehlen:

Meditieren darf nicht:
- Wer auch nach dem Lesen dieser Einführung der Meditation gegenüber Vorbehalte hat,
- wer psychisch krank ist,
- wer in psychologischer, psychiatrischer oder psychotherapeutischer Behandlung steht (Ausnahme: Meditation unter therapeutischer Anleitung).

Auch wenn Sie zum ersten Mal fasten, Neuland im Umgang mit Ihrem Körper betreten und damit ausgefüllt sind, diese Erfahrung zu verwerten, sollten Sie die Anleitungen zur Meditation überspringen und zu einem anderen Zeitpunkt, vielleicht bei Ihrer nächsten Fastenerfahrung, wieder aufgreifen. Lesen Sie in diesem Fall weiter auf Seite 52.

Vielleicht aber erleben Sie das Fasten als einfach, haben es vielleicht auch schon häufiger durchgeführt und möchten die Fastenerfahrung ausdehnen, um Meditation bereichern? Dann finden Sie für jeden Tag des Fastenerlebens Anregungen zum Meditieren.

Meditieren bereichert das Fasten

Vielleicht haben Sie schon ein langes Ringen um Ihr Gewicht hinter sich und wissen, daß Gewichtsverlust allein Ihren Kampf nicht beendet? Dann können die meditativen Übungen Ihnen helfen, mehr über sich, Ihren Körper, Ihr Gewicht, den Umgang mit sich und der Nahrung zu erfahren und Wege zur Wandlung zu finden. Bereiten Sie sich in diesem Fall auf das Meditieren vor.

Vorbereitung auf die Meditation

Wir haben Ihnen in diesem Buch unter den Aspekten »Gewichtsprobleme« und »Stärkung des Selbstbewußtseins« Meditationsübungen ausgesucht, mit denen wir in Fastengruppen seit langem arbeiten. Sie sind auf das tägliche Erleben des Fastenden abgestimmt. Wenn Ihnen die beim Meditieren möglicherweise auftretenden Gefühle Unbehagen bereiten, sollten Sie die Meditationsübungen abbrechen und Hilfe bei einem Fachmann suchen.

Meditieren – wo und mit wem?
Die Übungen dieses Buches sind so aufgebaut, daß Sie sie allein durchführen können. Wichtig ist nur, daß Sie sich innerlich und äußerlich auf die Meditationsübungen vorbereiten. Nehmen Sie Ihre Übungen wichtig!

Wie ich mich auf selbständiges Fasten vorbereite

Der Ruheplatz

Sie brauchen für das Meditieren nicht eigens einen Raum einzurichten, aber suchen Sie sich einen Platz, an dem Sie sich gerne aufhalten. Sorgen Sie dafür, daß Sie dort für die Dauer der Übungen ungestört sind. Da Sie im Sitzen oder im Liegen meditieren, sollten Sie genügend Platz haben, um sich »auszubreiten«. Wenn Sie den Raum vorher gut durchlüften und ein wenig abdunkeln, haben Sie bereits optimale äußere Bedingungen für Ihre Meditation geschaffen.

Machen Sie es sich bequem

Die Kleidung

Sie brauchen sich nichts Besonderes zu kaufen. Achten Sie nur darauf, daß Sie sich in Ihrer Kleidung wohl fühlen und daß sie Sie nicht beengt. Lockern Sie ein wenig den Kragen und den Rock- oder Hosenbund. Legen Sie ab, was Sie stören könnte, wie Brille oder Uhr, und ziehen Sie die Schuhe aus. Wenn Sie leicht kalte Füße bekommen, sollten Sie sich Wollsocken anziehen.

So üben Sie richtig:

Machen Sie es sich bequem, und stellen Sie sich innerlich auf das Üben ein. Lesen Sie sich den Text der Übung jeweils aufmerksam durch. Scheuen Sie sich nicht, den Text so oft und so lange zu lesen, bis er Ihnen in seinem Sinn völlig vertraut ist. Schließen Sie die Augen, atmen Sie ein paar Mal tief durch, entspannen Sie sich, und beginnen Sie dann mit der Meditationsübung.

Entspannen Sie sich

Einstimmung auf die Meditation

Das Visualisieren

Um zu meditieren, müssen Sie keine schwierige Technik erlernen – Sie brauchen nur etwas bewußt zu tun, was Sie sonst unbewußt tun: Gedanken und Bilder, die aus Ihrem Inneren auftauchen, aufmerksam und ruhig zu betrachten.

Diese bewußte Projektion innerer Bilder in der Meditation wird »Visualisierung« genannt; sie ist eine Weiterentwicklung der Vorstellungskraft, die wir täglich nutzen, um uns Bilder zu machen – ein Bild vom idealen Partner, Bilder von einer neuen Wohnungseinrichtung, vom nächsten Urlaub.

Innere Bilder – Botschaften der Seele

Der Inhalt dieser Bilder ist nie Zufall – vielmehr kann der geübte Beobachter aus ihnen Schlüsse über die seelische, keinem von uns vollständig bewußte Situation eines Menschen ziehen. Wir haben den möglichen Symbolgehalt Ihrer Bilder im Anschluß an jede Meditationsübung aufgezeigt. Im Vergleich mit dem, woran Sie sich aus Ihren meditativen Szenen erinnern, kann Ihnen der interpretierende Text etwas über die Beweggründe Ihrer Seele verraten.

Wie ich mich auf selbständiges Fasten vorbereite

Wege zur Entspannung

Sicher haben viele von Ihnen eine höchst wirksame Methode entwickelt, um sich zu entspannen. Das kann eine monotone Tätigkeit sein wie Gartenarbeit oder Sport oder ein Hobby. Der Unterschied zur Entspannung, wie sie in der Meditation erreicht werden kann, besteht darin, daß Sie während der Meditation die Entspannung wahrnehmen und bewußt Kontakt zu Ihrem Unterbewußtsein aufnehmen.

Bewußt wahrnehmen

Die Fähigkeit, sich zu entspannen, ist von Mensch zu Mensch verschieden. So wie mancher in der Lage ist, sich im Urlaub vom ersten Tag an wohl zu fühlen, sich an den Strand zu legen und Sonne und Meeresrauschen zu genießen, so gibt es Menschen, die nicht so rasch zur Ruhe kommen. Sie wollen zunächst ihre Urlaubsumgebung erkunden, sie wollen alles Neue kennenlernen. Selbst wenn sie sich dazu zwingen, am Strand zu liegen, haben sie dabei den Kopf voller Gedanken und sind innerlich zu Hause oder im Büro.

Ihre ersten Meditationsversuche können ähnlich aussehen: Sie schließen zwar die Augen, aber schon fliegen Ihnen tausend Gedanken durch den Kopf, und von Entspannung sind Sie weit entfernt. Lassen Sie ihre Gedanken ruhig fliegen, aber leiten Sie sie ...

Entspannungsübung

Die Frage, ob Sie sich entspannen können oder nicht, wird in der Theorie nicht zu beantworten sein. Deswegen stellen wir Ihnen hier eine Entspannungsübung vor, mit der Sie sich testen können.

Vorbereitung: Machen Sie es sich an Ihrem Ruheplatz (→ Seite 49) bequem, lesen Sie den folgenden Text aufmerksam durch, wie auf Seite 49 beschrieben. Entspannen Sie sich, und beginnen Sie mit der Entspannungsübung.

> Übung: Versetzen Sie sich in Gedanken an einen Urlaubsort zurück, an dem es Ihnen besonders gut gefallen hat. Versuchen Sie die Landschaft möglichst genau vor Ihrem inneren Auge erscheinen zu lassen.

Wenn Sie die Landschaft deutlich vor Augen hatten, dann können Sie sich gut entspannen, und auch die Projektion innerer Bilder bereitet Ihnen keine Schwierigkeiten. Wenn Sie Schwierigkeiten hatten, die Landschaft vor Ihr inneres Auge zu holen, kann Ihnen ein einfacher Trick helfen, Kontakt zu Ihren inneren Bildern herzustellen:

Gebrauchen Sie Ihre Fantasie

Beschreiben Sie sich Ihre Landschaft selbst. Malen Sie sich aus, wie sie aussehen würde, wenn Sie sie sehen könnten. Sie gehören dann zu den Menschen, die zwar keine Bilder sehen, die aber genau wissen, wie sie aussehen würden. Wenn Sie länger mit dieser Technik arbeiten, werden sich auch bei Ihnen Bilder einstellen.

Wie ich mich auf selbständiges Fasten vorbereite

Die Entspannung abschließen

In der Meditation sinken Sie in einen Zustand zwischen Schlafen und Wachen. Nach Beendigung der Übung müssen Sie – ebenso wie Sie es jeden Morgen tun – darauf achten, ganz in Ihr übliches Wachbewußtsein zurückzukehren.

Eine erprobte Hilfe, um rasch wieder ins völlige Wachbewußtsein zu kommen, ist die Vorstellung, daß Sie aus der Entspannung wie auf einer Treppe nach oben gehen, bis Sie das Gefühl haben, »angekommen« zu sein. Sie können aber auch einfach das Bild, das Sie vor Augen haben, auflösen. Räkeln und strecken Sie sich dann langsam, atmen Sie tief durch, bis Sie sich munter fühlen und Ihr Kreislauf wieder in Schwung gekommen ist.

Den Kreislauf in Schwung bringen

Bildmeditation zur Probe: Huhn oder Löwe

Für Ihre Probe-Meditationsübung brauchen Sie nur einen Augenblick Zeit und die Bereitschaft, sich auf ein Gedankenspiel einzulassen.

»Spielerisch nachdenken«

> Übung: Lesen Sie den folgenden Text und fragen Sie sich dabei:
>
> - »Welches Tier entspricht mir?«
> - Stellen Sie sich dann das Eßverhalten verschiedener Tiere vor. Mit welchem Tier würden Sie sich im Eßverhalten vergleichen? (»Picke ich wie ein Huhn in der Nahrung herum?« – »Zermahle ich am liebsten Körner wie ein Pferd?« – »Schlage ich mir ruhig und stetig den Magen voll wie eine Kuh?« – »Spiele ich mit dem Essen wie ein Affe?«)
> - Fragen Sie sich: »Welches Tier ist meinem Erscheinungsbild und meinem Temperament am ähnlichsten?« (»Bin ich grazil und ständig »auf dem Sprung« wie eine Gazelle?« – »Verhalte ich mich ruhig und bedächtig wie ein Elefant?« – »Bin ich stark und einzelgängerisch wie ein Bär?« – »Bin ich fleißig und treu wie ein Biber?«)
> - Horchen Sie in sich hinein: »Wie fühlt sich dieses Tier?« (gefangen, geliebt, aggressiv, abgelehnt ...) Vielleicht finden Sie ein Tier, vielleicht auch zwei Tiere. Lassen Sie sich Zeit mit Ihrer Antwort, bis Sie sich Ihrer Wahl sicher sind.

Die inneren Bilder: Symbole der Seelenkräfte

Vielleicht haben Sie sich über das Thema Ihrer ersten Meditationsübung etwas gewundert, Sie fragen sich jetzt vielleicht, was das Ganze soll. Sicher aber sind Sie auch neugierig, den Sinn dieser Übung zu erfahren.

Unbewußt verbinden wir Menschen mit den verschiedenen Tiergestalten bestimmte Eigenschaften. So wie Herrscherhäuser ein Wappentier wählen, so wie Naturstämme unter dem Schutz ihres Totemtieres leben, so verkörpert jedes Tier, das Sie eben gewählt haben, Eigenschaften, die Sie besitzen. Es ist ein Symbol für Sie selbst.

Tiere als Symbol für Eigenschaften

Wie ich mich auf selbständiges Fasten vorbereite

Was haben Tiersymbole mit Ihrem Gewicht zu tun?
Fasten Sie, um sich etwas Gutes zu tun? Oder fasten Sie aus Ärger auf Ihre überflüssigen Pfunde, aus Kummer über Ihre Figur oder aus Zorn über Ihr unkontrolliertes Eßverhalten? Wenn Sie aus solchen Gründen abnehmen wollen, gehen Sie mit sich selbst ähnlich um wie mit einem wilden, fremden Tier.

Unbewußtes wird bewußt

Es gibt vermutlich Seiten an Ihnen, die sie nicht mögen oder die Sie gar fürchten. Weil Sie nicht wissen, wie Sie mit ihnen umgehen sollen, versuchen Sie, es sich möglichst leicht zu machen, indem Sie diese Seiten verdrängen und unterdrücken. Aber es ist eine alte Weisheit, daß alles, was unterdrückt wird, besonders stark auf sich aufmerksam macht – zum Beispiel, indem es sich in unkontrolliertem Eßverhalten äußert.

Wenn Sie Ihr wahres Tier »getroffen« haben, werden Sie einen Moment der Befreiung gespürt haben. Nehmen Sie das Tier an, loben Sie es in Gedanken, füttern und streicheln Sie es. Versuchen Sie zu begreifen, was es Ihnen sagen will. Die Begegnung mit diesem Tier, seine Pflege und liebevolle »Erziehung«, die Fürsorge, die Sie für dieses Wesen übernehmen, wird Sie zu einem liebevolleren Umgang mit Ihrer eigenen Gefühlswelt führen.

Der Tag davor

Die Fastenwoche ist eine Zeit, in der Sie in einem wichtigen Bereich aus dem normalen Alltagsablauf herausgenommen sind: Sie nehmen an den täglichen Mahlzeiten nicht teil, und Sie sind innerlich mit sich selbst beschäftigt. Das heißt, Sie haben größeren Abstand als sonst zu Ihrer Umgebung und zu den Menschen – auch zu Ihren Angehörigen. Das macht Sie in großem Maße unabhängig von gewohnten Verhaltensweisen – vielleicht befreit es Sie auch von Zwängen. Unterstützen Sie dieses Gefühl, von äußeren Einflüssen unabhängig zu sein, auch dadurch, daß Sie alles vorbereiten, was Sie zum Fasten brauchen.

Befreit sein von Zwängen

Der Einkauf für die Fastenzeit
Ein wesentlicher Grund für den Einkauf vor dem Fasten ist natürlich der, daß Sie beim Einkaufen eher in Versuchung geraten, sich etwas zu kaufen, was Sie später im Fasten sehr verlockend finden. Doch wenn Sie es dann essen, ist das Fasten gebrochen – und all Ihre bisherige Willenskraft war umsonst aufgebracht. Sorgen Sie also bitte dafür, daß Sie alle Lebensmittel und Gegenstände, die wir Ihnen in den Einkaufslisten zusammengestellt haben, am Vorabend des Entlastungstages, des ersten Tages Ihrer Fastenwoche, im Haus haben.

- Tip: Die meisten Geschäfte verkaufen Lebensmittel nur in bestimmten Einheitsgrößen, zum Beispiel Getreide zu 500 g oder 1 kg, darum kann Ihnen etwas übrigbleiben. Wenn Sie sich aber nach den Aufbautagen langsam auf eine vollwertige Ernährung umstellen möchten, berötigen Sie das Übriggebliebene sowieso. Sollten Sie nicht selber eine Getreidemühle besitzen, kaufen Sie gleich fertig geschrotetes Getreide oder Getreideflocken. Übriggebliebenes Gemüse wird kleingeschnitten, blanchiert und eingefroren.

Wie ich mich auf selbständiges Fasten vorbereite

Einkaufsliste für den Entlastungstag
Je nachdem, ob Sie Ihren Entlastungstag mit Obst, Rohkost oder Reis machen
(→ Seite 61), müssen Sie folgendes besorgen:

Der Einkaufs-
zettel

Verkaufseinheit	Nahrungsmittel
	Für den Obsttag:
Stück / 1000 g	1,5 kg verschiedene Früchte
	Für den Rohkosttag:
Stück / 1000 g	ca. 500 g Obst
Stück / 1000 g	ca. 500 g Gemüse
Stück	2 verschiedene Salate
	Für den Reistag:
500 g / 1000 g	100 g Naturreis
Stück / 1000 g	2 Tomaten
Stück / 1000 g	2 Äpfel oder
Glas 500 g	Apfelmus ohne Zucker

Zusätzlich:
3 Flaschen kohlensäurearmes Mineralwasser; verschiedene Sorten Kräuter- und
Früchtetees (→ Seite 158) nach Ihrem Geschmack; milder Schwarztee oder Ginseng-
tee, wenn Sie zu niedrigem Blutdruck neigen.

Für die Darmreinigung:
40 g Glaubersalz aus der Apotheke
30 g Bittersalz oder F.X. Passage-Salz, wenn Sie sich nicht zu einem Einlauf
entschließen können.

Wie ich mich auf selbständiges Fasten vorbereite

Einkaufsliste für die fünf Fastentage
Für die fünf Fastentage müssen Sie, je nachdem, ob Sie die Fastenbrühe selber kochen wollen oder mit Gemüsesäften fasten, folgendes besorgen:

Besser heute
schon besorgen

Verkaufseinheit	Nahrungsmittel
	Für morgens und nachmittags:
	Verschiedene Kräuter- und Früchtetees, circa
25 / 50 Beutel	25 Beutel oder entsprechende Menge offenen Tees
Netz	5 Zitronen
250 g / 500 g	1 Glas Honig
	Für die Fastenbrühen:
2500 g	Kartoffeln
1000 g	Möhren
Stück, ca. 200–400 g	Lauch
Stück	Petersilienwurzel
Stück, ca. 200–400 g	Knollensellerie
Stück / 1000 g	Tomaten
75 g / 150 g	Tomatenmark (Tube)
150 g	Salzlose Hefepaste (Vitam R)
150 ml	Cenovis flüssig
8 Stück für je 1/2 l Brühe	Gemüsebrühe in Würfeln
125 g	Hefeflocken
250 g	Meersalz
1 Knolle	Frischer Knoblauch
Tütchen	Oregano und Kümmel
	Petersilie, Basilikum, Liebstöckel, Schnittlauch (frisch im Topf oder tiefgekühlt)
	Falls Sie mit Gemüsesäften fasten:
0,7 l oder 5 x 0,33 l	1,5 l Gemüsesaft nach Ihrer Wahl
	Für zwischendurch:
12 x 0,7 l	15 Flaschen kohlensäurearmes Mineralwasser
	Für abends:
0,7 l / 1 l	1,5 l Obstsaft nach Ihrer Wahl
	Falls Sie einen empfindlichen Magen haben:
500 g	Haferflocken
250 g	oder Leinsamen
500 g / 1000 g	eventuell Naturreis
	für Schleimsuppen, die Sie anstelle der Gemüsebrühe oder des Fruchtsaftes zu sich nehmen können.

Wie ich mich auf selbständiges Fasten vorbereite

Was Sie außerdem benötigen

- Einlaufgefäß, -beutel (Irrigator) mit Schlauch und 20 cm langem Darmrohr (sollte in keinem Haushalt fehlen),
- Handtuch aus Leinen,
- Hautöl und Trockenbürste für die Haut,
- Wärmflasche,
- Sportzeug, Regenschutz, warme Kleidung
- Malutensilien.

Bereitlegen

Darauf sollten Sie achten: Wärmere Kleidung als sonst kann von Nutzen sein, viele Menschen frieren im Fasten leichter als sonst. Ihre Unterwäsche werden Sie häufiger wechseln müssen als sonst. Fasten bedeutet immer entschlacken, und die Haut ist unser wichtigstes Ausscheidungsorgan.

Das Einkaufen für die Aufbautage verschieben Sie auf den letzten Fastentag. Es macht Spaß, an diesem Tag einzukaufen, und erhöht die Vorfreude auf den ersten Essenstag (»Einkaufsliste für den ersten und zweiten Aufbautag«, → Seite 117).

Reinen Tisch machen

Verabredungen absagen

Erledigen Sie alle lästigen Arbeiten und noch ausstehenden Verpflichtungen. Essen und trinken Sie wie sonst auch. Nicht noch einmal »richtig den Bauch vollschlagen« – warum auch? Oder haben Sie vielleicht Angst? – Verschenken Sie die restlichen Essensvorräte – oder sorgen Sie dafür, daß sie gut verschlossen sind (den Schlüssel Bekannten zur Aufbewahrung geben).

Das Fastenprotokoll

Es lohnt sich, den Fastenverlauf genau festzuhalten. Notieren Sie täglich alles über Ihren Speiseplan, die »Müllabfuhr«, Ihren körperlichen und seelischen Zustand, Ihre körperliche und seelische Aktivität. Machen Sie also ein Fastenprotokoll. Schreiben Sie dazu auf, was Sie an kleineren oder größeren Beschwerden vor Beginn Ihrer Fastenwoche plagt – notieren Sie, was nach Ihrer Fastenzeit davon geblieben ist. Wir werden dann nach der Fastenzeit Bilanz ziehen, was Ihnen die Fastenwoche eingebracht hat. So kann ein Fastenprotokoll aussehen:

Wie ich mich auf selbständiges Fasten vorbereite

Fastenprotokoll

Fastentag	Gewicht	Urinfarbe	Trinkmenge	Darm- entleerung	Bewegung
Entlastungstag					
1					
2					
3					
4					
5					
6					
7					
1. Aufbautag					
2. Aufbautag					
3. Aufbautag					

Meine Bilanz

Name _____ Datum _____

Befinden/ Leistung	Seelische Stimmung	Gelungene Verzichte	Beschwerden

(Muster zum Kopieren: für jedes neue Fasten verwendbar)

Der Entlastungstag 60
Was Sie heute tun sollten 60
Thema des Tages:
    Umschalten von Essen auf Fasten 60
Essensvorschläge für den Entlastungstag 61
    Reistag 61
    Obsttag 61
    Frischkosttag 61
    Kartoffeltag 61
    Fischtag (beispielsweise Freitag) 61
Der Trinktag 62
    Teetag 62
    Safttag 62
    Molketag 62
    Meditatives 62

Der erste Fastentag 62
Was Sie heute tun sollten 62
Thema des Tages: Darmreinigung 62
Wie Sie Hungerreste bekämpfen 64
Das dürfen Sie zu sich nehmen 64
Rezepte 65
    Kartoffelbrühe 65
    Karottenbrühe 66
    Selleriebrühe 66
    Tomatenbrühe 67
    Haferschleim 67
    Reisschleim 68
    Leinsamenschleim 68
Meditatives 68

Der zweite Fastentag 69
Was Sie heute tun sollten 69
Thema des Tages: Ausscheidung 69
Wie Sie kleinen Krisen begegnen 69
Tips für den zweiten Fastentag 70
Meditatives 70

Der dritte Fastentag 70
Was Sie heute tun sollten 70
Thema des Tages:
    Wie leistungsfähig bin ich? 71
Tips für den dritten Fastentag 71
    Wenn Sie frieren 71
    Schwierigkeiten beim Einschlafen 71
Meditatives 71

Der vierte Fastentag 72
Was Sie heute tun sollten 72
Thema des Tages: Gefühle zulassen 72
Tips für den vierten Fastentag 72
Meditatives 73

Der fünfte Fastentag 73
Was Sie heute tun sollten 73
Thema des Tages: Wie geht es weiter? 73
    Wenn Sie weiterfasten 74
    Wenn Sie das Fasten beenden wollen 74
Meditatives 74

Praktische Tips für die Fastentage 75
Wie ich den Tagesablauf gestalte 75
    Das Aufstehen am Morgen 75
    Wie es Kneipp gelehrt hat 75
    Fünf Minuten Morgengymnastik 75

Die Fastenwoche für Gesunde

So überwinden Sie die Morgenschwäche 75
Morgengang 76
Dreimal täglich ruhen 76
Loslassen – entspannen 76
Warmhalten 77
Die Fastennacht 77
Vorbereitung auf die Nacht 77
Wenn der Schlaf gestört ist 78
Tips für das Fasten im beruflichen Alltag 79
Was ich mir zumuten kann 79
Was kann im Fasten anders sein? 81
Wie ich mich fühle 81
   Fastenflauten 81
   Fastenkrisen 82
Wie ich die Selbstreinigung des Körpers
   unterstütze 83
   Ausscheidung über den Darm 83
   Ausscheidung durch den Urin 84
   Was über die Haut weggeht 84
   Durch die Lunge Stoffwechselreste
    ausatmen 85
   Selbstreinigung durch die Schleimhäute der
    »oberen Luftwege« 85
   Selbstreinigung über die Scheide 85
   Ausscheidung über den Mund 85
Wie Sie »Bedrückendes« loswerden 85
Wie ich Versuchungen überwinde 86
Wie kann der Partner helfen? 87
Die Fastenapotheke 87

Die Gewichtsabnahme 90
Der wirkliche Gewichtsverlust 92
Ihre persönliche Gewichtsbilanz 93
Machen Sie sich eine feste Wiegeregel 93

Meditatives in der Fastenzeit 94
Meditation am Entlastungstag 94
   Bildmeditation: Erholungsort 94
   Die inneren Bilder –
    was sie bedeuten können 94
   Bildmeditation: Das Lebensgefühl ändern 95
Meditation zum ersten Fastentag 96
   Bildmeditation: Eßfantasie 96
   Bildmeditation: »Nahrung« 97
Meditation zum zweiten Fastentag 97
   Über Ihr Selbstbild 98
   Bildmeditation: So sehe ich mich 98
   Die beiden Bilder –
    was sie bedeuten können 99
   Bildmeditation: Zuwendung 100
Meditation zum dritten Fastentag 101
   Bildmeditation: Mein Körperbild 101
   Die inneren Bilder –
    was sie bedeuten können 102
   Bildmeditation: Die neue Erscheinung 103
   Der Trick mit dem Klebebild 103
   Zunehmen? – Abnehmen? 104
Meditation zum vierten Fastentag 104
   Bildmeditation: Ich mag mich 104
   Das innere Erlebnis –
    was es bedeuten kann 105
   Über den Selbstwert 105
   Bildmeditation: Ich bin wertvoll
    und liebenswert 106
   Warum esse ich eigentlich soviel? 107
Meditation zum fünften Fastentag 108
   Bildmeditation: Strahlen Sie 108
   Die Bedeutung der Übung:
    Selbstheilungskräfte stärken 108
   Bildmeditation: Farben wählen 109
   Die Farben – was sie bedeuten können 109

Der Entlastungstag

Sie werden sehen, daß dieser erste Tag gar nicht schwierig ist für Sie. Sie können heute etwas Leichtes essen oder – etwas strenger – einen »Obsttag« einlegen. Möglichkeiten zur Gestaltung haben wir Ihnen auf Seite 61 zusammengestellt. Entlasten heißt zuerst diätetisch entlasten: also wenig und einfach essen! So, daß Sie gerade eben satt werden. Zu jedem Essen einen Eßlöffel Leinsamen einnehmen – am besten mit Joghurt oder Apfelmus. Der Leinsamen quillt auf und bindet mit seinem feinen Schleim Schmutz und Giftstoffe im Darm.

Der erste Schritt ins Fasten

Entlasten heißt auch: seelische Last abwerfen, Hektik abbauen, Spannung loslassen, zu sich kommen. Eine einfache, aber aufschlußreiche Meditationsübung kann Ihnen dabei behilflich sein. Sie wird Sie mit einer Landschaft bekannt machen, in der Sie sich jederzeit – auch nach dem Fasten – erholen können.

Wenn Sie im Urlaub fasten, sollten Sie den Entlastungstag nutzen, um erst einmal »anzukommen«, es sich gemütlich zu machen, bummeln zu gehen oder zu schlafen, sofern Sie müde sind. Der Einstieg ins Fasten gelingt Ihnen nach solch einem Entspannungstag ungleich besser, als wenn Sie Ihren streßgeplagten Körper »von jetzt auf gleich« zum Umschalten bewegen wollen.

Was Sie heute tun sollten

Gestalten Sie den Tag im Sinne einer richtig durchgeführten Fastenwoche (»Fahrplan durch die Fastenwoche«, → Vorsatz).

- Wenig essen! Dazu reichlich Rohkost oder Obst. Günstig: Dreimal 1 Eßlöffel Leinsamen – am besten mit Joghurt oder Apfelmus – essen. Durch diese Quellstoffe werden Schmutz- und Giftstoffe des Darms gebunden.
- Rezepte (→ Seite 61).

Zigaretten- und Alkohol-Stop!

- Abschied von Zigaretten, Alkohol, Kaffee und Süßigkeiten. Bitte ohne Torschlußpanik – nüchtern und bestimmt: »Ade, ihr Lieben – bis nächste Woche!«
- Beschäftigen Sie sich mit dem Thema des Tages (→ unten).
- Nutzen Sie das heutige Meditadionsangebot (→ Seite 62).
- Lesen Sie, was Sie noch vom Fasten wissen wollen (zum Beispiel → Seite 75), oder nehmen Sie Kontakt mit fastenerfahrenen Menschen auf.
- Beginnen Sie schon heute Ihr Fastenprotokoll (→ Seite 56).

Thema des Tages: Umschalten von Essen auf Fasten

Die innere Umschaltung von Essen auf Fasten hat schon begonnen. Ein paar Gedanken am Abend helfen Ihnen:

- Ich habe mich zum Fasten entschlossen; ich weiß, daß ich es kann.
- Der Alltagstrubel liegt hinter mir.
- Ich habe endlich Zeit für mich.
- Hier bin ich geborgen, hier fühle ich mich wohl.
- Alles, was ich brauche, ist da: ein warmes Zuhause, ein paar Säfte, Wasser – und die gut gefüllte Speisekammer in mir selbst.
- Ich bin neugierig, wohin die Reise geht – ich bin voller Vertrauen, daß es eine gute Reise wird. Die Natur führt mich, auf sie kann ich mich verlassen.

Die Fastenwoche für Gesunde

Entlastungstag
auch ohne
Fasten

Ist für Sie aus beruflichen Gründen eine Fastenwoche ungünstig, schalten Sie einfach nur einen Entlastungstag ein. Suchen Sie sich aus unseren Vorschlägen jenen aus, der Ihnen entgegenkommt und für Sie am ehesten zu verwirklichen ist.

Essensvorschläge für den Entlastungstag

Reistag
Morgens 1 Apfel oder 1 Grapefruit.
Für mittags und abends 100 g Reis, am besten Naturreis, in 0,2 l Wasser ohne Salz dünsten.
Mittags die Hälfte davon mit 2 gedünsteten Tomaten, gewürzt mit Kräutern.
Abends die zweite Hälfte als Reis-Obst-Salat oder mit Apfelmus (ohne Zucker).

Obsttag
3 Pfund Obst verschiedener Art, auf drei Mahlzeiten verteilt. Gut kauen! Oder machen Sie mal einen Melonentag, im Frühsommer einen Erdbeertag oder einen Traubentag im Herbst.

Frischkosttag
Morgens Obst, Obstsalat oder ein kleines Birchermüsli.
Mittags Rohkostplatte (→ Seite 198) und Kartoffeln in der Schale.
Abends kleine Rohkostplatte mit einigen Nüssen und Rosinen.

Milchtag
1 l Milch oder Buttermilch, eventuell mit Fruchtsaft »würzen« – in 5 Portionen aufteilen. Eine andere Form: 5mal die gleiche Menge Joghurt oder Dickmilch (mit ungesüßtem Sanddornsaft).

Kartoffeltag
Morgens 1 Stück Obst.
Mittags 300 g Kartoffeln in der Schale, gewürzt mit Kümmel und Majoran, ohne Salz, mit 2 Tomaten, 1 kleine Salatgurke oder Blattsalat. Eventuell 50 g Hüttenkäse.
Abends 300 g Backkartoffeln (ohne Fett) mit 2 frischen Tomaten und Zwiebelringen. Eventuell 50 g Magerquark.

Wählen
Sie selbst

Fischtag (beispielsweise Freitag)
Morgens 1 Stück Obst.
Mittags 200 g Fisch, gegrillt oder gedünstet, mit 150 g Gemüse, Salat oder Kartoffeln.
Abends dasselbe wie mittags, immer ohne Salz, Fett, Zucker oder Mehl, gewürzt mit Zitrone und Kräutern.
• Getränke für alle Entlastungstage → Seite 64.

Der Trinktag

Trinktage sind
Fastentage

Die strengere Form eines Entlastungstages ist die eines Trinktages. Während Sie an den übrigen Entlastungstagen etwa 800 Kilokalorien (3344 Kilojoule) zu sich nehmen, sind es an einem Trinktag nur 0 bis 200 Kilokalorien (840 Kilojoule). Ein Trinktag ist schon ein richtiger Fastentag.

Teetag
5mal 2 bis 3 Tassen Tee nach eigener Wahl (→ Seite 158).

Safttag
1 l Obst- oder Gemüsesaft, mit 1/2 l Wasser oder Mineralwasser vermischen, auf 5 Mahlzeiten aufteilen, schluckweise trinken.

Molketag
1,5 l Molke (Reformhaus) in 5 Mahlzeiten aufteilen, schluckweise trinken.

Meditatives

Hat Sie das Gedankenspiel mit den Tieren neugierig gemacht auf diese bildhafte Form der Selbsterfahrung? Könnten Sie Unterstützung bei der »Einstimmung« auf die Fastentage gebrauchen? Ein Hilfsmittel zur Entspannung? Dann nützen Sie die erste Meditationsübung (→ Seite 94).

Der erste Fastentag

Verwöhnen
Sie sich

Heute beginnt das Fasten. Erleichtern Sie sich den Einstieg in die kommenden Tage, indem Sie es sich heute besonders gutgehen lassen. Verwöhnen Sie sich ruhig einmal; machen Sie es sich, wenn möglich, an einem stillen Plätzchen mit einem Buch und einer Wärmflasche gemütlich.

Was Sie heute tun sollten

* Gestalten Sie den Tag im Sinne einer richtig durchgeführten Fastenwoche (»Fahrplan durch die Fastenwoche« Vorsatz).
* Blättern Sie in den praktischen Tips (→ Seite 75) – vielleicht ist der richtige für heute dabei.
* Rezepte (→ Seite 65).
* Beschäftigen Sie sich intensiv mit dem Thema des Tages (→ unten).
* Führen Sie Ihr Fastenprotokoll (→ Seite 56).
* Nutzen Sie das heutige Meditationsangebot (→ Seite 96).
* Gesundheitliche Probleme? (Fastenapotheke → Seite 87).

Thema des Tages: Darmreinigung

Für Ihren Körper ist eine gründliche Darmreinigung das »Startsignal« fürs Fasten, so gelingt der Einstieg ins Fasten erfahrungsgemäß am besten. Deshalb sollten Sie heute den Darm gründlich entleeren. Das ist bei Menschen, deren Stuhlgang

Die Fastenwoche für Gesunde

normalerweise gut funktioniert, unproblematisch und bedarf nur kleiner Hilfen: 1 Glas ($1/8$ Liter) Sauerkrautsaft, Molke oder Buttermilch, morgens getrunken, fördert die Darmentleerung. Sorgen Sie auch im Fasten für den täglichen Stuhlgang. Siebzig Prozent aller Bundesbürger jedoch neigen zu Verstopfung; wenn auch Sie dazu gehören, brauchen Sie unbedingt mehr.

»Glaubern« Folgende Methoden der Darmentleerung haben sich im Fasten bewährt: Wer Übergewicht hat oder an Verstopfung leidet, sollte 40 g Glaubersalz in $3/4$ Liter warmem Wasser auflösen (Normalgewichtige 30 g in einem halben Liter Wasser) und innerhalb von 15 Minuten trinken. Zur Geschmacksverbesserung geben Sie einige Spritzer Zitronensaft dazu. Trinken Sie vorher, zwischendurch und hinterher Pfefferminztee, um den Salzgeschmack zu vertreiben. Statt Glaubersalz kann beispielsweise auch »F.X.-Passage-Salz« verwendet werden (5 Teelöffel auf $1/4$ Liter Wasser).

> Innerhalb der nächsten ein bis drei Stunden erfolgen mehrere durchfallartige Entleerungen. Sie können gelegentlich bis zum Nachmittag anhalten. Bleiben Sie deshalb in der Nähe einer Toilette.

Einlauf Wenn Sie magen- oder darmempfindlich sind und zu Leibweh neigen, sollten Sie Glaubersalz besser meiden. Das gilt auch für hagere, schlanke Menschen. Machen Sie statt dessen einen Einlauf. Er hilft zum Einstieg ins Fasten ebenso gut.

> Wichtig: Sollte es ein wenig Bauchkneifen geben – ins Bett legen, Wärmflasche auf den Leib. Achten Sie darauf, daß Ihre Füße warm sind – auch hier hilft eine Wärmflasche. Durst stillen Sie mit reichlich Pfefferminztee oder Wasser.

Frauen, die regelmäßig morgens die Pille nehmen, sollten die Pilleneinnahme bis drei Stunden nach dem »Glaubern« verschieben. Diese Vorsichtsmaßnahme ist notwendig, weil es durch die Wirkung des Glaubersalzes vorzeitig zu einer Magenentleerung kommen kann. Bei der Anwendung des Einlaufs ist eine Verschiebung der Pilleneinnahme nicht nötig.

> Mit der gründlichen Darmreinigung beginnt das Fasten.

Der Hunger verschwindet Der Körper schaltet von »Aufnahme« auf »Ausscheidung« um. Die innere Ernährung beginnt, der Hunger verschwindet. Sie leben jetzt aus sich selbst. An diesem Tag bleiben Sie besser daheim. Legen Sie sich hin, wenn Ihnen danach zumute ist, lesen Sie, faulenzen Sie! Machen Sie am Nachmittag vielleicht einen Spaziergang, muten Sie sich aber keine großen Anstrengungen zu. Nehmen Sie heute keine heißen Bäder, und gehen Sie nicht in die Sauna.

Die Fastenwoche für Gesunde

Wie Sie Hungerreste bekämpfen

Wenn Sie schon einmal eine Reduktionsdiät gemacht haben, kennen Sie wahrscheinlich das nagende Gefühl des Hungers. Es ist bei Diäten eine häufige Erscheinung, denn der Körper arbeitet weiterhin auf seinem gewöhnlichen Energieprogramm (Energieprogramm I, → Seite 11), bekommt aber weniger Kalorien, als er für seinen Tagesbedarf bräuchte. Erst nachdem Sie auf sein Signal (Hunger) nur mit Wasser oder Tee reagiert haben, greift er auf seine Energiereserven zurück.

Wasser gegen Hunger

Beim Fasten ist das anders: Nachdem Sie dem Körper mit einer gründlichen Darmreinigung (→ Seite 62) das eindeutige Startsignal zum Fasten gegeben haben, schaltet Ihr Organismus auf das Energieprogramm II um und ernährt sich aus seinen Reserven problemlos selbst (→ Seite 13). Sie können das Fasten im festen Vertrauen darauf beginnen, daß Ihr Körper in den kommenden Tagen genau weiß, was er zu tun hat, um Sie gesund und leistungsfähig zu halten.

Versuchen Sie, sich mit dem folgenden Gedanken anzufreunden: Jedes Gramm Fett an Ihnen ist ein Stück Nahrung in der großen Speisekammer Ihres Körpers. Sie können sich darauf verlassen, daß Ihr Organismus, der diese Vorräte angelegt hat, auch weiß, wie er an sie herankommt.

Genießen Sie!

Das dürfen Sie zu sich nehmen

Da Sie auch in den Fastentagen täglich eine warme Gemüsebrühe zu sich nehmen, sollten Sie versuchen, jede Mahlzeit zu genießen. Bereiten Sie die Gerichte heute und an den folgenden Fastentagen liebevoll zu, setzen Sie sich dann in Ruhe an den einladend gedeckten Tisch, und essen Sie mit Freude. Kauen Sie jeden Bissen etwa 35mal (auch flüssige Nahrung sollte gründlich eingespeichelt werden), entspannen Sie sich dabei, genießen Sie, was Sie zu sich nehmen.

Morgens: 2 Tassen Kräutertee (Kamille, Malve, Rosmarin oder Melisse) oder milden Schwarztee mit Zitrone, auch Ginseng-Tee, eventuell $1/2$ Teelöffel Honig in den Tee.
Zwischendurch: Reichlich Wasser oder Mineralwasser, gelegentlich 1 Zitronenschnitz aussaugen.
Mittags: $1/4$ l Gemüsebrühe, selbst zubereitet in 4 Varianten (Rezepte: → Seite 65) oder Gemüsefrischsaft, zu $1/4$ l mit Wasser aufgefüllt oder Gemüsesaft aus der Flasche, mit Wasser stark verdünnt, nach Wahl kalt oder heiß.
Nachmittags: 2 Tassen Früchtetee (Hagebutte, Fenchel oder Apfelschalen) oder milden Schwarztee (nicht nach 16 Uhr) mit Zitrone, eventuell $1/2$ Teelöffel Honig, soweit gewünscht.
Abends: $1/4$ l Obstsaft nach Geschmack, mit Mineralwasser verdünnt, nach Wahl kalt oder heiß, oder Gemüsesaft oder heiße Gemüsebrühe (wie mittags).

Die Fastenwoche für Gesunde

Basenreiche Fastengetränke

Fastengetränke liefern Vitamine und Mineralstoffe sowie leicht aufschließbare Kohlenhydrate. Ihr Basenreichtum – auch der von Kräutertees – gleicht die Tendenz zur Übersäuerung des Fastenblutes und des Urins (Fastenacidose) aus. Dies ist nötig, wenn beim Abbau von Fett Fettsäuren und beim Abbau von überalterten Zellen Harnsäure entstehen. Auch viele andere Stoffwechselzwischenprodukte reagieren sauer. Ein gesunder Mensch hat dafür eine ausreichend große »Alkali- oder Basenreserve«, die jede vorübergehende Übersäuerung ausgleicht. Der besondere Vorzug des Buchinger-Fastens (→ Seite 19) besteht nun darin, daß alle verwendeten Fastengetränke basisch reagieren und damit die »Alkalireserve« verstärken. Dazu gehört auch die stark saure Zitrone, die den Urin alkalisch macht, weil Fruchtsäuren im Organismus in Basen/Alkalien umgewandelt werden. Zusätzlich Wasser oder Mineralwasser nach Durstgefühl trinken – eher über den Durst hinaus als zu wenig. Wasser ist ein wichtiges Lösungs- und »Spülmittel« für den entgiftenden Körper. Gemüse- und Obstsäfte sind zu konzentriert; man verdünnt sie deshalb mit Wasser. Wer sie nicht gut verträgt, rührt einen Teelöffel Leinsamen hinein; die feinen Schleimstoffe des Leinsamens binden Frucht- und Gemüsesäuren.

Schleimfasten

Magenempfindliche fasten vorzüglich mit Hafer-, Reis- oder Leinsamenschleim (→ Seite 67). Bei Magenbeschwerden hilft schon ein Schluck dünnflüssiger Schleim, ganz gleich, ob nachts oder morgens früh (eine Thermosflasche empfiehlt sich zum Warmhalten).

Rezepte

Kartoffelbrühe
Zutaten für 4 Portionen:

1 l Wasser
250 Gramm Kartoffeln
1/2 Stange Lauch
etwas Petersilienwurzel
1/4 Knolle Sellerie
je 1/2 Teelöffel Kümmel und Majoran
1 Prise Meersalz
etwas Vitam-R oder Cenovis flüssig oder gekörnte »Gemüsebrühe«
1 Prise frisch gemahlene Muskatnuß
2 Teelöffel Hefeflocken
4 Teelöffel frisch gehackte Petersilie

Rezepte für die Gemüsebrühe

Die Kartoffeln und das Gemüse gut waschen, ungeschält kleinschneiden. Das Wasser zum Kochen bringen, die Kartoffeln und das Gemüse zufügen und darin zugedeckt 10 bis 20 Minuten garkochen (Kochzeit im Dampfdrucktopf 5 bis 7 Minuten). Die Suppe vom Herd nehmen und durchseihen. Die Brühe mit den Gewürzen abschmecken, die Hefeflocken und die Petersilie darüberstreuen.

• **Tip:** Sie können die Brühe auch mit Dill, Basilikum oder Liebstöckel würzen.

Die Fastenwoche für Gesunde

Karottenbrühe
Zutaten für 4 Portionen:

1 l Wasser
250 Gramm Karotten
1/2 Stange Lauch
etwas Petersilienwurzel und Sellerie
1 Prise Meersalz
etwas Vitam R oder Cenovis flüssig oder gekörnte »Gemüsebrühe«
1 Prise frisch gemahlene Muskatnuß
2 Teelöffel Hefeflocken
4 Teelöffel frisch gehackte Petersilie

Das Gemüse gut waschen, ungeschält kleinschneiden. Das Wasser zum Kochen bringen, das Gemüse zufügen und darin 10 bis 20 Minuten garkochen (Kochzeit im Dampfdrucktopf 5 bis 7 Minuten). Die Suppe vom Herd nehmen und durchseihen. Die Brühe mit den Gewürzen abschmecken, die Hefeflocken und die Petersilie darüberstreuen.

Würzen nicht vergessen

Selleriebrühe
Zutaten für 4 Portionen:

1 l Wasser
250 Gramm Sellerieknolle
etwas Lauch und Karotte
1/2 Teelöffel Majoran
1 Prise Meersalz
etwas Vitam-R oder Cenovis flüssig oder gekörnte »Gemüsebrühe«
1 Prise frisch gemahlene Muskatnuß
2 Teelöffel Hefeflocken
4 Teelöffel frisch gehackte Petersilie

Das Gemüse gut waschen, ungeschält kleinschneiden. Das Wasser zum Kochen bringen, das Gemüse zufügen und darin 10 bis 20 Minuten garkochen (Kochzeit im Dampfdrucktopf 5 bis 7 Minuten). Die Suppe vom Herd nehmen und durchseihen. Die Brühe mit den Gewürzen abschmecken, die Hefeflocken und die Petersilie darüberstreuen.

• **Tip:** Sie können die Brühe auch mit Basilikum oder Liebstöckel würzen.

Die Fastenwoche für Gesunde

Tomatenbrühe
Zutaten für 4 Portionen

1 l Wasser
500 Gramm Tomaten
1 Knoblauchzehe
etwas Lauch, Sellerie, Karotte
1 Prise Meersalz
etwas Vitam R oder Cenovis flüssig oder gekörnte »Gemüsebrühe«
1 Prise frisch gemahlene Muskatnuß
2 Teelöffel Hefeflocken
2 Teelöffel Oregano oder Majoran

Die Tomaten gut waschen, von den Stielansätzen befreien und würfeln. Die Knoblauchzehe schälen und ebenfalls kleinschneiden. Das restliche Gemüse gut waschen, ungeschält kleinschneiden. Das Wasser zum Kochen bringen, die Tomaten, die Knoblauchzehe und das Gemüse zufügen und darin 10 bis 20 Minuten garkochen (Kochzeit im Dampfdrucktopf 5 bis 7 Minuten). Die Suppe vom Herd nehmen, durchseihen. Die Brühe mit den Gewürzen abschmecken, die Hefeflocken darüberstreuen.

- **Tip:** Je nach Geschmack können Sie die Brühe mit Tomatenmark und frischem Basilikum würzen.

Für Magen-
empfindliche

Haferschleim

1/2 l Wasser
3 Eßlöffel Haferflocken

Die Haferflocken im Wasser zum Kochen bringen, 5 Minuten kochen und vom Herd nehmen. Die Masse durch ein Sieb streichen. Den Schleim schluckweise trinken.

- **Tip:** Je nach Geschmack können Sie den Haferschleim mit wenig Salz, Hefeextrakt, Honig, Gemüse- oder Obstsaft würzen.

- Hinweis: Wenn Sie eine Getreidemühle besitzen, können Sie für Hafer- und Reisschleim den Hafer oder den Reis ganz fein mahlen. Bringen Sie das Feinmehl mit dem Wasser unter ständigem Umrühren zum Kochen. In diesem Fall nur 2 Minuten köcheln lassen!

Die Fastenwoche für Gesunde

Reisschleim

¹/₂ l Wasser
3 Eßlöffel Reis

Den Reis mit dem Wasser zum Kochen bringen, 20 Minuten (je nach Sorte) weichkochen lassen, vom Herd nehmen. Die Masse durch ein Sieb streichen, den Schleim schluckweise trinken.

- **Tip:** Je nach Geschmack können Sie den Reisschleim mit wenig Salz, Hefeextrakt, Honig, Gemüse- oder Obstsaft würzen.

Schnell zubereitet

Leinsamenschleim

¹/₂ l Wasser
15 bis 20 Gramm Linusit

Das Linusit im Wasser zum Kochen bringen, 5 Minuten kochen lassen, vom Herd nehmen (Sie nehmen am besten ein hohes Gefäß, weil Linusit beim Kochen überschäumt). Das Gefäß einige Minuten stehenlassen, danach den Schleim abschöpfen und schluckweise trinken.

- **Tip:** Je nach Geschmack können Sie den Leinsamenschleim mit wenig Salz, Hefeextrakt, Honig, Gemüse- oder Obstsaft würzen.

Meditatives

Erholung in der eigenen Landschaft

Fällt Ihnen der erste Fastentag leicht? Haben Sie nur das Bedürfnis nach Ruhe? Dann genießen Sie doch die Erholungslandschaft, die Sie gestern kennengelernt haben, vertiefen Sie den Kontakt, und gewinnen Sie Vertrautheit mit dieser Ebene. Sie können auch weiterhin diesen Kontakt zu Ihrer Seele in die Fastentage einbeziehen.

Viele Menschen beschäftigen sich jedoch am ersten Fastentag in Gedanken noch stark mit dem Essen – die nichtgenossenen Lebensmittel plagen sie jetzt in ihrer Fantasie.

Vielleicht ist Ihnen sogar ein wenig bang vor Ihrem Entschluß, fünf Tage lang zu fasten. Wir möchten Ihnen in der heutigen Meditationsübung einen Weg zeigen, diese Gedanken und Empfindungen zuzulassen und auf neue Art und Weise damit umzugehen (→ Seite 96).

Die Fastenwoche für Gesunde

Der zweite Fastentag

Beim Aufwachen strecken, dehnen, rekeln, den Tag gemächlich beginnen. Ein Gang durch den frischen Morgen bringt den Kreislauf in Schwung, zwei Tassen Tee füllen ihn auf.

Für manchen Faster mag heute ein Tag der kleinen Krisen sein: Gerade Menschen, die stark übergewichtig sind oder »normalerweise« häufig ans Essen denken, können sich heute unruhig und kribbelig fühlen. Gedanken über Sinn und Zweck des Fastens können auftauchen.

Sie wissen, daß Sie fasten können

Brechen Sie das Fasten nicht ab! Der vergangene Tag hat Ihnen bewiesen, daß Sie fasten können. Machen Sie weiter, aber setzen Sie sich intensiv mit den beiden Themen des heutigen Tages auseinander: den Mechanismen der Ausscheidung und Ihrem Körperbild.

Was Sie heute tun sollten

- Gestalten Sie den Tag im Sinne einer richtig durchgeführten Fastenwoche (Fahrplan durch die Fastenwoche, → Vorsatz).
- Lesen Sie in den praktischen Tips (→ Seite 75).
- Rezepte (→ Seite 65).
- Beschäftigen Sie sich mit dem Thema des Tages (→ Seite unten).
- Nutzen Sie das heutige Meditationsangebot (→ Seite 97).
- Ergänzen Sie Ihr Fastenprotokoll.
- Gesundheitliche Probleme? (Fastenapotheke → Seite 87).

Thema des Tages: Ausscheidung

Hilfe bei Körper- …

Da die Haut unser größtes und wichtigstes Ausscheidungsorgan ist, wird Ihr Körpergeruch ausgesprochen intensiv. Baden, duschen oder waschen Sie sich häufig, bürsten Sie die Haut morgens, und ölen Sie sie anschließend mit einem guten, pflanzlichen Körperöl ein, das die Poren nicht verstopft und einem Austrocknen der Haut vorbeugt. Ihre Wäsche sollten Sie täglich wechseln.

Freuen Sie sich über die Selbstreinigung des Körpers, denn sie wird Ihnen eine zartere und schönere Haut schenken.

…und Mundgeruch

Auch über die Mundschleimhäute wird Überflüssiges ausgeschieden: Sie bekommen einen graugelben oder braunen Belag auf der Zunge; der Geschmack im Mund und der Mundgeruch werden übel. Gebrauchen Sie Ihre Zahnbürste heute häufiger als sonst, und bürsten Sie auch die Zunge. Saugen Sie Zitronenschnitze aus, kauen Sie Kalmuswurzel oder frische Kräuter, oder nehmen Sie zwei- bis dreimal täglich einen Teelöffel Luvos Heilerde mit etwas Wasser ein. Das alles bessert den Geschmack im Mund und vertreibt den Mundgeruch.

Wie Sie kleinen Krisen begegnen

An diesem zweiten Fastentag finden gelegentlich noch Umschaltvorgänge statt. So kann es Hungerreste geben – 1/2 Glas Wasser vertreibt sie (keine Appetitzügler!). Der übliche Blutdruckabfall könnte noch nicht ganz abgefangen sein. Ein flaues Gefühl oder gelegentlicher Schwindel sind harmlos und gehen rasch vorüber.

Die Fastenwoche für Gesunde

Spazierengehen an frischer Luft, kaltes Wasser mit den Händen mehrmals ins Gesicht schwemmen – beides hilft schnell. Notfalls kurz hinlegen.

Hilfen bei Schmerzen

Kopf-, Glieder- und Kreuzschmerzen treten nicht selten zu Beginn einer Fastenwoche auf; die Entwässerung verspannter, verschlackter Muskeln kann Schmerzen, Ziehen oder Unruhe hervorrufen. Feuchtheiße Packungen, beispielsweise ein Säckchen mit zerdrückten Pellkartoffeln auf Nacken, Kreuzbein oder Gelenk, helfen rasch. Auch eine kalte Prießnitz-Auflage (→ Seite 78) wird Erleichterung bringen. Der Einlauf (→ Seite 83) und ein »ansteigendes Fußbad« (→ Seite 77) sind ebenfalls wichtige Hilfen.

Manche Menschen bekommen heute einen seelischen Kater, andere wieder werden von Zweifeln befallen, ob Sie sich nicht doch zuviel zugemutet haben. Kater und Zweifel sind wie weggeblasen, wenn Sie das tun, was Ihnen in solchen Situationen am besten hilft. Zwingen Sie sich zu nichts – aber lassen Sie sich auch nicht zu sehr in Ihre Sorgen hineinfallen.

Tips für den zweiten Fastentag

- Machen Sie am zweiten Fastentag sicherheitshalber noch einen großen Bogen um Restaurants und Lebensmittelläden! Trinken Sie mindestens so viel Wasser, wie der Durst verlangt.
- Sollten Sie noch mit wirklich quälendem Hunger zu kämpfen haben, führen Sie morgens noch einmal gründlich ab mit einem knappen Eßlöffel Glauber- oder Bittersalz, aufgelöst in einem großen Glas warmen Wassers, oder trinken Sie einige Schlucke Buttermilch. Auch der bewährte Einlauf hilft.

Meditatives

Frühjahrsputz bei den Gefühlen

Manche Menschen würden beim Thema »Ausscheidung« am liebsten auch eine große Ladung negativer Gefühle sich selbst gegenüber mit hinausschwemmen, einen »neuen Menschen« aus sich machen.

Wenn Sie gerne einen Frühjahrsputz mit Ihrem Selbstbild vornehmen möchten, dann nützen Sie die heutigen Übungen im Meditationsteil (→ Seite 97).

Der dritte Fastentag

Sie werden wahrscheinlich feststellen, daß Sie sich heute körperlich leichter fühlen als gewöhnlich. Vielleicht sind Sie auch innerlich wie von einer Last befreit, denn die

Körperliche Reinigungsprozesse

Reinigungsprozesse – körperlich wie seelisch – haben begonnen. Sie erleben, wie lückenlos die Innensteuerung funktioniert, wie komplikationslos sich der Körper auf diese neue Lebensform eingestellt hat. Sie können jetzt – wie ein normal ernährter Mensch – alles tun, was Sie gerne machen.

Was Sie heute tun sollten

- Gestalten Sie den Tag im Sinne einer richtig durchgeführten Fastenwoche (»Fahrplan durch die Fastenwoche« → Vorsatz).
- Einlauf (→ Seite 83). Heute ist der erste Einlauf fällig, denn am dritten und fünften Fastentag ist eine Darmreinigung nötig. Der Darm arbeitet meist nicht von

selbst und wenn, dann oft ungenügend. Wer mit Verstopfung oder Magen-Darm-Störungen zu tun hat, fastet besser und beschwerdefreier mit täglichen Einläufen.

- Blättern Sie in den praktischen Tips (→ Seite 75) – vielleicht ist der richtige für Sie dabei.
- Rezepte (→ Seite 65).
- Beschäftigen Sie sich intensiv mit dem Thema des Tages (→ unten).
- Nutzen Sie das heutige Meditationsangebot (→ Seite 101).
- Fastenprotokoll fortführen. Was sagt es Ihnen bisher aus?
- Gesundheitliche Probleme? (Fastenapotheke → Seite 87).

Thema des Tages: Wie leistungsfähig bin ich?

Ihr Körper ist im Fasten im allgemeinen nicht leistungsfähiger als sonst, selbst wenn Sie ein für Sie ungewohnt leichtes Körpergefühl erleben sollten. Deshalb: Zu kurzfristiger Höchstleistung (Sprints) sind Sie jetzt nicht fähig, dafür ist Ihre Dauerleistungsfähigkeit recht gut, wenn auch noch nicht so wie in den nächsten Fastentagen. Spaziergänge, Gymnastik, Schwimmen, Radfahren, aber auch Gartenarbeiten werden Ihnen so leicht fallen wie sonst. Nur muten Sie sich heute bitte nicht zuviel zu.

Dauerleistungen sind möglich

Tips für den dritten Fastentag

Wenn Sie frieren

Während Sie fasten, frieren Sie leichter als gewohnt. Es kann auch sein, daß Sie am Abend nicht einschlafen können, weil Ihnen kalt ist. Wenn Sie spüren, daß Sie frieren oder zu frösteln beginnen, wird Ihnen mit einer Tasse Tee, einer Wärmflasche oder einem ansteigenden Fußbad (Praktische Tips für die Fastentage → Seite 77) schnell wieder warm.

Schwierigkeiten beim Einschlafen

Es kann sein, daß Sie im Fasten schlechter einschlafen können als sonst. Wenn Ihnen zu viele Gedanken durch den Kopf gehen, so versuchen Sie einmal etwas vielleicht ganz Ungewohntes. Stehen Sie auf, nehmen Sie Schreibzeug zur Hand und schreiben Sie alles auf, was Ihnen einfällt (Sie können das Schreibzeug natürlich auch mit ins Bett nehmen). Haben Sie keine Angst, daß Sie so um Ihren Schlaf kommen könnten: Im Fasten brauchen Sie mehr Ruhe, aber weniger Schlaf als sonst. Auch ein Buch kann Ihnen das Warten auf den Schlaf erleichtern (→ Seite 78).

So helfen Sie sich selbst

Meditatives

Viele Menschen haben schon mehrere Versuche hinter sich, über Diäten, vielleicht auch über das Fasten ihre Figur zu ändern, schlanker zu werden, und haben anschließend immer wieder zugenommen. Das bewußte Bemühen abzunehmen schlägt über unbewußte Handlungen ins Zunehmen um. Wenn Sie diesen Kreislauf durchbrechen wollen, nutzen Sie die heutigen Übungen (→ Seite 101).

Der vierte Fastentag

Heute ist die Situation des Fastens für Sie schon fast »alltäglich«. Morgens Tautreten, dann ins Bett zurück. Fünf Minuten Teppichgymnastik, Trockenbürsten, Wechselduschen, eine Tasse heißen Tee. Dies ist ein Tag zum Bäume-Ausreißen. Werden Sie aktiv, treiben Sie den gewohnten Sport, aber planen Sie anschließend Entspannung im Liegen ein. Das gleiche gilt für Vollbad oder Sauna, die Sie heute gut vertragen werden.

Der Tag zum Bäume-Ausreißen

Was Sie heute tun sollten

- Gestalten Sie den Tag im Sinne einer richtig durchgeführten Fastenwoche (Fahrplan durch die Fastenwoche → Vorsatz).
- Blättern Sie in den praktischen Tips (→ Seite 75) – vielleicht ist der richtige für heute dabei.
- Rezepte (→ Seite 65).
- Beschäftigen Sie sich mit dem Thema des Tages (→ unten).
- Nutzen Sie das heutige Meditationsangebot (→ Seite 104).
- Fastenprotokoll nachtragen und vergleichen (→ Seite 56).
- Gesundheitliche Probleme? Fastenapotheke (→ Seite 87).

Thema des Tages: Gefühle zulassen

Vielleicht stellen Sie heute fest, daß sich Ihre Stimmung verändert: Aggression, Launenhaftigkeit oder Trauer sind »plötzlich« in Ihnen und machen Ihnen zu schaffen. Unterdrücken Sie diese Empfindungen nicht, beschäftigen Sie sich mit ihnen – es ist höchste Zeit!

Kein Mensch ist immer ausgeglichen, auch die »negativen« Gefühle gehören zu uns: Trauer ist lebenswichtig, und ohne Aggressionen würde uns eine Lebenskraft fehlen. Wenn Sie Gefühle ständig in sich hineinfressen, kann es sein, daß Sie mit dem Essen genauso umgehen und deshalb manchmal alles in sich hineinessen, was Kühlschrank und Vorratslager zu bieten haben.

Gefühle sind lebenswichtig

Sollten Sie während des Fastens unter den Gefühlen leiden, die sich da so unvorbereitet melden, können Sie sich auf einfache Weise helfen: Bewegung, Duschen, ein warmer Wickel, aber auch ein Schläfchen können Sie wieder mit sich selbst versöhnen. Ganz ähnliches gilt für die körperliche Flaute. Sie ist zwar am vierten Fastentag selten, kann Sie aber an jedem Fastentag überraschen. Lesen Sie in diesem Fall Seite 81.

Tips für den vierten Fastentag

Sollten Sie heute Hunger bekommen – was vor allem dann der Fall sein kann, wenn Sie schlank sind –, dann trinken Sie im Laufe des Tages ein Glas Buttermilch in kleinen Schlucken: Das wird Ihnen guttun.

Hunger?

Die Fastenwoche für Gesunde

Meditatives

Wollen Sie sich tiefer greifend mit den Gefühlen beschäftigen, wollen Sie lernen, wie Sie sich selber als guter Freund oder gute Freundin durch seelische Tiefen hindurchhelfen können, dann probieren Sie die Übung im Meditationsteil (→ Seite 104).

Der fünfte Fastentag

Noch 24 Stunden und Sie haben ein für Sie wichtiges Ziel erreicht: Sie haben fünf Tage lang ungewöhnliche Verzichte leisten können. War das vorher zu vermuten?

Erfolge nicht in ‚funden messen

Schauen Sie nicht zu genau auf die Waage; der Gewichtsverlust ist schwankend (→ Seite 90) und heute noch nicht ausschlaggebend. Was Sie an den vergangenen Tagen an sich selbst entdeckt haben, ist viel wichtiger als die Frage, ob Sie ein Pfund mehr oder weniger abgenommen haben.

Was Sie heute tun sollten

- Den Morgen positiv gestalten: Kurzer Kaltreiz, dann ins Bett zurück; was hat sich bewährt (→ Seite 75)? Die Kunst des Aufstehens üben.
- Gestalten Sie den Tag im Sinne einer richtig durchgeführten Fastenwoche (»Fahrplan durch die Fastenwoche«, → Vorsatz).
- Heute ist der zweite Einlauf fällig. Sie werden ihn befreiend und unkompliziert empfinden, sobald er Ihnen vertraut geworden ist (→ Seite 83). Wichtig allein ist, daß sich der Darm regelmäßig, wenigstens jeden zweiten Tag, entleeren kann. Dies ist die beste Garantie dafür, daß Ihr Fasten beschwerdefrei verläuft. Andere Formen des Abführens (→ Seite 63) sind zwar einfacher, aber weniger zuverlässig. Die Salze haben den Nachteil, daß das Ende der Darmentleerung nicht so eindeutig abgesehen werden kann wie beim Einlauf.
- Blättern Sie in den praktischen Tips (→ Seite 75) – vielleicht ist der richtige für heute dabei.
- Einkauf für die Aufbautage (→ Seite 116)
- Beschäftigen Sie sich mit dem Thema des Tages (→ unten).
- Informieren Sie sich über die Aufbautage (»Vorbereitung auf die Aufbautage«, → Seite 112)
- Nehmen Sie sich Zeit für die heutige Meditation (→ Seite 108).
- Tragen Sie auch heute ins Fastenprotokoll ein, was Sie beobachtet haben, und ziehen Sie eine vorläufige Bilanz: Was ist in den vergangenen fünf Tagen geschehen? Was will ich ändern? Vergleichen Sie mit Ihren früher formulierten Zielen (→ Seite 55).
- Gesundheitliche Probleme? Fastenapotheke (→ Seite 87).

Thema des Tages: Wie geht es weiter?

Weiterfasten?

»Schon ans Essen denken, wieso eigentlich? Ich könnte jetzt so weiterfasten!« Ja, das könnten Sie auch. Wenn es Ihnen heute blendend geht, möchten Sie diesen Zustand natürlich verlängern. Es besteht auch kein Zweifel, daß Ihr Körper noch genügend Vorrat in seiner Speisekammer hat. Dennoch sollten Sie jetzt die Fasten-

Die Fastenwoche für Gesunde

woche richtig beenden, sofern Sie nicht schon zu den Erfahrenen gehören. Wir möchten erinnern, daß sich dieses Buch an Gesunde richtet. Es kann bei der Frage »weiterfasten?« nicht um ein verlängertes Fasten im Sinne des Heilfastens gehen.

Einen fasten-erfahrenen Arzt fragen!

Dies ist mit Risiken belastet, die vom Fastenarzt verantwortet werden müssen. Nur für den erfahrenen Faster kann gelten: Fasten Sie so lange weiter, wie Sie sich wohlfühlen, das Fasten als förderlich empfinden und noch Gewichtsreserven haben – wenn also alle Voraussetzungen für selbständiges Fasten (→ Seite 34) gegeben sind. Ein wichtiges Zeichen dafür ist die gewohnte und gleichbleibende Leistungsfähigkeit, besser noch: eine steigende. Informieren Sie sich gegebenenfalls noch einmal, und entscheiden Sie sich heute.

Wenn Sie weiterfasten
Eine zweite Fastenwoche wird Sie nicht vor neue Probleme stellen. Von der dritten Fastenwoche an kann eine zusätzliche Vitamin- und Mineralstoffversorgung nötig sein, da die Speicherung dieser Nährstoffe weniger lange vorhält. Nehmen Sie in diesem Fall dreimal täglich einen Teelöffel eines Vitamin-B-Konzentrats (zum Beispiel PK7) und dreimal einen Teelöffel eines Mineralsalzgemisches (zum Beispiel Basica).

Vitamin- und Mineralstoff-gaben

Sorgen Sie ansonsten weiterhin für Vitamin-C-reiche Obstsäfte. Empfehlenswert ist auch täglich eine Vitamin-Brausetablette (Multibionta oder Completovit).
Möchten Sie auch in der verlängerten Fastenzeit meditieren, dann wiederholen und vertiefen Sie die Meditationsübungen, die Sie am meisten berührt haben. Sie werden sehen, daß Sie sie dieses Mal völlig neu erleben.

Wenn Sie das Fasten beenden wollen
Fasten können Sie jetzt, aber ob Sie richtig essen können? George Bernhard Shaw, englischer Schriftsteller mit Fastenerfahrung, sagte es drastisch: »Every fool can fast, but only a wise man can break fast« (Jeder Dumme kann fasten, aber nur ein Weiser kann das Fasten richtig abbrechen). Diese Bewährungsprobe steht Ihnen also noch bevor! Doch seien Sie getrost: Der Kostaufbau wird ebenso erlebnisreich sein wie das Fasten.

Zeit für den Aufbau

Für den Kostaufbau müssen Sie etwas Zeit einkalkulieren; mindestens ein Viertel, besser noch ein Drittel der Fastendauer:
• für fünf Tage Fasten zwei Tage Kostaufbau
• für zehn Tage Fasten also drei Tage Kostaufbau
• für achtzehn Tage Fasten sechs Tage Kostaufbau.
Informieren Sie sich schon heute über die Besonderheiten der Aufbautage (»Vorbereitung auf die Aufbautage«, → Seite 112).

Meditatives
Nach diesen Fastentagen werden Sie sich sicher leichter, vitaler und gesünder fühlen, bereit, der Welt mit Freude zu begegnen. Wenn Sie Ihre positiven Gefühle ausdehnen wollen, Ihre ganze Seele damit füllen und Ihre Selbstheilungskräfte stärken möchten, dann wenden Sie sich auch den nächsten Meditationsübungen zu (→ Seite 108).

Die Fastenwoche für Gesunde

Praktische Tips für die Fastentage

Auch wenn Sie ein geübter Faster sind, sollten Sie die folgenden Anleitungen lesen. Sie rufen Ihnen ins Gedächtnis zurück, was Sie wissen müssen, um das Fasten in der bestmöglichen Weise anzugehen, denn jedes Fasten ist anders.

Wie ich den Tagesablauf gestalte

Das Aufstehen am Morgen
Der Kreislauf und die Muskeln des Fastenden funktionieren zwar normal, aber nicht ganz so schnell wie sonst. Wer morgens unvermittelt aus dem Bett springt, kann sich mit Schwindel, Schwarzwerden vor den Augen, Schwäche und Übelkeit bald wieder im Bett liegend finden. Machen Sie es anders:

Den Kreislauf anregen
- Noch im Bett: rekeln, strecken, dehnen, gähnen, so wie Hunde und Katzen es tun.
- Zunächst auf den Bettrand setzen, dann erst aufstehen.
- Kaltes Wasser ins Gesicht.
- Ruhigen Gang durch die frische Morgenluft, durch die Nase atmen.

Wie es Kneipp gelehrt hat
Für jeden, der etwas mehr für sich tun möchte oder einen zu niedrigen Blutdruck hat, drei Morgentips:

Wasserreize helfen
- Den ganzen Körper von oben bis unten kalt abwaschen oder kalt duschen und danach – unabgetrocknet – rasch wieder ins Bett.
- Oder nach einer heißen Dusche Arm- und Gesichtsguß mit kaltem Wasser – bei den Fingerspitzen beginnend bis zum Ellenbogen, dann drei Hände voll Wasser ins Gesicht.
- Oder $1/2$ Minute Tau- beziehungsweise Schneelaufen und für zehn Minuten wieder ins Bett zurück; das prickelnde Warmwerden genießen.

Fünf Minuten Morgengymnastik
Kein Leistungsturnen, sondern:
- die müden Glieder aufwecken,
- alle Muskeln dehnen,
- die steifen Gelenke lockern,
- die starre Wirbelsäule zurechtpendeln,
- den lahmen Kreislauf ankurbeln
- und dabei das Gemüt vielleicht mit Musik aufhellen lassen,
- kurz: spielerisch, locker, wie zum Spaß.

So überwinden Sie die Morgenschwäche
- Luftbad bei geöffnetem Fenster
- Massieren Sie den ganzen Körper, beginnend an Finger- und Zehenspitzen, mit einem derben Frottierhandtuch, einer nicht zu weichen Badebürste oder einem Bürstenhandschuh kräftig durch, bis Sie sich wohlig warm fühlen. Das Ganze dauert fünf bis zehn Minuten. Danach ist der Kreislauf angeregt und stabil.

Bürsten

Die Fastenwoche für Gesunde

- Ölen Sie sich nach jedem Baden und Bürsten gut mit einem pflanzlichen Öl ein, es wird von der Haut so schnell aufgenommen, daß Sie um Ihre Kleidung nicht zu fürchten brauchen.

Wie die Morgenschwäche ist auch die im Fasten häufige Anlaufschwäche auf diese Weise aktiv überwindbar.

Morgengang

Spazierengehen

Wer das Glück hat, in ruhiger, offener Landschaft oder in der Nähe eines Parks zu wohnen, gehe jeden Morgen bewußt in den Tag hinein – meditativ – es braucht nicht mehr als eine Viertelstunde.

- Fünf Minuten – schweigend – den eigenen Körper »besiedeln«, bewußt gehen: Füße abrollen, den Boden spüren; Waden, Knie, Hüften und Becken in ihrer Bewegung wahrnehmen; Rücken und Schultern prüfen, ob sie mitgehen oder steif sind; die Arme mitschwingen lassen; die Hände mal in die Hüften stützen oder in den Nacken legen: Wie verändert das mein Gehen? Mal schlendern, mal straff vorwärtsschreiten: Wie fühle ich mich? Welche Bedürfnisse entstehen?
- Fünf Minuten – noch schweigend – die Umwelt wahrnehmen: sehen – hören – riechen – die Morgenluft genießen – schauen – lauschen – in sich aufnehmen – tasten. Eine Beziehung zur unmittelbaren Umgebung aufbauen.
- Fünf Minuten – das Schweigen brechend – sich äußern, sich mitteilen: summen – singen – schwatzen – ein Gespräch beginnen. Kontakt zu anderen suchen. Sollten Sie noch Zeit haben: Welche Bedürfnisse haben Sie jetzt? Sprechen – weitergehen – laufen – joggen? Oder zurück ins Bett – noch einmal hinlegen und zehn Minuten weiterschlafen? In den Tag hineingehen: »Zur Sache kommen ...«

Dreimal täglich ruhen

Mit Hilfe des Wechsels zwischen Spannung und Entspannung, zwischen Bewegung und Ruhen erreichen Sie am schnellsten körperliches Wohlbefinden. Nach jeder Anstrengung, nach jedem Bad, jeder Sauna oder Massage und nach jeder sonstigen Anwendung soll man ruhen! Nicht lesen, sondern die Augen schließen – ausatmen – ausruhen. Dem Körper Zeit lassen für seine Stoffwechselarbeit:

Mittagsruhe – Leberpackung

Er baut ab, baut um und baut auf. Dazu braucht er Ruhe. Auf jeden Fall hinlegen zur Mittagsruhe! Dabei ist es gut, eine flachgefüllte Wärmflasche auf den Leib zu legen. Noch besser ist eine feuchtheiße Leibauflage, die sogenannte Leberpackung. Sie unterstützt die Leber in ihrer wichtigen Entgiftungsarbeit. Durch das Liegen allein wird die Leber um vierzig Prozent mehr durchblutet.

Zum Ruhen können das Bett, die Couch, der weiche Teppich oder eine Wiese dienen. Wichtig ist allein, daß Sie ruhen, liegen, entspannen und warm sind.

Loslassen – entspannen

Wer gelernt hat, loszulassen und zu entspannen, wird jede Schwierigkeit schneller überwinden. Im Fasten ist der Körper von Natur aus entspannungsbereit. Das ist die Zeit, in der man mit Hilfe des autogenen Trainings, des Yoga, der Atemschulung,

Die Fastenwoche für Gesunde

lösender Gymnastik oder anderer Methoden die Kunst des Entspannens und der Konzentration auf den eigenen Körper vorzüglich lernen kann. Auf Seite 260 finden Sie unter »Bücher zum Nachschlagen« auch Titel, die Ihnen bei diesem Thema Anleitung und Hilfe geben können.

Warmhalten
Wundern Sie sich nicht, wenn Sie im Fasten häufiger kalte Hände und Füße haben. Der »innere Ofen« kann zwar sowohl aus Nahrung wie aus Fettdepots gleich viel Wärme produzieren, aber er stellt sich im Fasten auf Sparschaltung ein. Es ist, als wenn er mit den Körperreserven haushalten müßte. So können Sie sich helfen:
- Kleidung luftig, aber warm.
- Bevorzugen Sie natürliche, wärmende und saugfähige Stoffe wie Baumwolle, Batist und Wolle; tragen Sie keine Kunstfasern.
- Nehmen Sie Schuhe mit Kork- oder Lederbrandsohlen; im Sommer luftige Sandalen oder Holzschuhe.
- Bewegung schafft Wärme.
- Warme Getränke werden angenehmer empfunden als kalte.
- Heiße Leberpackung (→ Seite 76) täglich mittags oder abends.
- Die Wärmflasche kommt an die Füße, so oft sie kalt sind.
- Ein warmes Fußbad (in Eimer oder Plastikwanne durchführen).

Wer friert oder sogar richtig durchgefroren ist, braucht mehr: ein ansteigendes Fußbad, der beste Erkältungsschutz. Lauwarmes Wasser – nicht heißes – wadenhoch in den Eimer füllen, Füße hinein. Heißes Wasser so oft zugießen, daß die Füße immer neue Wärme bekommen. Nach 15 bis 20 Minuten ist der ganze Körper mit Wärme aufgeladen. Zum Abschluß Füße kurz kalt duschen oder abwaschen. Warm anziehen oder ins Bett steigen.
Beim Baden oder Schwimmen kühlt der fastende Körper schneller aus als sonst. Kürzen Sie Ihre Schwimmzeiten etwas ab, danach gründlich Aufwärmen.

Die Fastennacht
»So Ihr fastet, werdet Ihr wachen. Murret nicht, nützet die Zeit.« – so lautet ein alter Spruch. Glücklicherweise ist nicht einmal die Hälfte der Faster nachts häufiger wach als sonst. Die meisten schlafen tief und fest, allerdings nicht so lange wie sonst.
Mancher Faster kann sein Ein- oder Durchschlafen verbessern. Dafür ein paar einfache Tips:

Vorbereitung auf die Nacht
Abschalten, bewußt entspannen, den Tag ausklingen lassen! Nicht unmittelbar vor dem Schlafengehen auf- oder anregende Fernsehsendungen anschauen. Lieber noch einen kleinen Spaziergang machen, geruhsam im Sessel sitzend ein Buch lesen, das Ihnen Spaß macht; Musik hören, die Sie lieben – also etwas tun, von dem Sie wissen, daß es Ihnen Entspannung bringt. Alle aufgenommenen Bilder wirken im Schlaf weiter, auch wenn das nicht bewußt wird.

Alles was warm macht

Fußbad gegen Erkältung

Richtig Feierabend machen

Die Fastenwoche für Gesunde

Tips für die Nacht

Den Kopf entlasten. Die Blutfülle nach geistiger Arbeit oder auch nach einer erregten Diskussion kann man abfließen lassen:
- durch einen abendlichen Spaziergang an frischer Luft;
- durch Wassertreten in der Badewanne – kalt, wadenhoch;
- durch ein ansteigendes Fußbad (→ Seite 77);
- durch ein paar Liegestützen oder Kniebeugen; jede körperliche Betätigung leitet die Blutfülle vom Kopf in die Muskeln.

»Kalte Füße schlafen nicht gern.« Wie Sie sich rasch helfen können, lesen Sie unter »Warmhalten« (→ Seite 77).

»Geschlossene Fenster rufen Nachtgespenster.« Sauerstoffmangel verursacht schlechte Träume. Deshalb: Heizung abdrehen, bei weit geöffneten Fenstern schlafen. Wenn Ihnen kalt wird, das Fenster nicht schließen, sondern lieber noch eine Decke auf das Bett packen.

Schlafmittel? Schmerzmittel? Weglassen, was sich irgendwie weglassen läßt. Allenfalls legen Sie das gewohnte Mittel auf dem Nachttisch bereit. Wenn Sie sich quälen, nehmen Sie es, versuchen Sie jedoch vorher alles, was auf natürliche Weise den Schlaf fördert.

Wenn der Schlaf gestört ist

Der Schlaf kann gestört sein durch Mißbehagen, durch Bauchbeschwerden und durch Unruhe. Sie können sich schnell helfen, wenn Sie folgendes beachten:
- Ein voller Bauch denkt nicht nur ungern, er schläft auch nicht gut. Sogar im Fasten kann es Völlegefühle durch Gase und Mißbehagen durch Verkrampfungen geben, vor allem aber in der Nachfastenzeit.

Prießnitz-Leibauflage

Hier hilft am besten eine Prießnitz-Leibauflage:
Ein Leinenhandtuch zu einem Drittel in kaltes Wasser tauchen, auswringen und so zusammenlegen, daß es eine nasse und zwei trockene Schichten gibt. Die naß-kalte Seite kommt auf den Leib, ein zusammengeschlagenes, trockenes Frottiertuch wird darübergelegt. Der Bund der Schlafanzughose hält alles zusammen. In kurzer Zeit wird die Auflage wohlig warm.
- Wer sich schlaflos hin und her wälzt, wen die Unruhe aus dem Bett treibt, der wasche sich von oben bis unten kalt ab – mit dem Waschlappen, nicht duschen – und lege sich unabgetrocknet wieder ins Bett. Er wird erstaunt sein, wie rasch und gut dieses einfache Mittel wirkt.
- Der Schlaf kann im Fasten oberflächlicher und kürzer werden. Wenn Sie also zur ungewohnten Zeit erwachen, ärgern Sie sich nicht, sondern nehmen Sie die Tatsache des Wachseins an.

Weniger Schlaf ist normal

- »Nützet die Zeit.« Genießen Sie die Stille der Nacht oder des dämmernden Morgens. Nehmen Sie es an, wenn Gedanken über Ihre Familie oder über Ihren Beruf kommen. Sträuben Sie sich nicht, auch einmal über sich selbst nachzudenken. Legen Sie sich einen Zettel und einen Bleistift bereit, schreiben Sie sich auf, was Ihnen einfällt. Viele Menschen haben gerade in solchen Fastennächten den Weg zu sich selbst oder den Schlüssel für langgesuchte Problemlösungen gefunden.

Die Fastenwoche für Gesunde

- Warum nicht ein bißchen lesen? Wie oft läßt uns der Alltag keine Zeit zum Lesen. Am nächsten Morgen werden Sie entdecken, daß Sie nicht einmal müde sind.

Nur wer wache Stunden nicht annehmen kann und sich über das Wachliegen ärgert, ist morgens unausgeschlafen. Man weiß, daß der Faster mit fünf bis sechs Stunden Schlaf auskommt, vor allem dann, wenn er am Tag die empfohlenen Ruhezeiten einhält.

Tips für das Fasten im beruflichen Alltag

- Nehmen Sie sich mehr Zeit als sonst: für die Morgentoilette und die Morgengymnastik – also früher aufstehen.
- Nehmen Sie sich mehr Zeit für den Weg zur Arbeit. Nicht hetzen!
Das Auto daheim lassen und mit Straßenbahn oder Bus fahren. Eine Station vorher aussteigen, den Rest des Weges gehen. Statt des Lifts die Treppe benutzen – Bewegungstraining und viel frische Luft sind wichtig. Nutzen Sie die Mittagspause für einen Spaziergang an der frischen Luft oder für ein Schläfchen im Sessel oder auf dem Teppich.
- Denken Sie an den veränderten Körper- und Mundgeruch: Den Mund häufig mit klarem Wasser und einem Spritzer Mundwasser spülen; Pfefferminz ohne Zucker oder Kalmuswurzel nehmen.
- Nach Feierabend bewußt in Ihre persönliche Atmosphäre eintauchen und alles tun, was andere im Urlaub tun. Zeitig zu Bett gehen. Wimmeln Sie Besucher, Neugierige und Einladungen ab.
- Treffen Sie sich regelmäßig mit Ihren Mitfastern, oder tauschen Sie am Telefon Ihre Fastenerfahrungen aus.

Viel Bewegung in frischer Luft

Was ich mir zumuten kann

Wieviel ein Fastender zu leisten vermag, hängt nicht so sehr vom Fasten ab, sondern von der Leistungsfähigkeit, die er auch sonst besitzt. Es steht ihm eine volle Energieversorgung von innen zur Verfügung; er kann nahezu alles tun, was er auch sonst tun würde. Probieren Sie es aus!

Der ältere Mensch wird vorwiegend spazierengehen. Der Behinderte wird das tun, was er tun kann. Ein nicht regelmäßig Sport treibender Mensch ist durchaus in der Lage, seinen Garten umzugraben, wenn das nicht hektisch, sondern rhythmisch und gemächlich geschieht.

Es gibt jedoch – was den Krafteinsatz anbelangt – kleine Unterschiede, die man kennen muß:

Alles, was einen schnellen Krafteinsatz fordert – die Treppe hinaufspringen, die abfahrende Bahn zu erreichen suchen, Fußballspielen oder Skilaufen – kann dem Fastenden Schwierigkeiten bereiten.

Besser vermag er Dauerleistungen zu erbringen: Schwimmen, Wandern, Radfahren, Rudern, den Berg langsam, aber zügig hinaufgehen, Skiwandern, Gymnastik.

Gute Dauerleistungsfähigkeit

Wichtig ist allein, daß der Faster täglich einmal an seine Leistungsgrenze gekommen ist. So ist garantiert, daß die vorhandene Leistungsfähigkeit auch im Fasten voll erhalten bleibt.

Die Fastenwoche für Gesunde

Ein Konditionstraining mit dem Ziel einer Leistungsverbesserung ist im Fasten genauso gut möglich wie zu einer anderen Zeit und gehorcht den gleichen Gesetzen:

Täglich Konditionstraining

- täglich konsequent üben,
- alle Muskelgruppen beanspruchen,
- täglich ein- bis zweimal an die Leistungsgrenze gehen,
- langsam beginnen, Steigerungen einfügen,
- den harmonischen Wechsel zwischen Anforderung und Ruhe beachten.

Durch Konditionstraining vergrößert sich die geübte Muskulatur, während sich das Gewicht vermindert. Ist das paradox? Nein: Kraft und Leistung gehorchen dem Gesetz der Anforderung – beziehungsweise der Funktion. Was funktioniert, wird nicht abgebaut, kann bei entsprechender Anforderung sogar aufgebaut werden. Dafür stehen dem gutgenährten Faster genügend Eiweißreserven zur Verfügung. Abgebaut wird dann nur Fett – zur Energiegewinnung.

Wer im Fasten vorwiegend im Bett liegt, wird genauso wie ein vollverpflegter Esser, der sich nicht bewegt, Kraft und Leistungsfähigkeit verlieren. Viele Menschen erleben dies im Krankenhaus. Die Faulen und Trägen verzeichnen zwar eine ebenso gute Gewichtsabnahme wie die Aktiven, aber sie haben nicht nur Fett, sondern auch ihre Muskulatur abgebaut und wundern sich, warum sie zunehmend kreislauflabil und schlapp werden. Dazu zwei Beispiele:

Bestzeit am 49. Fastentag

Schweizer, 54 Jahre alt, 10 000-Meter-Läufer, trainierte täglich während seines 50-Tage-Fastens. Am 49. Fastentag lief er seine bisherige Bestzeit.

Sportlich aktiver Vierziger fastete 21 Tage und nahm dabei 24 Pfund ab. Mit täglicher Gymnastik, Tennisspielen, Schwimmen und stundenlangen Wanderungen kehrte er bestens trainiert nach Haus zurück. Ein Jahr später kam er mit einem Gipsbein wieder zum Fasten. Jetzt konnte er so gut wie nichts tun außer Gehen am Stock und ein wenig Gymnastik im Zimmer. Gegen Kurende wurde der Gips entfernt. Nach 21 Fastentagen hatte er ebenso 24 Pfund abgenommen, aber er war schwach, mußte das Gehen wieder lernen und hatte erst nach sechs Wochen harten Trainings seine alte Kondition wieder erreicht. Die nicht beanspruchte Muskulatur war abgebaut worden.

Geistig wach und kreativ

Der Fastende kann selbstverständlich auch geistig arbeiten und ist in der Lage, künstlerisch-schöpferisch tätig zu sein – häufig mit besseren Resultaten als sonst. Ich erinnere mich an einen 82jährigen, der während der Fastenzeit eine für ihn ungewöhnlich intensive schöpferische Phase erlebte. Ein österreichischer Philosoph behauptete, er habe die besten Dinge während seiner Fastenzeit geschrieben. Von Malern weiß ich, daß sie eine Fülle von Farb- und Formeindrücken hatten, die sie erst nach dem Fasten in Bilder umsetzten; andere erlebten ungewöhnlich produktive Phasen. Der Faster darf sich auch behandeln lassen mit Massage, Höhensonne, Bädern und Kneipp-Anwendungen. Wer regelmäßig die Sauna benutzt, darf dies auch jetzt tun, vorausgesetzt, er fühlt sich kreislaufstabil (meist vom dritten oder vierten Fastentag an) und begnügt sich mit zwei Saunagängen zu je zehn Minuten. Nach dem Verlassen des Heißraums zuerst kaltes Wasser mit beiden Händen ins Gesicht, nicht an die Beine!

Die Fastenwoche für Gesunde

Was kann im Fasten anders sein?

Vorübergehende Einschränkungen

Das Sehen. Da bemerkt jemand, daß seine Sehschärfe nachläßt – das Schriftbild verschwimmt. Im Fasten läßt der Augendruck etwas nach. Doch keine Sorge, das kommt rasch wieder in Ordnung. Das Sehen ist nach dem Fasten meist besser als zuvor. Allerdings: Für Autofahrer ist Vorsicht geboten. Konzentration und Reaktionsfähigkeit können jetzt herabgesetzt sein.

Das Verstehen. Sie lesen einen Abschnitt einmal, zweimal und verstehen ihn auch beim dritten Mal nicht. Das Aufnehmen scheint blockiert. Lassen Sie sich davon nicht irritieren, auch das ist in wenigen Tagen wieder in Ordnung.

Das Merken. Es kann Ihnen passieren, daß Sie schneller vergessen, was gesagt wurde, als es sonst der Fall ist. Es kann sein, daß Sie Termine oder sogar Ihre eigene Telefonnummer vergessen. Auch die Wortfindung kann verlangsamt sein. Nicht wundern: Auch der Kopf macht mal Ferien. Das ist Ausdruck eines normalen Abschaltens nach vorheriger Überbelastung.

Die sexuelle Potenz. Sie kann sich vorübergehend verändern – verringern oder steigern. Sie wird nach dem Fasten besser und ausgewogener, also normaler sein.

Die Monatsregel. Sie kann sich verschieben, kann stärker oder schwächer sein als sonst. Auch hier kommt es nach dem Fasten eher zur Normalisierung.

Wie ich mich fühle

Reise ins Wohlbefinden

Die meisten Faster fühlen sich nach den ersten ein oder zwei Tagen ihrer Fastenwoche erleichtert, entlastet und deshalb recht wohl. Sie haben Zutrauen zum Fasten gewonnen, und das Erstaunen darüber, wie gut es ihnen geht, wird zur Freude an der »Reise ins neue Wohlbefinden«. Eine Reise ins Neuland für viele. Denn was wissen wir wirklich von unserem Wohlbefinden? »Danke, es geht mir gut« ist die Standardantwort auf die Frage »Wie geht's?«. Das Erlebnis eines entschlackten, entgifteten und gestrafften Körpers ist etwas ganz Neues. Die Skala der Körpergefühle reicht von »o.k.«, »recht gut« bis zu »blendend«, »phantastisch«, »wie fünf Jahre jünger«, aber dann am Ziel unserer Reise, nicht schon am Anfang.

Fastenflauten

Natürlich gibt es nicht nur eitel Sonnenschein. Da sind die kleinen Fastenflauten, häufig morgens oder nur während einiger Stunden des Tages: Ich bin lustlos, ich bin müde, ich bin ein bißchen schwindlig, und ich bin träge. Was soll ich tun? Aufraffen oder mich gehenlassen? Beides!

Ob kurzzeitige Flaute oder körperliche Trägheit – auf jeden Fall zunächst einmal aufraffen! Meist sind dann sowohl die Flauten als auch die Trägheit überwunden. Gehen Sie zehn Minuten an die frische Luft, schon wird es Ihnen besser gehen. Will das flaue Gefühl trotz des Spaziergangs, trotz des Versuchs, bei Sport und Spiel mitzumachen, nicht weichen, ist immer noch Zeit, sich gehenzulassen. Dann ist es richtig, sich ins Zimmer zurückzuziehen, sich hinzulegen, zu lesen oder zu schlafen. Das Aufraffen ist ein besonders wichtiges Kapitel für Menschen, die zur Körperfülle oder zu Trägheit neigen. Wen die Pfunde behindern, der verliert den Spaß an der Bewegung. Und der Träge hat sich so oft gehenlassen, daß er jetzt völlig untrainiert

Die Fastenwoche für Gesunde

Immer wieder aufraffen

ist. Für beide ist das Aufraffen zur Bewegung lebensnotwendig. Mit dem Gewichtsverlust und mit jedem Gewinn an Training wird es leichter. Es kommt der Tag, an dem Behinderung und Trägheit überwunden sind, die Bewegung Freude zu machen beginnt und allmählich zum Bedürfnis wird. Bis dahin – nicht vergessen: aufraffen! Für Menschen mit einem zu niedrigen Blutdruck (unter 100/60 mm Hg) ist es gewöhnlich etwas schwieriger als für andere. Schwäche, Schwindel und Konzentrationsstörungen begleiten sie oft durch die Fastentage. Ihr Kreislauf braucht Hilfen:

- Den Abschnitt »Das Aufstehen am Morgen« (→ Seite 75) besonders beachten.
- Schwarztee mit einem Teelöffel Honig am Morgen und – nach der Leberpackung – zu Mittag, am besten im Liegen, trinken (Ginseng-Tee hilft ähnlich).
- Zur Stabilisierung des Kreislaufs ist körperliche Aktivität unbedingt notwendig – man muß sie nur langsam angehen lassen.

Für alle gilt: Gehen oder wandern – in angemessenem Tempo – verhindert Fastenflauten am ehesten.

Fastenkrisen

Fastenkrisen kommen beim Kurzzeitfasten selten vor, schon eher bei einer Fastenkur von zwanzig und mehr Tagen. Sie sind selten bei gesunden, häufiger bei kranken Fastern. Sie kommen wie aus »heiterem Himmel«. Der Faster fühlt sich flau, gereizt oder schwermütig. Alte Beschwerden flackern auf. Er fühlt sich, als wäre er krank – wie bei einer Grippe zum Beispiel.

Wenn Gifte durch den Körper kreisen

Doch Fastenkrisen sind Heilkrisen. Über Stunden und Tage wird Krankhaftes und Abgelagertes besonders intensiv aus den Geweben herausgelöst und kreist durch den Körper. Zum Beispiel DDT, das bekannteste, weltweit verbreitete Insektizid; es lagert im Fettgewebe, wird beim Abbau des Fetts frei und kreist in der Blutbahn – glücklicherweise in geringer Konzentration –, bis es daraus entfernt wird.

Sobald diese Stoffe ausgeschieden sind, ist die Krise so komplett verflogen, als wäre sie nie gewesen. An einem solchen Tag hat der Körper viel mit sich selbst zu tun. Er will geschont werden:

- Bettruhe, Wärme und ein Einlauf helfen am besten.
- Reichlich Wasser oder Tee trinken!
- Ein Glas Buttermilch tut jetzt Wunder.
- Während einer Fastenkrise ist es falsch, sich zu Anstrengungen zu zwingen – oder gar das Fasten abzubrechen.

Die Fastenwoche für Gesunde

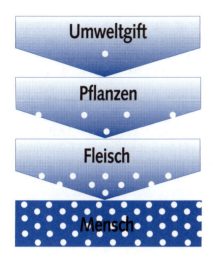

Die Anreicherung von Umweltgiften:
Über die Nahrungskette
Pflanze → Tier → Mensch nimmt die
Konzentration der Gifte zu.

Wie ich die Selbstreinigung des Körpers unterstütze

Enschlacken, entgiften

Alle »Schleusen« des Körpers sind während des Fastens geöffnet. Die Selbstreinigung ist mit der Darmentleerung am ersten Fastentag keineswegs zu Ende. Der fastende Körper entledigt sich seiner Stoffwechselreste und seiner seit Jahren angehäuften Stoffwechselschlacken durch alle Öffnungen und Poren.

Ausscheidung über den Darm
Er ist zur Aufnahme von Nahrung und zur Ausscheidung von Schlacken bestimmt. Jetzt ist er vorwiegend Ausscheidungsorgan. Er braucht zur Reinigung jeden zweiten Tag eine Spülung: den Einlauf (nicht noch einmal Glaubersalz).

Der Einlauf – richtig gemacht

So macht man den Einlauf selbst: Klistierbehälter oder -beutel im Badezimmer mit körperwarmem Wasser füllen (1 Liter), Probelauf ins Klo oder Waschbecken, bis keine Luftblasen mehr im Schlauch sind. Schlauch abklemmen, knicken oder, falls vorhanden, Hähnchen schließen. Darmrohr am Schlauchende etwas einfetten (Vaseline, Butter, Öl).
Gefüllten Einlaufbehälter an die Türklinke hängen. Lagern Sie sich mit Knie und Ellenbogen auf den Boden und führen Sie das eingefettete Darmrohr so tief wie möglich in den After – pressen Sie ein wenig dagegen. Während Sie das Wasser einlaufen lassen, unverkrampft knien, Bauchdecke locker lassen und ruhig atmen. In zwei bis fünf Minuten treibt Sie ein heftiges Drängen aufs Klo; zwei- bis dreimal »schießen« Wasser und Darminhalt befreiend heraus.
Mit einem Klistiergummiball kann man sich notfalls auch behelfen. Sie müssen ihn nur drei- bis viermal füllen und im Enddarm entleeren, zuletzt sehr gut ausspülen.

Die Fastenwoche für Gesunde

Der Einlauf mag antiquiert erscheinen – er ist aber nach wie vor die schonendste und ergiebigste Darmpflege. Er trägt wesentlich zum Wohlbefinden des Fasters bei und hilft rasch bei Hungergefühlen, bei Kopf- und Gliederschmerzen. Es lohnt sich, ihn kennenzulernen; er bleibt eines der wichtigsten Hausmittel für die ganze Familie bei Fieber und allen Unpäßlichkeiten.

Sollte ein Glas Sauerkrautsaft, Molke oder Buttermilch ($1/8$ Liter) am Morgen zur Darmentleerung führen, dann kann dies genügen. Ist es Ihnen nicht möglich, einen Einlauf zu machen, dann trinken Sie morgens Bittersalz (2 Teelöffel auf 1 Glas warmes Wasser) oder »F.X. Passage-Salz« (3 bis 5 Teelöffel auf 1 Glas Wasser). Sie müssen selbst herausfinden, was Ihnen am besten hilft. Bedenken Sie aber, daß die meisten üblichen Abführmittel, so auch die Salze, die ruhige Darmarbeit erheblich stören können.

Solange man fastet, scheidet der Darm Giftstoffe aus – das ist auch nach zwanzig Tagen noch der Fall.

Ausscheidung durch den Urin

Keine Entwässerungsmittel!

Der Urin ist zeitweise recht dunkel und riecht penetrant. Trinken Sie dann mehr Wasser, als der Durst verlangt. Wasser ist das ideale Mittel, um Nieren und Harnwege durchzuspülen. Sie scheiden mal viel, mal wenig Urin aus, das ist normal. Am Gewicht erkennen Sie, daß der Körper phasenhaft staut und entwässert: nicht ärgern, wenn das Gewicht zeitweise stillsteht.

> Nehmen Sie nie Entwässerungstabletten! Sie stören den sinnvoll regulierten Wasserhaushalt empfindlich und helfen nur zum Schein für ein bis zwei Tage.

Was über die Haut weggeht

Allerhand Ekeldüfte lassen ahnen, was da alles über die Haut mit dem Schweiß in die Wäsche abwandert. Die Wäsche nimmt diese Ausdünstung auf, wenn sie saugfähig ist; also meiden sie Kunstfasern.

Waschen, Duschen und Baden werden dem Faster Bedürfnis sein – vor der Sauna oder dem Schwimmen sind sie hygienische Notwendigkeit.

Die Haut des Fastenden trocknet etwas aus. Darum bedarf sie täglicher Pflege mit pflanzlichen Ölen nach jedem Waschen, Baden oder Duschen – zum Beispiel mit Diaderma, Wala oder ähnlichen Präparaten.

Besondere Hautpflege

Benutzen Sie in der Fastenzeit niemals Cremes, Schminke, Farbpuder – diese Mittel verstopfen die Poren und hindern so die Haut am Atmen und Ausscheiden. Gehen Sie sparsam mit desodorierenden Mitteln um, damit es nicht zu Hautreizungen kommt.

Das Wichtigste: Freuen Sie sich darauf, wie zart und glatt Ihre Haut nach dem Fasten sein wird!

Die Fastenwoche für Gesunde

Durch die Lunge Stoffwechselreste ausatmen
Die ausgeatmete Luft ist beladen mit gasförmigen Stoffwechselresten, die beim Wandern und Spazierengehen verfliegen. Wenn Sie im Zimmer bleiben, müssen Sie

Gründlich lüften

gründlich lüften: Jede Stunde einmal fünf Minuten lang Fenster oder Balkontür öffnen.
Drehen Sie nachts die Heizung ab, und schlafen Sie bei geöffnetem Fenster. So versorgen Sie gleichzeitig Ihren Körper mit genügend Sauerstoff. Im Fasten ist der Sauerstoffbedarf höher als sonst.

Selbstreinigung durch die Schleimhäute der »oberen Luftwege«
Nase, Rachen und Luftröhre reinigen sich normalerweise selbst. Die frische Morgenluft regt das Schneuzen, Räuspern und Ausspucken an. Ein paar Hände voll kaltes Wasser ins Gesicht wirken ebenso gut.
Die Selbstreinigung der Schleimhäute ist in der Fastenzeit oft verstärkt. Wenn sie nicht gestört wird, können jetzt Rauchschäden ausheilen. Deshalb absolute

Rauchpause

Rauchpause während des Fastens! Kaugummi oder Pfefferminz helfen über die »Leere im Mund« hinweg.

Selbstreinigung über die Scheide
Eine ähnliche Selbstreinigungstendenz zeigen die Schleimhäute der Scheide. Während des Fastens kann sich deshalb vorübergehend ein verstärkter Ausfluß einstellen.

Ausscheidung über den Mund
Die Zunge ist grau-gelblich belegt, manchmal braun oder schwarz, je nachdem, was der Körper gerade auszuscheiden hat. Zähne und Zahnfleisch haben jetzt öfter einen nicht besonders gut riechenden Belag. Der Geschmack ist pappig bis fade. Auch die Gaumen- und Rachenmandeln sind an den Ausscheidungsvorgängen beteiligt. Benutzen Sie die Zahnbürste auch für die Zunge, spülen Sie den Mund häufiger mit Wasser, oder saugen Sie mehrmals am Tag einen Zitronenschnitz aus. Wer unter

Verstärkte
Mundpflege

sehr üblem Mundgeruch leidet, nehme 2- bis 3mal täglich 1 Teelöffel Luvos-Heilerde ultra mit etwas Wasser (nach Anweisung). Heilerde bindet schlechte Stoffe und macht sie geruchlos. Auch das Kauen von Kalmuswurzel und frischen Kräutern (Schnittlauch, Dill, Petersilie) hilft und hat den zusätzlichen Effekt eines geschmacklichen Reizes.

Wie Sie »Bedrückendes« loswerden
Auch »seelischen Müll« gibt es. Haben Sie keine Angst vor bedrückenden Träumen von Krieg, Sex, Blut, Dreck, vor häßlichen Gedanken, aggressiven Launen oder schwermütigen Stimmungen! Sie sind nicht einfach Ausdruck einer »schwarzen« Seele, sondern eines sich reinigenden Körpers: Leibträume. Leibgefühle am Anfang des Fastens nicht wichtig nehmen! Ratsam ist in solchen Situationen dies: Sprechen Sie aus, was Sie bedrückt. Schreiben Sie es auf, wenn Sie keinen Gesprächspartner haben, und schauen Sie sich das Aufgeschriebene später »bei Lichte« an. Setzen Sie

sich in jedem Fall auch mit dem »seelischen Müll« auseinander – Sie werden spüren, wie diese Auseinandersetzung Sie entlastet (»Die Fastennacht« → Seite 77). Auch das Schreiben eines Tagebuches hat vielen geholfen. Eine große Hilfe bei der Bewältigung kann darüber hinaus die Meditation sein. Nützen Sie das Angebot in diesem Buch.

Wie ich Versuchungen überwinde

Wir wären nicht Menschen, wenn Fasten für uns nicht voller Versuchungen wäre. »Nur ein Bissen!« oder »Ein Apfel kann doch nicht schaden!« Nein, ernsthaft schaden kann der Apfel nicht. Aber jeder kleine Bissen – was es auch sei – gefährdet Ihr Fasten, denn er weckt Hunger auf mehr. Wer seine Magensäfte lockt, braucht sich nicht zu wundern, wenn sie nach Verdaubarem verlangen. Ein konsequentes Nichtessen ist leichter! Erfahrene Faster wissen das.

Bleiben Sie konsequent

Wie ist es aber mit einer Tasse Kaffee – der hat doch keine Kalorien. Oder einem Eis – das hat zwar Kalorien, muß aber nicht gekaut werden. Kaffee und Eis sind starke Saftlocker für den Magen. Sie können deshalb ebenso wie alles Eßbare Hunger auslösen und müssen weggelassen werden.

Wirklich gefährlich ist es, der Versuchung zu erliegen, ein vollständiges Menü zu essen – womöglich bestehend aus Suppe, Fleischgericht und Nachtisch. Dies kann sehr ernste Folgen haben – von Leibkrämpfen bis zu Kreislaufversagen. Lesen Sie nach unter »Aufbaufehler« (→ Seite 119). Was für den Aufbau gilt, trifft in erhöhtem Maß für das Fasten zu.

Der konsequente Verzicht hat noch einen tieferen Sinn:

> Jede überwundene Versuchung macht stark.

Überwundene Ängste und überwundene Versuchungen sind es, die einen Menschen reifen und innerlich wachsen lassen. Auch wenn es in den ersten Fastentagen besser ist, nicht in die Stadt zu gehen und vor Metzgereien und Bäckerläden stehenzubleiben, werden Sie das später mit einer erstaunlichen inneren Freiheit tun können. Sie werden in einem Lokal sitzen können, sich einen Pfefferminztee oder ein Glas heiße Zitrone ohne Zucker bestellen, vielleicht auch ein Glas frisch gepreßten Orangensaft, und ohne Hungergefühl zuschauen können, wie andere essen. Stolz wie ein König kehren Sie heim! Gestärkt durch ein neues Selbstwertgefühl.

Ein neues Selbstwertgefühl

Wie groß ist Ihr Verlangen nach einer Zigarette, nach Alkohol? Die Fastenzeit läßt – wie kaum eine andere Zeit im Leben – erkennen, ob Rauchen oder Trinken nur eine Angewohnheit war, die weggelassen werden kann, oder ob die Bindung an Tabak oder Alkohol schon sehr fest – suchtähnlich – geworden ist.

Eine Rauch- und Trinkpause während des Fastens ist nicht nur um der Gesundheit willen notwendig, sondern sie klärt auch die Lebensfrage: Bin ich Herr oder Knecht meiner Gewohnheiten? Übrigens gilt auch hier der Grundsatz: Ein klares und kompromißloses Nein zu Beginn der Fastenwoche erleichtert den Verzicht während des ganzen Fastens. Mit vielen kleinen Neins später quälen Sie sich nur unnötig.

Die Fastenwoche für Gesunde

Am Ende der Fastentage wird Ihnen so viel Mut zugewachsen sein, daß Sie zu ganz anderen Entscheidungen fähig sind. Zum Beispiel: Warum den begonnenen Verzicht auf falsche Lebensgewohnheiten nicht fortsetzen?

Genießen lernen

Fasten heißt Verzicht – und in der Fastenzeit haben Sie die Möglichkeit, Verzicht »einzuüben«. Sie werden erleben, daß Verzichtenkönnen letztlich Gewinn bedeutet. Schießlich haben Sie durch das Fasten möglicherweise eine der schönsten menschlichen Fähigkeiten für sich neu erworben: auch weniges genießen zu können.

Wie kann der Partner helfen?

Gleichgültig, ob beide Partner gemeinsam fasten oder nur einer von ihnen – für ihr Handeln ist eine Grundeinsicht nötig:

Fasten heißt, ins eigene Selbst eintauchen, dem körpereigenen Tagesrhythmus gehorchen und sich so verhalten, wie es der eigene Körper im Augenblick fordert und nicht, wie es der Partner wünscht oder erwartet. Der Fastende unterbricht alte Gewohnheiten. Er lebt nach anderen Regeln als sonst. Lassen Sie sich gegenseitig los! Sie werden sich klarer wiederfinden. Deshalb:

Den Partner informieren

- Informieren Sie sich gemeinsam über das Fasten: Lesen Sie beide den Fasten-Ratgeber.
- Bestimmen Sie gemeinsam den Zeitpunkt des Fastenbeginns.
- Einigen Sie sich über den Ort des Fastens, die Einnahme der Mahlzeiten, die Gestaltung der Freizeit und die Ruhezeiten.
- Ändern Sie Ihre Schlafgewohnheiten: Empfehlenswert sind getrennte Zimmer wegen des Fastengeruchs und des unterschiedlichen Frischluftbedürfnisses, aber auch, um beiden Fastern die Möglichkeit zu geben, in wachen Stunden Licht zu machen, aufzustehen oder zu lesen – ohne den Partner zu stören.
- Das Sexualleben muß sich nicht verändern, kann es aber. Nehmen Sie Änderungen im Verhalten des Partners an.
- Respektieren Sie den Ruhewunsch des Partners unter allen Umständen.
- Die körperliche Hygiene bedarf der besonderen Pflege – wegen des veränderten Körpergeruchs.
- Stimmungsschwankungen sind im Fasten normal. Akzeptieren Sie solche Schwankungen beim Partner. Nehmen Sie es ohne Murren an, wenn er sich häufiger zurückzieht.
- Natürlich werden Sie alles tun, um ihn um die Versuchung zu essen, zu rauchen oder zu trinken herumzuführen.

Die Fastenapotheke

Hausapotheke immer bereithalten

Ein Fasten für Gesunde braucht normalerweise keine Medikamente. Für kleinere Beschwerden wurden in den vorhergehenden Kapiteln schon einige Tips genannt, zum Beispiel, wie Sie Fastenflauten (→ Seite 81) begegnen können. Hier möchten wir Ihnen in Stichworten auflisten, was Sie bei anderen fastenbegleitenden Beschwerden unternehmen können. Die genannten Mittel sollten Sie unabhängig vom Fasten immer in Ihrer Hausapotheke bereithalten, damit Sie sich und Ihrer Familie auch zu anderen Gelegenheiten mit einfachen und ungefährlichen Mitteln helfen können.

Die Fastenwoche für Gesunde

Flau, schwindelig, schwach, blaß (niedriger Blutdruck)
- flach hinlegen, Füße hoch (Unterschenkel auf einen Stuhl);
- frische Luft, Gesicht kalt abwaschen;

Für den Kreislauf
- Riechfläschchen: Kampfer, Pfefferminzöl;
- Bittertee: Wermut, Enzian, Tausendgüldenkraut;
- Schwarztee, Ginseng-Tee, Schafgarbe, Rosmarin;
- Kreislauftropfen: Veratrum album D3, Korodin (je 5 Tropfen).

Zittrig, schwach, Schweiß auf der Stirn
- hinlegen wie oben;
- ein Glas Apfelsaft, einen Teelöffel Honig, ein Stück Würfelzucker oder Dextroenergen.

Kribbeln in den Fingerspitzen und in den Lippen, unruhig, schwach, zu Krämpfen neigend, »Glieder sterben ab«
- Calcium in jeder Form: Buttermilch oder Molke ($1/4$ Liter);
- Calcium-Brausetablette oder Frubiase-Trinkampulle, Magnesium-Brausetablette.

Muskelschwäche, keine Kraft beim Treppensteigen
- Aprikosensaft;
- Kalium-Brausetablette.

Unruhige Beine, Zucken – besonders bei langem Sitzen oder nachts
- Zincum valerianum D4 (4mal 1 Tablette).

Krämpfe
Wadenkrämpfe – besonders nachts
- Cuprum aceticum D4 (je 1 Tablette um 20 und um 22 Uhr).

In allen Fällen von Mineralstoffmangel bei längerem Fasten
- »Basica«, ein Mineralstoffgemisch (3mal 1 Teelöffel).

Kopf-, Rücken- oder Gliederschmerzen
- zunächst: Ist der Darm richtig entleert? Einlauf!
- ausreichend getrunken? Urinfarbe!
- eine heiße Kompresse in den Nacken, eine kalte auf die Stirn;
- eine heiße Kompresse auf das Kreuzbein oder einen kalten Prießnitz-Wickel, zum Beispiel nachts (→ Seite 78) – probieren, was den Schmerz am besten lindert;
- Schmerzpunkte mit Pfefferminzöl oder »Rheumasalbe« einreiben;
- für warme Füße sorgen.

Die Fastenwoche für Gesunde

Mundgeruch
- Mund öfters mit Wasser spülen, Zunge abbürsten;
- Zitronenschnitze lutschen, Gartenkräuter kauen;
- mit Salbeitee spülen;
- Heilerde (Luvos I oder Luvos ultra) nehmen (2- bis 3mal täglich 1 Teelöffel).

Magenbeschwerden

Hilft auch nach dem Fasten
- ebenfalls Heilerde (siehe oben), besonders bei Sodbrennen;
- Verträglichkeit der Säfte prüfen (→ Seite 64); die Zugabe von einem Teelöffel Leinsamen oder Schleim zum Obstsaft dämpft die Fruchtsäure;
- Schleim (aus der Thermoskanne) über den Tag verteilt trinken;
- magenfreundliche Tees: Melisse, Fenchel, Kamille;
- feuchtheiße Leibpackung (»Leberpackung« → Seite 76);
- für warme Füße sorgen.

Blähungen im Fasten
- Tees: Kümmel, Anis, Fenchel oder Wermut;
- Prießnitz-Leibauflage in der Nacht (→ Seite 78).

Schlafstörungen (→ Seite 78)
- kalte Teilwaschungen, unabgetrocknet ins Bett;
- kalte Prießnitz-Leibauflage (→ Seite 78);
- für warme Füße sorgen; besser: temperaturansteigendes Fußbad (→ Seite 77);
- Schlaftee am Abend; Baldrian (in der Apotheke erhältlich).

Depressive Verstimmung
- Johanniskraut-Tee oder -Tropfen, grüner Hafertee – beide regelmäßig, täglich getrunken.

Nervosität, Unruhe, Herzbeschwerden
- kalte Herzkompresse;
- Baldrian.

Tip zum Schluß:

Haben Sie alles, was Sie brauchen?
Streichen Sie sich an, welche Mittel Sie kennen und welche in Ihrer Fastenbeziehungsweise Hausapotheke zu finden sein sollten.
Nicht fehlen darf ein Einlaufgerät: Ein Klistierbehälter mit Schlauch und Ansatzstück und einem zwanzig Zentimeter langen Darmrohr, das auf das Ansatzstück paßt (zur Technik des Einlaufs, → Seite 83).

Die Fastenwoche für Gesunde

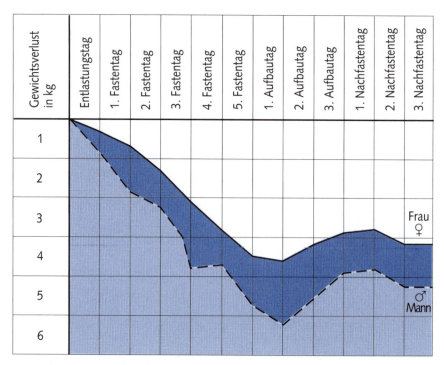

Beispiel 1: Frau, 40 Jahre alt, 1,60 m groß, Gewicht zu Beginn des Fastens 65 kg.
Beispiel 2: Mann, 40 Jahre alt, 1,75 m groß, Gewicht zu Beginn des Fastens 80 kg.

Die Gewichtsabnahme

Nehmen wir ein Beispiel: Ein Mann und eine Frau fasten wegen eines mäßigen Übergewichtes.
Die Kurve der Frau zeigt eine gleichmäßige Abwärts- und Aufwärtsbewegung; die Kurve des Mannes fällt am ersten und dritten Fastentag ab und steigt am zweiten und dritten Aufbautag steiler an als die der Frau. Das ist typisch für Menschen mit erhöhtem Salz- und Wassergehalt im Gewebe. Am vierten Fastentag war die Gewichtsabnahme des Mannes gleich Null. Sein Körper hatte Wasser zurückbehalten.

Nicht die Laune verderben

Das ist normal: Salzdepots im Gewebe werden gelöst und erst am nächsten Tag durch die Nieren ausgeschieden. Es gibt keinen Grund, sich durch einen Gewichtsstillstand die Laune verderben zu lassen. Das Gewicht kann tagelang stillstehen.

Die Fastenwoche für Gesunde

Wiegekarte

Gewichtsverlust in Kilogramm	Entlastungstag	1. Fastentag	2. Fastentag	3. Fastentag	4. Fastentag	5. Fastentag	1. Aufbautag	2. Aufbautag	3. Aufbautag	1. Nachfastentag	2. Nachfastentag	3. Nachfastentag
1												
2												
3												
4												
5												
6												
7												
8												

Gewicht vor Fastenbeginn   kg _____

abzüglich Gewicht am Morgen des ersten Nachfastentages   kg _____

Das haben Sie in der Fastenwoche tatsächlich abgenommen:

Persönliche Notizen: _____

_____

_____

_____

_____

_____

_____

(Muster zum Kopieren: für jedes neue Fasten verwendbar)

Die Fastenwoche für Gesunde

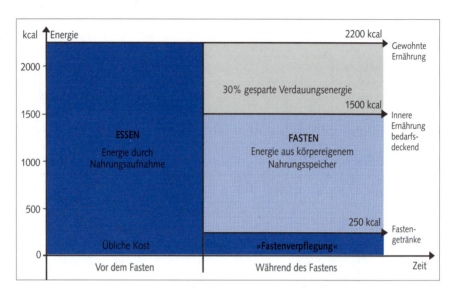

Bedarfsdeckung im Fasten: In den Fastentagen liegt der Energiebedarf um 30% niedriger (bei 1500 kcal), da Sie Verdauungsarbeit einsparen. Die erforderliche Lebens-Energie decken Sie aus Ihren körpereigenen Speichern.

Der wirkliche Gewichtsverlust

Was eine Fastenwoche bringen kann, ist am Morgen des ersten Nachfastentages festzustellen. Die Frau hat drei, der Mann vier Kilogramm abgenommen. Für beide ist das eine normale und durchschnittliche Gewichtsabnahme. Die Gewichtskurve zeigt die Abnahme an Fettgewebe und den Verlust an Wasser und Salz. Ihr Verlauf ist nicht typisch; er wird beeinflußt durch Wetter, Periode und Medikamente.

Männer nehmen mehr ab

Die Frau hat in dieser Fastenwoche rund 1,8 Kilogramm Fettgewebe verloren, der Mann rund 2,5 Kilogramm. Ein Kilogramm Fettgewebe liefert 6000 Kilokalorien (25000 kJ). So läßt sich berechnen, daß aus der täglichen Fettverbrennung der Frau 1500 Kilokalorien (6270 kJ) pro Tag an Energie und dem Mann 2100 Kilokalorien (8778 kJ) pro Tag an Energie zur Verfügung standen.

30% Energie gespart

Rechnen wir weiter: Der Faster braucht rund dreißig Prozent weniger Energie, weil er keine Verdauungsarbeit zu leisten hat (→ Grafik). Das bedeutet, daß die Frau im Fasten ebensoviel Kraft zur Verfügung hat (1500 Kilokalorien) wie eine mit 2150 Kilokalorien (minus dreißig Prozent) voll ernährte Frau gleichen Alters und gleicher Größe. Der fastende Mann hat ebensoviel Kraft zur Verfügung (2100 Kilokalorien) wie sein mit 3000 Kilokalorien (minus dreißig Prozent) voll ernährter Kollege.
Damit kann man leben, arbeiten, Sport treiben, denken. Einen Verlust an Energie, an Lebendigkeit, an Freude gibt es trotz des Gewichtsverlustes nicht! Auch wer wenig abgenommen hat, genießt den vollen Gewinn eines Fastens.

Die Fastenwoche für Gesunde

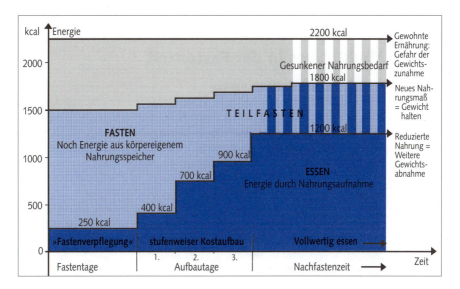

Bedarfsdeckung im Kostaufbau: Im Fasten betrug der Energiebedarf dank der eingesparten Verdauungsenergie nur 1500 Kilokalorien. Beim stufenweisen Kostaufbau steigt der Bedarf mit zunehmender Verdauungsarbeit auf 1800 Kilokalorien. Nehmen Sie mit der Nahrung diese Energiemenge auf, halten Sie in Zukunft Ihr Gewicht. Für eine weitere Gewichtsabnahme sollten Sie nur 1200 Kilokalorien zu sich nehmen.

Ihre persönliche Gewichtsbilanz

Stellen Sie Ihren eigenen Gewichtsverlauf fest! Notieren Sie sich zunächst am Morgen des Entlastungstages Ihr Anfangsgewicht. Wiegen Sie sich dann während der Fastenwoche jeden Morgen, und schreiben Sie das Gewicht auf (Wiegekarte → Seite 91). Die Gewichtsbilanz machen Sie am Morgen des ersten Nachfastentages.

> So berechnen Sie Ihre Gewichtsabnahme:
> - Gewicht vor Fastenbeginn
> - abzüglich Gewicht am Morgen des ersten Nachfastentages.
> - Das Ergebnis: So viel haben Sie in der Fastenwoche tatsächlich abgenommen.

Machen Sie sich eine feste Wiegeregel

Wiegen Sie sich immer morgens, nach dem Wasserlassen, im Nachthemd oder Schlafanzug oder immer morgens, nach Stuhlgang und Dusche, nackt. Kontrollieren Sie Ihr Gewicht auch in den folgenden Wochen und Monaten weiter. »Mit der Waage leben«, das ist das sicherste Mittel, das Gewicht zu halten. Die Waage steht so, daß sie nicht zu übersehen ist. Wiegekarte und Schreibstift liegen griffbereit. Wem diese Regel zu streng ist, der wiegt sich jeden Sonntag oder, wenn das Gewicht uninteressant ist, auch gar nicht.

Die Fastenwoche für Gesunde

Meditatives in der Fastenzeit

Meditation am Entlastungstag

Einstimmung aufs Fasten

Die heutige Übung soll Ihnen helfen, den Entlastungstag als Zeit des »Umschaltens« und der Einstimmung auf die vor Ihnen liegenden Fastentage zu nutzen. Sie werden in dieser Übung eine Umgebung kennenlernen, die Ihnen zunächst für die Zeit des Fastens als Erholungsort dienen soll. Doch Sie werden auch erfahren, was die gewählte Landschaft über Sie auszusagen vermag.

Bildmeditation: Erholungsort
Vorbereitung: Machen Sie es sich an Ihrem Ruheplatz bequem (→ Seite 49), lesen Sie den folgenden Text aufmerksam durch, wie auf Seite 49 beschrieben. Entspannen Sie sich, und beginnen Sie mit der Meditationsübung.
Beenden Sie die Übung, wie auf Seite 51 beschrieben. Nehmen Sie sich Zeit, Ihre Landschaft aufzuzeichnen, bevor Sie jetzt weiterlesen.

Übung: Stellen Sie sich eine Landschaft vor, in der Sie sich wohl fühlen. Malen Sie sich die Landschaft bis ins Detail aus.
- Wie ist der Boden beschaffen: Weide, Wüste, Sandstrand, Wiese, Sumpf?
- Wie ist der Himmel: strahlendblau, wolkenverhangen ...?
  Gehen Sie in die Landschaft hinein, bis Sie zu einer Quelle kommen.
- Beschreiben Sie diese Quelle: Sprudelt sie hell aus dem Boden, ist es ein Springbrunnen, ein Bergquell, ein Sumpfloch ...?
- Probieren Sie das Quellwasser – wie schmeckt es: rein, frisch, würzig, brackig, salzig ...?
  Aus der Quelle wird ein Bach, der vielleicht zu einem Fluß und schließlich zu einem Strom anwächst, der in einen See oder ins Meer einmündet.
  Sehen Sie sich nun in Ihrer Landschaft um: Gibt es beispielsweise Bäume, Wälder, Felder, Hügel und Berge, Tiere, Pflanzen und Beete? Gehen Sie in dieser Landschaft spazieren, genießen Sie die Sonne auf Ihrer Haut.
  Lassen Sie die Übung ausklingen.

»Bildersprache«

Die inneren Bilder – was sie bedeuten können
Die Beschaffenheit des *Bodens* Ihres Erholungsortes symbolisiert Ihr grundlegendes Lebensgefühl. In Sätzen wie »dem brennt der Boden unter den Füßen« – oder »sie geht einen steinigen Weg« – hat die Sprache den Bildern Ausdruck verliehen, die eine Beziehung zwischen der subjektiven Wahrnehmung der eigenen Lebenssituation und dem Symbol »Boden« herstellen.

Lebenskraft

Die Quelle ist unsere Lebenskraft. Wenn das Wasser der Quelle direkt aus dem Boden sprudelt, bedeutet das, daß sich Ihre Lebenskraft ungestört in Ihnen entfalten kann. Tritt das Quellwasser aus einem Felsen oder durch ein Rohr zutage, steht Ihre Lebensenergie unter Druck. Wenn Sie statt einer Quelle einen Brunnen gesehen haben, verweist dieses Bild darauf, daß Sie irgendwann in Ihrem Leben damit be-

Die Fastenwoche für Gesunde

gonnen haben, Ihre Lebenskraft einzugrenzen. Sie fließt jetzt nicht mehr frei durch
Sie hindurch, sondern Sie setzen sie nur noch zum Erreichen bestimmter Ziele ein.
Der Fluß in Ihrer inneren Landschaft kann kraftvoll einherrauschen, er kann leise

Lebensfluß dahinplätschern. Manchmal tritt er über die Ufer, manchmal versickert er. Ob er auf
dem Weg zum See oder ins Meer ein weites Gebiet bewässert oder ungenutzt
dahinfließt – die Art und Weise, wie er sich bewegt, symbolisiert den Fluß Ihres
Lebens und das Fließen Ihrer Lebenskraft.

Der See oder *das Meer* symbolisiert Ihre Seele. Ein ausgiebiges Bad in Ihrem See
oder in Ihrem Meer – das ist der schönste Kontakt zu Ihrer Seele. Nichts soll den

Kontakt Hochgenuß dieses Bades beeinträchtigen: »Stellen« Sie eine wohlige Temperatur
zur Seele »ein«, entfernen Sie die Kleidung, die Sie stört, und gleiten Sie ins Wasser.
Wenn in Ihrer Landschaft ein See ist, überzeugen Sie sich bitte davon, daß er einen
Abfluß hat. In dem Maß, in dem Wasser dem See zufließt, sollte es auch wieder
abfließen können. Sie wissen selbst, welche Kräfte auf einen Staudamm wirken und
was geschieht, wenn der Staudamm bricht (Kennen Sie explosive Menschen?).
Manchmal wirkt sich ein Gefühlsstau auch auf den Körper aus und führt zu Bluthochdruck oder Wasseransammlungen im Gewebe.
Hatte Ihr See bisher keinen Abfluß, graben Sie ihm selbst einen. Doch tun Sie es
langsam, damit Sie nicht meinen, ruckartig von Ihren Gefühlen überschwemmt zu
werden.
In der Symbolsprache der Seele verkörpern *Tannenwälder* die uns bisher

Unterbewußt- verschlossenen Seiten des Unterbewußtseins.
sein und *Berge* in ihrer majestätischen Größe sind Zeichen für Autoritäten in Ihrem Leben.
Autoritäten Stehen sie Ihnen in Ihrer Landschaft erdrückend nahe, oder kümmern sie Sie gar
nicht, weil sie so weit entfernt sind?

Bildmeditation: Das Lebensgefühl ändern
Vielleicht waren Ihnen die Bilder und ihre Sprache schon vertraut – vielleicht war das
alles ganz neu für Sie. Sicher aber gibt es Einzelheiten der Landschaft, mit denen Sie
zufrieden sind und an denen Sie sich freuen – und es gibt Details, die Ihnen miß-
fallen oder zu denken geben. In der Meditation haben Sie nicht nur die Möglichkeit,
den »Ist-Zustand« Ihrer Seele zu sehen – Sie können auch wandeln, was Sie verändern wollen. Wenn Sie das tun, werden Sie feststellen, daß in dem Maß, in dem
Sie Ihre innere Landschaft ändern, Ihr Leben neue Züge annimmt.
Vorbereitung: Machen Sie es sich an Ihrem Ruheplatz (→ Seite 49) bequem, lesen
Sie den folgenden Text aufmerksam durch, wie auf Seite 49 beschrieben.
Entspannen Sie sich, und beginnen Sie mit der Meditationsübung.

Übung: Ist die Basis Ihres Lebens eine saftig grüne Weide, eine blumenübersäte
Wiese – oder gehen Sie »barfuß über ein Stoppelfeld«? Können Sie sich erinnern,
wie leicht Sie durchs Leben gingen, als Sie verliebt waren? Das Leben war wie
immer, aber Ihre Wahrnehmung war eine andere. Empfinden Sie Ihr Leben als
hart, und wollen Sie das ändern – dann verändern Sie den »Boden unter Ihren
Füßen«.

Die Fastenwoche für Gesunde

Lassen Sie das »Wasser Ihres Lebens« reich und kraftvoll sprudeln – arbeiten Sie bewußt an der »Entwicklung« Ihrer Quelle: Benutzen Sie einen Zauberstab, lassen Sie Arbeiter zu Hilfe kommen – oder suchen Sie sich einen anderen Weg. Sie können auch Geschmack und Temperatur des Wassers auf jede Weise Ihrem Wunsch gemäß wandeln.

Lebenskraft nutzen

Jedesmal, wenn Sie die Quelle benutzen, um sich zu waschen und von dem Wasser zu trinken, tanken Sie Kraft und Energie. Nutzen Sie diese Möglichkeit häufig – vor allem wenn Sie Phasen haben, in denen Sie sich schlapp fühlen oder in denen Sie zuviel essen.
Gefällt Ihnen die Geschwindigkeit, mit der Ihr Fluß (Strom) dahinrauscht? Mögen Sie das Tempo, in dem Sie leben, oder möchten Sie daran etwas ändern? Bestimmen Sie selbst, ob Ihr Lebensfluß rasch oder gemächlich dahinzieht. Probieren Sie mehrere Möglichkeiten aus; entscheiden Sie sich dann für jenen Flußlauf, der Ihnen am besten gefällt. Ob die Geschwindigkeit Ihres Flußlaufs Ihnen zusagt, können Sie prüfen, indem Sie sich in Gedanken in den Fluß hineinlegen und sich von ihm bis zum See oder bis ins Meer treiben lassen. Hängt der Himmel voller Gewitterwolken? Dann sollten Sie Ihren Gefühlshimmel klären. Weinen Sie, wenn Ihnen danach zumute ist. Lassen Sie es in Ihren Gedanken nach Wunsch regnen, oder stellen Sie sich vor, wie ein kraftvolles Gewitter die Luft reinigt; vermutlich lösen sich die Wolken dann auf, und der Himmel über Ihrem Erholungsort wird strahlend blau und klar.

Beenden Sie die Übung, wie auf Seite 51 beschrieben.

Meditation zum ersten Fastentag
Die folgende Übung gibt Ihnen die Chance, auf neue Weise über Ihren Bezug zum Essen nachzudenken.

Bildmeditation: Eßfantasie
Vorbereitung: Machen Sie es sich an Ihrem Ruheplatz (→ Seite 49) bequem, lesen Sie den folgenden Text aufmerksam durch, wie auf Seite 49 beschrieben. Entspannen Sie sich, und beginnen Sie mit der Meditationsübung.

Wenn Sie das Essen interessiert

Übung: Schließen Sie die Augen, und lassen Sie das, was Sie am liebsten essen, vor Ihrem inneren Auge erscheinen. Schauen Sie sich dieses Lieblingsgericht in einer bestimmten Situation an:
Ist es der Sonntagsbraten, bei dem die ganze Familie zusammensitzt, ein Essen zu zweit bei Kerzenschein – oder liegen Sie in Gedanken mit einem guten Buch auf dem Sofa und genießen Ihre Mußestunde mit einer Tafel Schokolade? Dabei ist es unwichtig, ob Sie die Situation in der vergangenen Woche tatsächlich erlebt haben, ob es eine Erinnerung aus Ihrer Kindheit ist oder nur ein Wunschbild. Versuchen Sie, sich die Situation in allen Einzelheiten auszumalen.

Die Fastenwoche für Gesunde

Wenn Sie die Menschen interessieren

> Nehmen Sie die Stimmung wahr, die von dem Bild ausgeht, und überlegen Sie, was Ihnen daran besonders gut gefällt. »Ziehen« Sie nun aus dem Bild das Essen »heraus«.
>
> Spüren Sie eine Veränderung dabei? – Hat die Atmosphäre des Bildes sich verändert, wenn das Essen daraus gänzlich verschwunden ist? – Ist das Verhältnis der Menschen zueinander distanzierter geworden?
>
> Nehmen Sie achtsam alle Veränderungen wahr – sei es im Verhalten der Menschen zueinander oder in Ihrem eigenen Gefühl. Stellen Sie sich dann vor, daß das Bild sich verändert und Gemütlichkeit und Stimmung zurückkehren, obwohl nicht ein einziger Happen Essen zu sehen ist.

Beenden Sie die Übung, wie auf Seite 51 beschrieben.

Bildmeditation: »Nahrung«
In der Meditationsübung »Eßfantasie«, in der Sie sich mit einer bestimmten Eßsituation auseinandergesetzt haben, konnten Sie erkennen, wie stark der gefühlsmäßige Wert des Essens ist. Nehmen Sie die folgende zweite Übung zum Anlaß, über den Ursprung Ihrer persönlichen »Eßgefühle« nachzudenken und mit »Nahrungsgefühlen« anders umzugehen.
Vorbereitung: Machen Sie es sich an Ihrem Ruheplatz (→ Seite 49) bequem, lesen Sie den folgenden Text aufmerksam durch, wie auf Seite 49 beschrieben. Entspannen Sie sich, und beginnen Sie mit der Meditationsübung.

Wenn Sie das Nahrungsmittel interessiert

> Übung: Lassen Sie Ihr Lieblingsgericht vor Ihrem inneren Auge erscheinen. Achten Sie dabei darauf, daß nur das Nahrungsmittel zu sehen ist ohne die damit verbundene Gefühlssituation.
>
> Interessiert Sie diese Mahlzeit jetzt noch?
>
> Wenn Sie spüren, daß Sie selbst noch an das »nackte« Nahrungsmittel gefühlsmäßig gebunden sind, lassen Sie das Bild Ihres Lieblingsessens in die Ferne rücken und immer kleiner werden, bis es in der Unendlichkeit verschwindet.
>
> Lassen Sie nun ein anderes Bild aus der Ferne auf sich zukommen, das nichts mit Essen zu tun hat, Ihnen aber entsprechende angenehme Gefühle bringt (Sonnenbad, Umarmung, gemütliches Beisammensein). Nehmen Sie die Gefühle mit dem dazugehörigen Bild mit aller Intensität in sich auf – bis Sie selbst finden, daß es genug ist.

Beenden Sie die Übung, wie auf Seite 51 beschrieben.

Meditation zum zweiten Fastentag

Viele Menschen fasten, um Ihr Körpergewicht zu verändern und schlanker zu werden. Etliche unter ihnen mögen ihren Körper nicht besonders und lassen selten ein »gutes Haar« an seinem Aussehen.

Die Fastenwoche für Gesunde

Negative Gedanken loslassen

Wenn das auch bei Ihnen so ist, Sie aber wirklich den Wunsch haben, Ihren Körper zum Positiven hin zu verändern, müssen Sie als erstes versuchen, ihn – und damit sich selbst – positiv zu sehen. Lassen Sie die negativen Gedanken über sich selbst los, »scheiden« Sie sie mit den körperlichen Prozessen »aus«, und beginnen Sie noch heute – mit Hilfe der Meditation – mit der Gestaltung eines schöneren Selbst.

Über Ihr Selbstbild

Nehmen Sie ein großes Stück Papier, Farbstifte, Wasserfarben oder was Sie sonst an Malutensilien im Haus haben, und malen Sie sich selbst. Sie brauchen kein Künstler zu sein. Seien Sie einfach neugierig auf das, was jetzt entsteht – und lesen Sie bitte erst dann weiter, wenn das Bild fertig ist.

Die Erläuterung des Gemäldes finden Sie am Ende der folgenden Übung (→ Seite 99). Lesen Sie die Auswertung aber bitte erst im Anschluß an die nun folgende Meditationsübung nach! Sie beeinflussen sonst, was Sie malen, und nehmen sich die Möglichkeit, viel Neues und Spannendes über sich selbst zu erfahren.

Bildmeditation: So sehe ich mich

Vorbereitung: Machen Sie es sich an Ihrem Ruheplatz (→ Seite 49) bequem, lesen Sie den folgenden Text aufmerksam durch, wie auf Seite 49 beschrieben. Entspannen Sie sich, und beginnen Sie mit der Meditationsübung. In dieser Übung sehen Sie sich selbst. Brechen Sie sie ab, wenn diese Begegnung Sie verwirrt. Suchen Sie Hilfe bei einem Fachmann, wenn Sie merken, daß Sie auf ein Problem gestoßen sind, das Sie belastet.

Betrachten Sie sich genau

> Übung: Ziehen Sie sich an Ihren inneren Erholungsort zurück; gehen Sie dort ein wenig spazieren. Genießen Sie es, übers Gras zu wandern. Waschen Sie sich ausgiebig an Ihrer Quelle.
> Betrachten Sie dabei einmal Ihren Körper genau und in allen seinen Teilen. Lassen Sie Ihren Blick über Füße, Beine, Hüften, Bauch und Brust nach oben wandern. Stellen Sie sich Ihren Rücken vor. Nehmen Sie Ihre Schultern, Oberarme, Unterarme und Hände wahr. Betrachten Sie, wie Ihr Hals Ihren Körper und Ihren Kopf miteinander verbindet, wie Ihre Haare und Ihre Gesichtszüge aussehen. Wenn Sie wollen, können Sie sich im Geist auch einen Spiegel auf die Wiese stellen, um sich die Eigenbetrachtung zu erleichtern.
> Fällt es Ihnen leicht oder schwer, sich selbst so zu sehen, wie Sie sind? Ist das Bild, das Sie von sich haben, deutlich, oder ist es unscharf? Können Sie sich ganz erkennen – von Kopf bis Fuß –, oder sehen Sie nur einige Körperteile? Sehen Sie sich so alt, wie Sie sind, oder sehen Sie sich jünger beziehungsweise älter? Entsprechen Ihr Erscheinungsbild und Ihre Größe dem Bild, das Sie morgens oder abends im Spiegel sehen? Nehmen Sie alles so genau wie möglich wahr.

Beenden Sie die Übung, wie auf Seite 51 beschrieben. Schreiben Sie sich anschließend alles auf, was Ihnen zu dem Bild, das Sie in der Übung von sich

Die Fastenwoche für Gesunde

gesehen haben, einfällt (zum Beispiel Ihr Alter, Ihre Größe, Ihre Figur). Denken Sie dabei an die Unterschiede, die Ihnen im Vergleich zu Ihrem wirklichen Aussehen aufgefallen sind.

Die beiden Bilder – was sie bedeuten können
Konnten Sie sich in der Meditationsübung überhaupt sehen? Nicht jeder hat auf Anhieb ein klares Bild von sich vor Augen, und vor allem Frauen können sich in dieser Übung nicht oder nur schlecht sehen. Der Grund dafür ist eine fehlende Selbstwahrnehmung. Gerade Frauen erleben sich häufig nur in ihrem Handeln als Mutter, in ihrer Funktion als berufstätige Frau oder in ihrer Rolle als Ehefrau oder Schwiegertochter. Sie haben selten Zeit, sich um sich selbst zu kümmern, und wissen daher wenig über sich. Geraten Sie nicht in Unruhe, wenn Sie sich nicht sehen konnten. Lassen Sie sich vielmehr Zeit damit, versuchen Sie es immer wieder aufs neue. Es bedarf der Übung, sich ebenso wichtig wie andere Menschen zu nehmen! Wenn Sie sich selbst sehen konnten, so wartet jetzt ein spannendes Erlebnis auf Sie. Vergleichen Sie zunächst einmal Ihr Gemälde mit Ihren Notizen zu dem Bild, das Sie in der Meditationsübung von sich gesehen haben.

Die Selbst-wahrnehmung verbessern

Wenn Sie nur Ihren *Kopf* gesehen (oder gemalt) haben, können Sie davon ausgehen, daß der Verstand in Ihrem Leben Regie führt, daß Sie dazu neigen, Bedürfnisse und Gefühle zu kontrollieren, zu unterdrücken oder zu verdrängen.
Wenn Sie nur Ihren *Körper* sehen konnten, aber nicht Ihren Kopf, so ist dies ein Hinweis darauf, daß Sie die Gefühlsbereiche besser wahrnehmen können als Ihren Verstandesbereich und Ihre Persönlichkeitsstruktur.
Wenn Sie sich *von der Seite* gemalt haben oder sich in der Entspannung so gesehen haben, sollten Sie versuchen, sich darüber klar zu werden, ob es Vorteile für Sie hat, nur eine Seite an sich wahrzunehmen.
Wenn Sie Ihre *Rückenansicht* dargestellt haben, orientieren Sie sich an einem Selbstbild, das aus der Vergangenheit stammt. Versuchen Sie einmal, dieses Bild Ihrem heutigen Selbst anzugleichen. Ich bin sicher, daß auch Ihre heutige Situation positive Seiten hat. Erkennen Sie sie, und Sie werden unbelasteter in der Gegenwart leben!
Die *Größe*, in der Sie sich wahrnehmen, spiegelt wider, wie Sie sich selbst im Verhältnis zu anderen Menschen einschätzen: Haben Sie sich in Ihrem Gemälde oder in der Meditationsübung größer gemacht, als Sie es in Wirklichkeit sind, weil Sie einen Menschen oder eine Situation beherrschen möchten? Überlegen Sie bitte, ob es nicht besser wäre, die Energie zur Veränderung der belastenden Situation zu nutzen.
Wenn Sie sich »*klein*« gemacht haben, wäre es einige Überlegungen wert, herauszufinden, warum oder vor wem Sie sich unwillkürlich ducken: Probieren Sie aus, was geschieht, wenn Sie sich aufrichten und Ihre volle Größe zeigen!
Haben Sie sich *nackt* gesehen? Kein Grund, sich zu schämen. Sie sind im Gegenteil in der Lage, den »nackten Tatsachen« über sich selbst ins Auge zu sehen. Wenn Sie sich selbst teilweise bekleidet haben, dann gibt es Seiten an Ihnen, die Sie lieber nicht so gerne anschauen.

Den Tatsachen ins Auge sehen

Die Fastenwoche für Gesunde

Leben Sie bewußt?

Betrachten Sie Ihr Selbstportrait noch einmal genau: Haben Sie sich *Augen und Ohren* gegeben? Wenn ja, so sind Sie bereit, zu hören und zu sehen und die Gegenwart zu erleben. Wenn an Ihrem Selbstbildnis aber Augen oder Ohren fehlen, kann es sein, daß es Dinge in Ihrem Leben – in der Vergangenheit oder Gegenwart – gibt, die Sie nicht sehen oder von denen Sie nichts hören wollen. Das mögen hilfreiche Schutzmaßnahmen sein, aber bedenken Sie bitte, daß Ihnen dadurch auch viel Schönes entgehen kann.

Stehen Sie auf Ihrem Bild *mit beiden Beinen auf dem Boden*, oder »hängen Sie in der Luft«? Die Art, wie Sie Ihre Füße und Beine gezeichnet haben, gibt Ihnen Auskunft über Ihr Verhältnis zu Ihren Gefühlen, dem »Boden« Ihrer Persönlichkeit. Auch die Darstellung der *Hände und Füße* sagt etwas über Ihr Gefühlsleben aus: Sind Arme und Hände, mit denen Sie Zärtlichkeit geben können, mit denen Sie sich aber auch Respekt verschaffen können – wenn Sie mit der Faust auf den Tisch schlagen –, deutlich gezeichnet und liebevoll ausgestaltet? Oder haben Sie sie weggelassen – weil emotionales Handeln Ihnen Schwierigkeiten bereitet? Interessant, aber nicht ungewöhnlich ist es, wenn Sie sich nicht Ihrem heutigen Alter gemäß, sondern sehr *viel jünger* dargestellt haben, als Sie heute sind. Die Erklärung ist, daß fast jeder im Lauf seines Lebens Erlebnisse zu verarbeiten hat, die ihn tief treffen und deshalb verändern. Während das Leben weitergeht, bleibt ein Teil von uns tief in unserem Inneren so zurück, wie wir vor dem Erlebnis waren: Die Erstgeborene, das einzige, über alles geliebte Kind (vor der Geburt der Geschwister), ein unbekümmertes Kind (vor dem ersten Schultag), ein fröhlicher, dünner Teenager (vor dem Eintritt in den Beruf), ein unternehmungslustiger junger Mann, der gerne flirtet (vor der Ehe), eine schlanke, auf sich selbst bedachte Frau (vor dem ersten Kind).

Sollten Sie sich so oder ähnlich gemalt haben, schütteln Sie nicht den Kopf über sich selbst, sondern überlegen Sie sich einmal, ob Ihre Sehnsucht, schlank zu werden, nicht damit zusammenhängt, daß Sie die Erinnerung an dieses einstmals unbekümmerte Dasein mit der Erinnerung an Ihren – damals – schlanken Körper verbinden?

Bildmeditation: Zuwendung

Der unterdrückte Teil des Selbst

In der folgenden Meditationsübung können Sie dem begegnen, wie Sie einmal waren. Darüber hinaus ist die Übung eine gute Möglichkeit, mit den Seiten Ihrer Persönlichkeit in Kontakt zu treten, die sich aus irgendeinem Grund weigern, sich Ihrer Gesamtentwicklung anzupassen. Meist sind es die Seiten, die sich jedem »Ich muß«, »Ich soll« und »Ich will« verweigern und die sich deshalb ein großes Maß an Lebenskraft und Selbstwertgefühl erhalten haben.

Oft wurden gerade diese sehr persönlichen Wesenszüge durch die Erziehung unterdrückt. In der Meditationsübung können Sie diesem Teil des eigenen Selbst Wertschätzung und Liebe entgegenbringen: Liebe, einfach fürs »Da-Sein«, nicht für irgendeine Leistung!

Die Fastenwoche für Gesunde

Vorbereitung: Machen Sie es sich an Ihrem Ruheplatz (→ Seite 49) bequem, lesen Sie den folgenden Text aufmerksam durch, wie auf Seite 49 beschrieben. Entspannen Sie sich, und beginnen Sie mit der Meditationsübung.

Lieben Sie das Kind, das Sie waren

Übung: Schließen Sie Ihre Augen, und gehen Sie an Ihren Erholungsort. Wenn Sie sich dort wohl fühlen, »zaubern« Sie sich zusätzlich so dorthin, wie Sie sich als Kind in Erinnerung haben. Gehen Sie dann gemeinsam zu Ihrer Quelle, waschen Sie sich gegenseitig ab, trinken Sie beide von dem Wasser, baden Sie gemeinsam, oder gehen Sie zu zweit spazieren. Sie können sich auch einfach nur in die Sonne setzen und sich miteinander unterhalten. Achten Sie einmal darauf, ob Sie einander Vertrauen entgegenbringen, ob Sie sich gegenseitig mögen und achten. Begegnen Sie dem Kind, das Sie einmal waren, nach Möglichkeit mit der Liebe und Wertschätzung, die Sie einer Freundin oder einem Freund entgegenbringen würden. Genießen Sie das Zusammensein, machen Sie ein Fest daraus!
Wollen Sie wissen, warum das Kind ein Kind geblieben ist? Dann fragen Sie es doch einfach nach dem Grund, und fragen Sie es, ob es Lust hat, älter zu werden. Bieten Sie ihm alle Unterstützung an, aber drängen Sie es nicht. Bedenken Sie bitte, daß dieses Kind in uns im Alltag meist stark unterdrückt worden ist und deshalb ein gesundes Maß an Mißtrauen besitzt. Erst wenn es überzeugt ist, daß Sie Ihre Zuwendung ernst meinen und wirklich bemüht sind, diesen Wesenszug zu leben, wird es eine Änderung seiner jetzigen Daseinsform zulassen. Bedanken Sie sich stets am Ende dieser Übung bei dem Kind dafür, daß es da war, und lassen Sie es dann in Liebe gehen.

Beenden Sie die Übung, wie auf Seite 51 beschrieben.

Zuwendung über das Essen?

Könnte es sein, daß Ihr »Kind« sich bisher die fehlende Zuwendung über Essen geholt hat? Lohnt es sich dann nicht ganz besonders, von jetzt an den direkten Weg der Begegnung zu nutzen und fehlende Zuwendung und Aufmerksamkeit auszugleichen?

Meditation zum dritten Fastentag

Im Laufe des Lebens ist in Ihrem Unterbewußtsein ein Bild Ihres Körpers entstanden: Seine Ausmaße, seine Sensibilität, sein Gesundheitszustand – all das ist im Unterbewußtsein gespeichert und bestimmt das Bild, das wir von uns haben. Es ist uns nur zum Teil oder gar nicht bewußt. Die heutige Meditationsübung ermöglicht es Ihnen, Ihr Körperbild unter dem emotionalen Gesichtspunkt zu erforschen und somit Ihrem Unterbewußtsein auf die Spur zu kommen. Eine Voraussetzung vor jeder Wandlung ist die Erkenntnis des ursprünglichen Zustandes!

Bildmeditation: Mein Körperbild

Vorbereitung: Machen Sie es sich an Ihrem Ruheplatz (→ Seite 49) bequem, lesen Sie den folgenden Text aufmerksam durch, wie auf Seite 49 beschrieben. Entspannen Sie sich, und beginnen Sie mit der Meditationsübung.

Die Fastenwoche für Gesunde

Vergleichen, aber nicht werten

> Übung: Ziehen Sie sich an Ihren Erholungsort zurück. Nehmen Sie sich Zeit, Ihr Körperbild zu betrachten. Was gefällt Ihnen? – Was mögen Sie nicht so gerne? – Was lehnen Sie ab? Wenden Sie sich nun Ihren Wesenszügen zu: Empfinden Sie sich als besonders weiblich oder männlich? – Sind Sie eher ein Kumpel? – Sind Sie zart besaitet? – Stehen Sie mit beiden Beinen fest im Leben? Was Ihnen auch ein- oder auffällt – registrieren Sie es einfach, werten Sie nicht! Versuchen Sie dann, ein Idealbild von sich zu entwerfen:
> Was an Ihrem Körper würden Sie ändern? – Würden Sie auch Wesenszüge ändern? – Wenn ja, welche? Betrachten Sie dieses Idealbild genau, werten Sie nicht, versuchen Sie aber, es mit Ihrem Körperbild zu vergleichen. Wenn es nichts mehr zu entdecken gibt, so bedanken Sie sich bei Ihrem Körperbild und bei Ihrem Idealbild.

Beenden Sie die Übung, wie auf Seite 51 beschrieben.

Die inneren Bilder – was sie bedeuten können

Wirklichkeit und Wunschbild

Bei vielen von uns unterscheidet sich ihr wirkliches Aussehen sehr von dem, wie sie aussehen möchten – ein Widerspruch zwischen Realität und Ideal, der sehr belastend sein kann. Auch die Autorin dieser Meditationsübungen hat an sich festgestellt, wie sinnvoll es ist, den Ursachen dieses Widerspruchs auf den Grund zu gehen:

»Trotz so mancher Diätversuche nahm ich während der Pubertät zu. Die ganze Zeit schwebte mir dabei ein Bild vor Augen: Ich sah mich selbst als eine wunderbar schlanke Frau, die aufreizende Kleider trug und der die Männer nachschauten. In Wirklichkeit trug ich wallende Kleider, weite Hosen, war ein netter Kumpel, mit dem man Pferde stehlen konnte, und scheute den Kontakt mit Männern. Erst Jahre später geschah es in einer Fastenmeditation, daß ich erkannte, wie puppenhaft, kalt und arrogant diese Frau war, von der ich mir ein Bild gemacht hatte. Schlagartig wurde mir klar, daß mich in Wirklichkeit dieses Traumbild zutiefst erschreckte – es entpuppte sich als Alptraum, den ich aufgab. Nach und nach wurde auch meine Beziehung zu Männern natürlich.«

Wenn auch Sie in der Meditationsübung festgestellt haben, daß zwischen Ihrem Körperbild und Ihrem Idealbild große Unterschiede bestehen, kann es sein, daß Sie einen ähnlichen Traum mit sich herumtragen. Es ist gut möglich, daß dieser Traum Sie so beschwert, daß Sie ihn in Pfunden mit sich herumtragen.

Wenn Ihr Körperbild und Ihr Idealbild sich in den Wesenszügen nicht voneinander unterscheiden, sondern wenn Sie sich eigentlich mögen und nur gerne etwas lebenslustiger wären oder schicker gekleidet, haben Sie es leichter. Sagen Sie nicht länger: »Wenn ich schlank bin, dann kaufe ich mir ein Blumenkleid und gehe aus.« Kaufen Sie sich ein Blumenkleid, und gehen Sie aus! Niemand wird über Sie lachen, es sei denn, Sie fürchten es so sehr, daß Sie förmlich darauf »warten«.

Vielleicht haben Sie sich gar nicht schlank gesehen, dann existiert in Ihnen keine »schlanke« Ausgabe Ihrer selbst. Wollen Sie wirklich abnehmen, oder geben Sie

Die Fastenwoche für Gesunde

einer Forderung von außen nach? Die Existenz einer inneren schlanken Version von sich selbst ist die Voraussetzung, um wirklich schlank zu sein!

Bildmeditation: Die neue Erscheinung
Vorbereitung: Machen Sie es sich an Ihrem Ruheplatz (→ Seite 49) bequem, lesen Sie den folgenden Text aufmerksam durch, wie auf Seite 49 beschrieben. Entspannen Sie sich, und beginnen Sie mit der Meditationsübung.

Begegnung der Bilder, die Sie von sich haben

> Übung: Bitten Sie Ihr Selbstbild und Ihr Idealbild zu sich an Ihren Erholungsort. Machen Sie es sich dort bequem, und lassen Sie die beiden Besucher miteinander reden: Jeder darf ausführlich zu Wort kommen und berichten, warum er so ist, wie er ist, warum er sein Aussehen gewählt hat und wie er mit dem Leben umgeht. Hören Sie zu, und greifen Sie nicht ein!
> Wenn die beiden sich nichts zu sagen haben oder wenn sie sich lange genug unterhalten haben und ihnen nun nichts mehr einfällt, dann begleiten Sie die beiden zur Quelle, wo sie baden können. Verabschieden Sie sich dann, und geben Sie ihnen einen Auftrag mit auf den Weg: die Bitte, nach einer Lösung für das Problem zu suchen, daß zwei Bilder Ihres Körpers in Ihnen existieren. Sie selbst bleiben zurück.

Beenden Sie die Übung, wie auf Seite 51 beschrieben.
Sagen Sie sich bitte, daß diese beiden Bilder, die Sie von sich haben, in Ihnen leben. Jedes hat seine Vorzüge, beide arbeiten für Sie. Sie selbst aber sollten jetzt versuchen, eine Verschmelzung der beiden zuzulassen.
Übertragen Sie, was Ihnen gefallen hat, von einem Bild auf das andere. Je mehr Zeit Sie sich dabei lassen, desto stabiler und »lebensfähiger« wird Ihr neues »Bild«.

Der Trick mit dem Klebebild
Wenn Sie Ihr Körperbild ändern wollen, erleichtert Ihnen ein Klebebild, sich eine Vorstellung davon zu machen, wie Sie aussehen möchten. Als Sie sich selbst gezeichnet haben, haben Sie das Selbstbild kennengelernt, das Ihr Unterbewußtsein von Ihnen geformt hat. Wenn Sie jetzt ein Klebebild von Ihrem zukünftigen Aussehen machen, kehren Sie diesen Mechanismus um. Sie veranlassen Ihr Unterbewußtsein, sich ein neues Bild von Ihnen zu machen.

»Werbung« für Ihr Unterbewußtsein

Nehmen Sie ein Foto von sich, auf dem Sie Ihr Gesicht mögen, und suchen Sie einen Körper, wie er Ihren Vorstellungen entspricht, aus einer Illustrierten aus.
Kleben Sie nun aus Ihrem Kopf und Ihrem »Traumkörper« ein Klebebild, eine Collage, zusammen. Dabei sollten Sie drei wesentliche Punkte beachten:
- Das Foto sollte neu sein,
- Kopf und Körper müssen in den Proportionen zueinander passen,
- der »neue Körper« sollte in seinen Ausmaßen und seiner Bekleidung Ihrem Typ entsprechen. Wenn Sie sportlich sind, sollten Sie also weder Nadelstreifenanzug noch Rüschenkleid wählen.

Die Fastenwoche für Gesunde

Fällt Ihnen bei der Collage auf, wie fremd das neue Erscheinungsbild ist? Lassen Sie es täglich auf sich einwirken. So wird es Ihnen vertraut und nach und nach vor Ihrem inneren Auge lebendig. Spielen Sie in Ihren Gedanken mit dieser schlanken Person mehrere Ihrer eigenen Lebenssituationen durch, um sich ihrer sicherer zu werden. Lassen Sie sich Zeit, vertrauen Sie diesem neuen Bild, dieser neuen »Schöpfung« Ihrer selbst.

Vertrauen Sie dem neuen Bild

Zunehmen? – Abnehmen?
Für eine Gewichtsreduktion wird häufig das Wort »abnehmen« verwendet. Gehören Sie zu den Menschen, die mehr essen, sobald Sie ans Abnehmen denken?
Dann sind Sie sicherlich in Ihrem ganzen Wesen darum bemüht, sich zu entfalten, Ihr Leben schöner zu gestalten, sich auszudehnen. Mit dem Wort »abnehmen« assoziieren Sie Einschränkung und Reduktion Ihrer selbst – und zwar auf allen Ebenen.
Berücksichtigen Sie diese Ihnen wahrscheinlich bisher unbewußte Reaktion Ihres Wesens, streichen Sie das Wort »abnehmen« aus Ihrem Vokabular. Wenn Sie sich Gewichtsreduktion als »Verbesserung«, »Verschönerung« oder »Entfaltung« denken und dabei nicht »Einschränkung« assoziieren, wird es Ihnen leichter fallen, Ihr neues Körperbild zu verwirklichen.
Berücksichtigen Sie diesen Wesenszug auch in Ihrem Erscheinungsbild: Sie wollen Platz einnehmen und an Kraft und Lebensfreude zunehmen – nicht abnehmen.

Meditation zum vierten Fastentag
Das Prinzip der Meditationsübungen des ersten und des dritten Fastentages war einander ähnlich: Es ging darum, wahrzunehmen, was bisher war (Eßfantasie und Körperbild). Wichtig dabei war, die mit dem Essen verbundenen Gefühlselemente kennenzulernen, Ihr altes Körperbild zu erkennen und es Ihrem Idealbild gegenüberzustellen. Ziel der Meditationsübungen war auch immer, einen Kontakt zwischen bisher Gegensätzlichem herzustellen: Bewußtes und Unbewußtes, Altes und Neues, Reales und Gewünschtes in Ihnen sollten einander begegnen, um gemeinsam und – sozusagen unter Ihrer Leitung – zu etwas Neuem zu werden, das mit allen Ihren Seiten im Einklang steht.

Schlankwerden ganz von selbst

Wenn sich Ihre Kräfte so in einem gemeinsamen Ziel treffen, werden Sie innerlich ausgeglichener. Sie werden erleben, wie diese seelische Ausgeglichenheit sich mehr und mehr auch äußerlich ausdrückt: Ihre Bewegungen werden harmonisch, Ihr Rücken richtet sich auf, Ihr Körper strafft sich, und wahrscheinlich werden Sie »ganz von selbst« auch so schlank, wie Sie es sich in Ihrem Innersten vorstellen.

Bildmeditation: Ich mag mich
In der folgenden Übung zeigen wir Ihnen einen Weg, mit Gefühlen so umzugehen, daß sie alltäglich werden – wie ein bockiges Kind, das durch liebevolle Zuwendung ansprechbar wird.
Vorbereitung: Machen Sie es sich an Ihrem Ruheplatz (→ Seite 49) bequem, lesen Sie den folgenden Text aufmerksam durch, wie auf Seite 49 beschrieben.

Die Fastenwoche für Gesunde

Entspannen Sie sich, und beginnen Sie mit der Meditationsübung.
In dieser Übung erfahren Sie, ob Sie sich mögen oder nicht. Brechen Sie die Übung ab, wenn Bilder, Gedanken oder Empfindungen in der Meditation Sie verwirren. Suchen Sie Hilfe bei einem Fachmann, wenn Sie merken, daß Sie auf ein Problem gestoßen sind, das Sie belastet.

Im Gespräch mit sich selbst

Übung: Ziehen Sie sich an Ihren Erholungsort zurück, gehen Sie dort zunächst ein wenig spazieren, baden Sie, oder trinken Sie vom Quellwasser. Lassen Sie sich dann an einem ruhigen Plätzchen nieder (Sie können auch eine Bank, Stühle oder Sessel aufstellen). Wenn Sie bequem sitzen, »verdoppeln« Sie sich einfach einmal. Lassen Sie sich selbst als Ihren eigenen Gesprächspartner entstehen, und machen Sie es sich wie bei einem lieben Besuch zusammen gemütlich. Nun unterhalten Sie sich mit sich selbst. Erzählen Sie sich von Ihren Kümmernissen, von Ihren Sorgen, Ängsten, Wünschen, Hoffnungen und von Ihrem Alltag. Hören Sie sich selbst mit der Herzlichkeit, Wertschätzung und Toleranz zu, mit der Sie jedem lieben Freund begegnen würden.
Seien Sie aber auch ehrlich! Wenn Sie Ihr Gegenüber als Konkurrenz, als Feind oder als Bedrohung empfinden, dann tun Sie nicht so, als wäre alles in Ordnung: Streiten Sie sich zunächst ruhig, Sie werden den anderen bald besser kennenlernen. Nur so kann in Ihnen ein wirklicher Friede entstehen. Nach diesem Gespräch sollten Sie gemeinsam etwas unternehmen: Gehen Sie baden oder spazieren, klettern Sie auf Bäume oder tanzen Sie.

Beenden Sie die Übung, wie auf Seite 51 beschrieben.

Das innere Erlebnis – was es bedeuten kann
Wie haben Sie sich gefühlt, als Sie sich selbst begegnet sind? Haben Sie Ablehnung gespürt? – Standen Sie sich selbst kritisch gegenüber? – Haben Sie sich Vorwürfe gemacht? – Oder mochten Sie sich und haben sich gefreut, sich selbst zu begegnen?
Versuchen Sie, sich genau an Ihre Reaktion zu erinnern: So stehen Sie sich selbst gegenüber. Die Art, wie Sie mit sich selbst umgehen, bestimmt die Art, in der andere mit Ihnen umgehen, weil Sie es so gewohnt sind, weil Sie es zulassen.

Über den Selbstwert
Viele von uns haben als Kind erlebt, daß die Eltern ihre Wesenszüge abgelehnt haben – sie haben erlebt, daß sie in ein »Familienschema gepreßt« wurden, damit sie sich gut »handhaben« ließen. Die meisten von uns haben gelernt, etwas zu leisten (Karriere, Attraktivität, Zuverlässigkeit), um geliebt zu werden. Doch das »Kind« in jedem von uns sehnt sich danach, allein dafür geliebt zu werden, daß es da ist – so, wie es nun mal ist.

Leistung, um geliebt zu werden

Die Fastenwoche für Gesunde

Sollten Sie ähnliches erlebt haben, machen Sie bitte Ihren Eltern keinen Vorwurf daraus. Es ist menschlich, den anderen zu »seinem Besten« formen zu wollen – Sie selbst tun es mit sich auch! Versuchen Sie jetzt bitte nicht, bestimmte Seiten Ihres Wesens auf Kosten anderer Menschen auszuleben, ein solcher Versuch wäre ein Beweis dafür, daß Sie eben nicht in Harmonie mit sich selbst leben. Sie haben vielmehr die Möglichkeit, alle Teile Ihres Selbst – die »guten« wie die »schlechten« – zu einem ausgewogenen, lebensfähigen Ganzen zusammenzufügen. Betrachten Sie diese Möglichkeit als Aufgabe!

Nutzen Sie Ihre Chance

Daß dieses Zusammenfügen, diese Integration, wünschenswert ist und »funktionieren« kann, zeigt Ihnen vielleicht das folgende Beispiel: Solange Sie sich über einen Wesenszug Ihres Partners ärgern und an ihm herumnörgeln, wird es immer wieder um diesen Punkt Streit geben. Denn um seines Selbstwertes willen muß Ihr Partner seine Eigenschaft verteidigen und beibehalten. Probieren Sie es einmal anders: Sobald Sie diesen Zug akzeptieren, wird er vermutlich verschwinden, oder aber Sie werden in der Lage sein, ruhig, souverän und liebevoll zu reagieren. Wichtig dabei ist, daß Sie diesen Wesenszug tatsächlich akzeptieren und nicht nur so tun als ob.

Dieses Prinzip wirkt bei Ihnen selbst noch viel besser. Je mehr Sie lernen, sich so zu akzeptieren, wie Sie jetzt sind, desto einfacher werden Sie es mit sich selbst haben, desto unbeschwerter werden Sie – innerlich und äußerlich.

Bildmeditation: Ich bin wertvoll und liebenswert
Die folgende Meditationsübung bietet Ihnen die Möglichkeit zu spüren, wie wertvoll Sie sind, und Sie können lernen, sich selbst zu lieben und zu schätzen.
Vorbereitung: Machen Sie es sich an Ihrem Ruheplatz (→ Seite 49) bequem, lesen Sie den folgenden Text aufmerksam durch, wie auf Seite 49 beschrieben. Entspannen Sie sich, und beginnen Sie mit der Meditationsübung.

Sich selbst in Liebe begegnen

Übung: Bevor Sie die Übung beginnen, machen Sie sich bewußt, daß Sie sich jetzt selbst in Liebe begegnen werden; nehmen Sie die Bereitschaft dazu mit in die Meditationsübung. Ziehen Sie sich dann an Ihren Erholungsort zurück und »verdoppeln« Sie sich noch einmal. Versuchen Sie zu spüren, daß Ihnen vor Freude ganz warm ums Herz wird, weil Sie jemandem begegnen, den Sie lieben und schätzen. Lassen Sie sich Zeit, diese Gefühle wahrzunehmen.
Geben Sie nicht auf, auch wenn es Ihnen am Anfang nicht gleich gelingt, sich selbst positive Gefühle entgegenzubringen. Wenn Sie spüren, wie gern Sie einander haben, umarmen Sie einander, und besprechen Sie eine Möglichkeit, in Zukunft zusammenzuwirken. Wenn Ihnen das nicht möglich ist, so bitten Sie einfach Ihren Gesprächspartner, gemeinsam mit Ihnen eine Lösung zu finden. Bedanken Sie sich für das Gespräch.

Beenden Sie die Übung, wie auf Seite 51 beschrieben.

Die Fastenwoche für Gesunde

Machen Sie sich keine weiteren Gedanken – der »Appell an beide Seiten« wird seine Wirkung tun, es werden Ihnen ganz von selbst Lösungen einfallen.

Warum esse ich eigentlich soviel?
Wenn Sie in der Meditation mit der Seite in Ihnen Bekanntschaft gemacht oder sogar Freundschaft geschlossen haben, die zuviel ißt, dann wissen Sie jetzt ein bißchen mehr darüber, warum Sie so essen, wie Sie essen: aus Angst vor begehrlichem Männerblick, aus lauter Sehnsucht nach den gemeinsamen Mahlzeiten im Elternhaus, in Erinnerung an einen wunderschönen Urlaub oder weil Sie wirklich groß und stark werden wollten, wie es Ihre Eltern immer gewünscht haben. Wenn Sie diese Seite in sich verstehen und akzeptieren, können Sie Ihr Übergewicht verlieren: Sie werden ausgeglichener – und Ihr Körper wird ausgeglichener. Doch das braucht seine Zeit!
Sie werden sicher auch wieder »undisziplinierte Eßphasen« durchmachen, essen Sie dann mit Vergnügen – Sie werden sehen, es ist schnell vorüber! Solche Momente können aber auch gefährlich sein – dann nämlich, wenn Sie dafür kritisiert werden, daß Sie undiszipliniert sind. Im schlimmsten Fall geraten Sie erneut in einen Teufelskreis.

Sich Schritt für Schritt ändern

Sie nehmen die Kritik an (weil ein Teil von Ihnen Ihrer neuen Entwicklung nicht traut und sich undiszipliniert findet), »verdammen« Ihre übergewichtige Seite und setzen wieder Ihre volle Kraft ein, um sie zu »disziplinieren«. Doch schon nach wenigen Tagen bricht die Seite von Ihnen, die Sie nicht annehmen konnten, mit Macht hervor, und Sie essen wie früher: nämlich zuviel, mit schlechtem Gewissen und dem festen Vorsatz: »Das ist der letzte Happen.«
Wie würde die bessere Lösung aussehen? Wenden Sie sich nach der Kritik, Sie seien undiszipliniert, an Ihre innere, übergewichtige Bedürfnisseite, und führen Sie mit Ihr etwa folgendes Gespräch: »Komm, laß dich von diesem Menschen nicht verletzen. Ich weiß, daß du nicht undiszipliniert bist, sondern nur zu wenig von mir beachtet wirst. Bisher war es deine einzige Möglichkeit, dich zur Wehr zu setzen. Andererseits würde ich gerne weniger essen und schlank sein. Bitte unterstütze mich dabei. Teile mir deine wirklichen Bedürfnisse deutlich mit. Ich werde mich bemühen, sie zu berücksichtigen. Es wird vielleicht nicht sofort klappen, aber mit ein bißchen Übung werden wir ein erfolgreiches Gespann; selbst wenn wir dann noch einige Male stolpern – wir sind wertvoll. Wir brauchen eine solche Kritik von einem anderen Menschen nicht anzunehmen.«

Harmonie mit der anderen Seite

Je häufiger Sie der Kritik an Ihren Schwachpunkten auf diese Weise begegnen, desto schneller werden Sie mit Ihrer anderen Seite in Harmonie kommen, um mit ihr gemeinsam neue Wege zu mehr Selbstachtung und Eigenliebe zu finden.

Die Fastenwoche für Gesunde

Meditation zum fünften Fastentag

Mit Hilfe der Meditationsübungen der letzten Tage konnten Sie viel »Ballast abwerfen« und sich seelisch und geistig regenerieren. Sie haben viel in sich verändert –

Grund zur Freude

ein Grund, froh zu sein und zu »strahlen«. Ich möchte Sie deshalb in der folgenden
Meditationsübung mit der Vorstellung von Licht in Ihrem Inneren vertraut machen –
einem Licht, das Sie in sich selbst tragen und das Sie, so weit Sie es wollen, aus sich
herausstrahlen lassen können.

Bildmeditation: Strahlen Sie

Etwas oberhalb des Bauchnabels liegt das Sonnengeflecht (Solarplexus), das
seelische Energiezentrum. Legen Sie während der Übung eine Hand auf diesen
Bereich, und konzentrieren Sie sich auf das Energiezentrum. Sie werden spüren, wie
die Wärme der Hand Ihnen hilft, sich die Wärme und das Licht der Energiequelle
vorzustellen.
Vorbereitung: Machen Sie es sich an Ihrem Ruheplatz (→ Seite 49) bequem, lesen
Sie den folgenden Text aufmerksam durch, wie auf Seite 49 beschrieben.
Entspannen Sie sich, und beginnen Sie mit der Meditationsübung.

Entdecken Sie »die Sonne« in sich

Übung: Konzentrieren Sie sich auf Ihr Sonnengeflecht. Stellen Sie sich vor, daß
dort eine Sonne scheint, die immer stärker strahlt. Stellen Sie sich vor, wie diese
Sonne ihre Strahlen bis in Ihre Zehen schickt, fühlen Sie, wie Ihr ganzer
Unterkörper dabei erwärmt wird. Nun wandert das Licht in den Oberkörper,
wandert bis in die Fingerspitzen und füllt schließlich Ihren ganzen Kopf mit Licht.
Wenn Ihnen die Vorstellung gefällt, so lassen Sie »Ihre Sonne« über den ganzen
Körper hinausstrahlen.
Genießen Sie die Wirkung des Lichts in der Intensität, die Ihnen entspricht.
Bleiben Sie so lange in der Meditation, wie Sie es wünschen. Nehmen Sie dann
das Licht Schritt für Schritt zurück, und lösen Sie es auf.

Beenden Sie die Übung, wie auf Seite 51 beschrieben.

Die Bedeutung der Übung: Selbstheilungskräfte stärken

Diese Meditationsübung stärkt die Selbstheilungskräfte der Seele und des Körpers.

Licht als heilende Energie

Wenn das Licht nicht Ihren ganzen Körper durchströmen konnte, seien Sie nicht
irritiert: Kranke Körperteile oder Körperbereiche, die Sie bislang abgelehnt haben,
sind in der Meditation nicht »lichtdurchlässig«. Lassen Sie sich Zeit, wiederholen Sie
die Übung ab und zu. Von Mal zu Mal wird mehr Licht durch Ihren Körper fließen,
das Wohlbefinden wird sich steigern.
Eine Abwandlung dieser Übung ist die Herzmeditation: Dabei ist das Herz die Quelle
der Sonnenstrahlen, die durch den Körper und darüber hinaus leuchten können. Die
Kraft dieser Übung kann alte Wunden der Seele heilen, sie kann ganz behutsam
Mauern auflösen, die Sie nach seelischen Verletzungen um sich herum aufgebaut
haben und die Sie nun nicht mehr brauchen. Lassen Sie die Wärme Ihres Herzens in

Die Fastenwoche für Gesunde

jeden Winkel Ihres Körpers gelangen. Freuen Sie sich über die Liebe, die durch Sie hindurchfließt.

Wenn die Lichtmeditation Ihnen gefallen hat, dann sollten Sie versuchen, mehr »Farbe in Ihr Leben zu bringen«, denn jeder Lichtstrahl besteht aus den Farben des Regenbogens – und Licht ist Energie. Nutzen Sie die Farbkraft des Lichts in Ihrem Alltag.

Bildmeditation: Farben wählen
Vorbereitung: Machen Sie es sich an Ihrem Ruheplatz (→ Seite 49) bequem, lesen Sie den folgenden Text aufmerksam durch, wie auf Seite 49 beschrieben. Entspannen Sie sich, und beginnen Sie mit der Meditationsübung.

> Übung: Ziehen Sie sich an Ihren Erholungsort zurück, machen Sie einen kleinen Spaziergang. Stellen Sie sich vor, daß ein Farbstrahl auf Sie hinunterfließt, zum Beispiel aus dem All. Lassen Sie die Farbe, die spontan erscheint, vom Scheitel bis zu den Füßen über Ihren Körper fließen – so lange, bis Sie das Gefühl haben, daß es genügt.

Beenden Sie die Übung, wie auf Seite 51 beschrieben.

Die Farben – was sie bedeuten können

»Ihre« Farbe hilft Ihnen

Je nach Lebenssituation haben Sie Ihre Farbe gewählt, abhängig von der Kraft, die Sie brauchen. Rosa, das die reine Liebe symbolisiert, gibt uns Kraft, seelische Verletzungen zu überwinden. Blau stärkt unsere Seelenkräfte. Orange schenkt uns innere Spannkraft, gelb belebt unseren Verstand. Rot signalisiert Lebenskraft und Lebensfreude. Nehmen Sie stets die Farbe, die spontan vor Ihrem inneren Auge erscheint: Vertrauen Sie Ihrer Seele, sie weiß sehr genau, welche Kraft Sie gerade am nötigsten brauchen!

**Die Vorbereitung auf
die Aufbautage** 112
Was will ich nach dem Fasten erreichen? 112
Umschalten von Fasten auf Essen 113
Der stufenweise Kostaufbau 114
Grundregeln für das Essen nach
  dem Fasten 116
Der Einkauf für die Aufbautage 116
Einkaufsliste für den ersten und zweiten
  Aufbautag 117

Der Körper in der Aufbauzeit 118
Die Saftproduktion 118
Der Kreislauf 118
Der Wasserhaushalt 118
Die Fasten-»Nachwehen« 119
Aufbaufehler 119

Der erste Aufbautag 120
Was Sie heute tun sollten 120
Thema des Tages: Fastenbrechen 121
  Die Sache mit dem Apfel 121
  Das erste Essen: meditativ 121
  Bewußt essen in den Aufbautagen 122
Der Speiseplan für den
  ersten Aufbautag 123
Rezepte 124
  Kartoffel-Gemüse-Suppe 124
  Tomatensuppe 124
Meditatives 125

Der zweite Aufbautag 125
Was Sie heute tun sollten 125
Thema des Tages:
Der Darm kommt in Gang 125
Weitere Aufbautage? 127
Der Speiseplan für den zweiten Aufbautag 127
Rezepte 128
  Weizenschrotsuppe 128
  Blattsalat 128
  Pellkartoffeln 128
  Möhrengemüse 128
  Bioghurt mit Sanddorn und Leinsamen 129
  Möhrenrohkost 129
  Getreide-Gemüse-Suppe 129
  Dickmilch mit Leinsamen 130
Meditatives 130

Das Fasten richtig beenden

**Empfehlungen für weitere
Aufbautage 130**
Einkaufsliste für den dritten bis sechsten
    Aufbautag 130
Was Sie an jedem Aufbautag tun sollten 132
Der dritte Aufbautag 132
    Vorschlag 1: Frischkost 133
    Birchermüsli 133
    Rote-Bete-Frischkost 133
    Vorschlag 2: Warme Gerichte 134
    Sauerkraut-Frischkost 134
    Vorschlag 3: Vollwertkost 135
    Hafermüsli 135
    Naturreis neapolitanische Art 136
    Zucchini-Tomaten-Gemüse 136
    Apfelquark 137
    Sauerkrautsalat 137
    Hüttenkäsebrote 137
Der vierte Aufbautag 138
    Roggen-Apfel-Müsli 138
    Sellerierohkost 138
    Haferbratlinge 139
    Kohlrabigemüse 139
    Dickmilch mit Erdbeeren 140
    Gurkensalat 140
    Brote mit Apfel-Meerrettich-Quark 140

Der fünfte Aufbautag 141
    Nußquark-Müsli 141
    Rettichsalat 142
    Hirsotto 142
    Tomaten-Zwiebel-Sauce 142
    Broccoligemüse 143
    Himbeertraum 143
    Chicoréesalat 143
Der sechste Aufbautag 144
    Vital-Müsli 144
    Kohlrabirohkost 145
    Bircher-Kartoffeln 145
    Grüne Quarksauce 145
    Obstsalat 146
    Tomatensalat 146
    Roquefortbirne 146

**Meditatives Erleben in den
Aufbautagen 147**
Meditation am ersten Aufbautag 147
    Über die Kraft der Gedanken 147
    Bildmeditation: Nahrungsmittel sind
        Lebens-Mittel 147
    Die inneren Bilder – was sie bewirken
        können 148
    Essen im Einklang mit sich selbst 148
    »Gesegnete Mahlzeit« 148
Meditation am zweiten Aufbautag 149
    Bildmeditation: Herzmeditation 149
    Die inneren Bilder – was sie bedeuten
        können 150
    Nutzen Sie Ihre Herzenskräfte 151
Meditation in den weiteren Aufbautagen 151

Das Fasten richtig beenden

Die Vorbereitung auf die Aufbautage

Sie haben erfolgreich gefastet und stehen davor, Ihren Körper langsam wieder an feste Nahrung zu gewöhnen. Sie fühlen sich »wie neugeboren«, vor allem gesünder und leistungsfähiger, und möchten gerne, daß dieser Zustand möglichst lange anhält. Jetzt ist für Sie der richtige Augenblick gekommen, um sich die Erfolge der Fastenzeit noch einmal im einzelnen bewußt zu machen.

Was will ich nach dem Fasten erreichen?

Den Erfolg vor Augen führen

Je deutlicher Sie sich den Gewinn des Fastens vor Augen führen, um so mehr wird Ihnen daran liegen, möglichst viel davon für die Zeit nach dem Fasten zu erhalten. Nehmen Sie deshalb jetzt Ihr Fastenprotokoll zur Hand und vergleichen Sie.

Mein Gewinn durch Fasten:
- Ich habe Übergewicht verloren.
  Wieviel wog ich vor dem Fasten, wieviel wiege ich jetzt?
- Beschwerden, die mir vor dem Fasten zu schaffen machten, haben sich gebessert, sind ganz verschwunden. Welche Beschwerden waren es?
- Ich fühle mich entlastet, von Ballast befreit.
  Wie äußert sich dieses Gefühl bei mir?
- Ich habe während des Fastens verzichten gelernt.
  Auf was konnte ich verzichten?
- Ich habe meine körperliche und geistige Leistungsfähigkeit wiedererlangt.
  Wie stand es damit vor dem Fasten?
- Ich habe neue Einsichten bezüglich meiner Lebensführung gewonnen.
  Welche sind dies im einzelnen?

Machen Sie sich die Mühe, Ihre persönliche Erfolgsbilanz, aber auch Ihre Vorsätze aufzuschreiben. Es ist eine alte Erfahrung, daß man sich Geschriebenes, das man in Ruhe immer wieder lesen kann, leichter einprägt und damit leichter in den Alltag übernehmen kann. Aus unserer Erfahrung mit vielen Menschen, die wir durch das Fasten geführt haben, wissen wir, daß es trotz aller guten Vorsätze schwierig ist, die vielen schönen Früchte des Fastens für den Alltag zu bewahren. Sicher haben auch Sie einen Sack voll guter Vorsätze. Leider pflegen solche Säcke ein Loch zu haben, aus dem ein guter Vorsatz nach dem anderen herausfällt, sobald Sie wieder in das Alltagsgeschehen eingespannt sind. Trotzdem: Vorsatzliste jetzt, nicht später! Bitte überlegen Sie sich, welche Ziele Sie für den Alltag haben:

Meine Vorsatzliste

Meine Ziele für den kommenden Alltag
- Ich möchte mein Gewicht halten oder weiter vermindern.
  Was möchte ich halten? Welches ist mein Zielgewicht? (→ Seite 168)?
- Ich möchte meine frühere Figur wiedergewinnen.
  Wie sehe ich mich? Ist das realistisch? Prüfen Sie Ihr Körperbild (→ Seite 101).

Das Fasten richtig beenden

- Ich möchte gesund sein und bleiben. Was nehmen Sie sich vor? Sport?
  Nahrung? Tagesrhythmus? Kneippen?
  Vielleicht aber streben Sie andere Ziele an:
- Ich möchte in Zukunft maßvoll essen.
  Dann üben Sie mit den Anleitungen Seite 178.
- Ich möchte mich und meine Familie biologisch wertvoll ernähren.
  Ab Seite 190 erhalten Sie alle nötigen Informationen.
- Ich möchte genießen lernen und damit mehr Freude am Leben haben.
  Legen Sie jetzt fest, wie Sie sich das vorstellen.
- Ich möchte mich selbst finden und verwirklichen.
  Das Kapitel »Pflegen Sie Ihre Seele: mit Meditation den Alltag bereichern«
  (→ Seite 173) wird Sie führen.

Erworbene Fähigkeiten behalten

Es kann sein, daß diese Ziele zu hoch gesteckt sind und Sie den Weg noch nicht erkennen, auf dem sie zu erreichen sind. Erinnern Sie sich an Ihre Fastenerfahrungen und daran, welche Fähigkeiten Sie erworben haben. Das Erleben, Probieren, Wagen und Studieren ist mit dem Fasten nicht beendet. Ganz sicher ist es nicht unsere Absicht, Sie auf bestimmte Ernährungs- und Trinkregeln einzuschwören. Wir möchten Sie vielmehr anregen, sich mit Ihrem bisherigen Lebensstil kritisch auseinanderzusetzen. Mit diesem Buch verfolgen wir nicht die üblichen Ziele eines Diätbuches. Wir möchten Ihnen helfen, einige Vorsätze zu verwirklichen:

Vorsätze für die Nachfastenzeit
- Einfacher leben.
- Sich vollwertig ernähren.
- Das Prinzip Fasten in den Alltag einführen.
- Nahrung bewußter aufnehmen.
- Sich an sinnvolle Eßkultur erinnern.
- Das Leben von innen her gestalten.

Umschalten von Fasten auf Essen

Die Rückkehr zum Essen

Wir kennen bereits den Satz von George Bernhard Shaw: »Jeder Dumme kann fasten, aber nur ein Weiser kann das Fasten richtig abbrechen.« Warum kann das so kompliziert sein? »Aufbau« heißt zunächst nichts anderes als Kostaufbau und damit Wiederaufbau täglicher Stoffwechsel- und Verdauungsfunktionen. Die Umschaltung vom Essen zum Fasten geschieht meist schneller als die Umschaltung vom Fasten zum Essen.
Erinnern wir uns an das Schema der Energiebereitstellung (→ Seite 12):

Das Fasten richtig beenden

Die Energieprogramme des Körpers

> Programm I:
> Ernährung aus Nahrung
> Nahrung → Verdauung → Stoffwechsel → Ausscheidung
> Endprodukt: Kraft + Wärme
> Programm II:
> Ernährung aus Körperdepots
> Depots von Fett und Eiweiß → »Innere Verdauung« → Fastenstoffwechsel
> → Ausscheidung
> Endprodukt: Kraft + Wärme

Aufbau heißt Rückschaltung von Energieprogramm II auf Energieprogramm I. Während des Fastens hatte der Organismus die Produktion von Verdauungssäften eingestellt, jetzt muß er wieder beginnen, sie zu produzieren. Das geschieht nicht unvermittelt, sondern allmählich: Stufenweise, jeden Tag etwas mehr, bis am Ende des Aufbaus die gesamte Verdauungskraft wieder zur Verfügung steht. Bedenken Sie, daß neun Liter Verdauungssaft (Speichel, Magensaft, Gallen- und Bauchspeicheldrüsensäfte) täglich bereitgestellt und wieder aufgesogen werden müssen. Eine abrupte Umstellung auf normale Kost, insbesondere nach längerem Fasten, kann zu gesundheitlichen Störungen führen. Der Körper ist zu diesem Zeitpunkt gar nicht in der Lage, eine normale Mahlzeit zu verdauen. Der Kostaufbau braucht daher ebensoviel Aufmerksamkeit, Zeit und Ruhe wie das Fasten. Die Dauer des Aufbaus richtet sich nach der Fastendauer.
Sie brauchen:

Die Dauer des Aufbaus

- nach fünf Tagen Fasten: zwei Aufbautage
- nach zehn Tagen Fasten: drei Aufbautage
- nach fünfzehn Tagen Fasten: fünf Aufbautage

Damit der Übergang vom Fasten in die Nachfastenzeit sicher gelingt, ist es gut, sich an den »Fahrplan durch die Aufbautage« (→ Nachsatz) und die dort empfohlenen Rezepte zu halten.

Der stufenweise Kostaufbau

Wir haben gesehen, daß der Kostaufbau wesentlicher Bestandteil der Fastenwoche ist und nicht ernst genug genommen werden kann, denn er garantiert Beschwerdefreiheit und gleichzeitig den Einstieg in eine richtige Ernährung. Was »stufenweiser« Kostaufbau nach Kalorien bedeutet, zeigen die Abbildungen auf den Seiten 92 und 93. Darin wird deutlich, daß der Körper im Aufbau noch teilweise fastet und die Ausscheidungsarbeit weiter gefördert werden muß.
Nehmen wir das Beispiel der Frau, die nach fünf Fastentagen 3,5 Kilogramm abgenommen hatte (→ Abbildung Seite 90). Sie ist 40 Jahre alt, 1,60 Meter groß und wiegt jetzt 61,5 Kilogramm. Sie hat Mann und Kinder zu versorgen, ist nebenberuflich tätig und treibt zweimal in der Woche Gymnastik. Ihr normaler Kalorienbedarf dürfte auf etwa 2200 Kilokalorien (9196 kJ) geschätzt werden. Im Fasten hatte sie mit eingesparter Verdauungsarbeit 1500 Kilokalorien (6270 kJ) zur

Das Fasten richtig beenden

Verfügung und konnte dabei mehr Sport treiben als sonst (→ Seite 171). Nach fünf Fastentagen baute sie drei Tage vorsichtig und stufenweise auf, um sich schließlich für die Nachfastenzeit auf 1200 Kilokalorien (5016 kJ) einzustellen, weil sie noch etwas abnehmen wollte. Obwohl der zusätzliche Bedarf an Verdauungsarbeit stufenweise zunimmt, brauchte sie später nicht mehr als 1800 Kilokalorien (7524 kJ), um ihr Gewicht zu halten, ihrer gewohnten Arbeit nachzugehen, um satt und zufrieden zu sein.

Vollwertnahrung spart Energie

Sie werden fragen: Was ist mit dem Unterschied von 400 Kilokalorien (1672 kJ) gegenüber dem früheren Nahrungsbedarf? Das Geheimnis liegt in der vollwertigen Nahrung. Sobald der Körper in optimaler Form alle Wertstoffe erhält, die er für Leben und Arbeit braucht, kommt er mit einer geringeren Energiemenge aus. Anders ausgedrückt: Der zivilisierte Mensch nimmt viel Nutzloses auf, das er zum Leben gar nicht braucht und das ihn nicht einmal befriedigt. Der Energieüberschuß wandert dann in die körpereigenen Speicher.

Jetzt verstehen Sie, warum nicht wenige Menschen, die zu Übergewicht neigen, den »Jo-Jo-Effekt« beklagen: »Ich faste oder halte eine strenge Diät, trotzdem habe ich bald wieder mehr Gewicht drauf als vorher!« Dies kann leicht geschehen, wenn sich die alten Ernährungsfehler wiederholen, wenn zwar der Körper gelernt hat zu sparen, nicht aber der Besitzer dieses Körpers. Wer ist nun Schuld am Jo-Jo-Effekt? Das Fasten oder der, der nichts geändert hat? Zurück zu unserer Frau, die mit einer vollwertigen Nahrung von nur 1200 Kilokalorien (5016 kJ) satt und zufrieden ist und sich außerdem für ihren Berufsalltag fit fühlt. Sie möchte ihr Traumgewicht von 58 Kilogramm erreichen – ihr früheres Wohlfühlgewicht. Sie nimmt bewußt 600 Kilokalorien (2508 kJ) weniger auf als der vermutliche Nahrungsbedarf und wird damit wöchentlich ein bis zwei Pfund abnehmen. In fünf Wochen wird sie ihr Ziel erreicht haben. Aber nicht nur das. Durch die Umstellung auf Vollwertkost wird sie gleichzeitig essen gelernt haben und deshalb ihr Gewicht halten können. Dies bedeutet auch, daß sie eine gesündere Ernährungsform für sich und die Familie gefunden hat.

Die Abbildungen auf den Seiten 92 und 93 machen uns übrigens noch etwas deutlich: Der Umschaltvorgang vom Fasten- zum Essensstoffwechsel ist ein tagelanger Prozeß. Am zweiten Aufbautag zum Beispiel lebt der Körper zu etwa fünfzig Prozent vom Essen und zu fünfzig Prozent aus der körpereigenen Speisekammer. Selbst bei einer Kost von 1200 Kilokalorien (5016 kJ) wird immer noch etwas abgebaut, es findet in geringerem Maße noch ein Entschlackungsprozeß statt, besonders dann, wenn in dieser Zeit reichlich Bewegung getrieben wird. Fasten als Einstieg in eine vollwertige Reduktionskost und Bewegung: Das ist ein wirklich brauchbares Konzept zur Bewältigung von Übergewicht!

Vorgetäuschte Bedarfsdeckung

Ein zweites Geheimnis steckt in dem Stichwort »Vollwertkost«. Die 1800 Kilokalorien (7524 kJ) einer Vollwertkost sind nur scheinbar weniger als die 2200 Kilokalorien (9196 kJ) einer Zivilisationskost. In Wirklichkeit ist letztere nur kalorisch mehr, von der Menge aber weniger als die an Frischkost – und damit an Ballaststoffen – reichere Vollwertkost. Die in unserer Zeit übliche »Kompaktkost« ist im

Das Fasten richtig beenden

Hinblick auf das Gewicht gefährlich und im Hinblick auf die Wertstoffe oft unzureichend. Eine erwachsene Frau kann von einer 1800-Kilokalorien-Vollwertkost nicht nur reichlich genießen, sie hat damit auch genügend Kalorien und Wertstoffe zur Verfügung.

Grundregeln für das Essen nach dem Fasten
Damit die Verdauungssäfte gut in Gang kommen und keine Beschwerden auftreten, sollten Sie sich folgende Regeln gut einprägen:

Essen lernen

- *Zeit nehmen!*
  Schauen Sie nicht auf die Uhr. In Ruhe essen – das ist jetzt der wichtigste Termin, der Ihren Tag bestimmt.
- *Gründlich kauen!*
  Die Verdauung beginnt im Mund. Jeden festen Bissen 35mal kauen, bis er flüssig ist. Schlingen schadet.
- *Schweigend essen!*
  Nur so können Sie genießen, sich sättigen und befriedigt aufstehen. Ihre ganze Aufmerksamkeit gehört jetzt der Nahrung. Üben Sie bei jeder Mahlzeit – als würden Sie demnächst geprüft, ob Sie essen können.

Der Einkauf für die Aufbautage
Heute dürfen Sie einkaufen! Es wird Ihnen Spaß machen, mit Nahrung umzugehen, ohne von ihr abhängig zu sein. Genießen Sie diese neu gewonnene Freiheit!

Freiheit von der Abhängigkeit

Falls Sie die Aufbautage genau nach den vorgegebenen Rezepten gestalten wollen, haben wir Ihnen die benötigten Zutaten in Gramm, Stück oder Eßlöffeln aufgelistet. Vielleicht haben Sie ja das eine oder andere schon zu Hause, darum überprüfen Sie am besten zuerst Ihre Vorräte und ergänzen nötigenfalls das Fehlende.
- Unser Tip: Sollten Sie die Gelegenheit haben, alle Gemüse und auch die Kartoffeln aus biologischem Anbau zu bekommen, werden Sie mehr Spaß am Essen haben – nach dem Fasten bekommt jeder einen feineren Geschmack – und Sie essen gesünder. Wenn Sie darauf angewiesen sind, im Restaurant zu essen, dann wählen Sie das aus, was dem Aufbau-Speiseplan am ehesten entspricht.

Das Fasten richtig beenden

Einkaufsliste für den ersten und zweiten Aufbautag

Nur das
Fehlende
einkaufen

Verkaufseinheit	Nahrungsmittel
500 g / 1000 g	3 Eßlöffel Weizen, geschrotet
250 g	3 Teelöffel Leinsamen
250 g	4 Stück Backpflaumen
250 g	5 g Rosinen
Stück / Netz	1 Stück Zitrone (für Saft)
Stück / 1000 g	150 g Äpfel
2500 g	240 g Kartoffeln
1000 g	230 g Karotten
Stück	30 g Lauch
Stück	80 g Sellerie
• 75 g / 150 g	1 Teelöffel Tomatenmark (Tube)
Stück / abgepackt	250 g Tomaten
Netz	50 g Zwiebeln
Stück	1 Kopfsalat
kleine Stange	Frischer Meerrettich
• Topf / tiefgekühlt	Schnittlauch
• Topf / tiefgekühlt	Petersilie
Topf	1 Topf Zitronenmelisse
• Topf / Tütchen	Liebstöckel
250 g	50 g Magerquark
150 g	150 g Bioghurt, 1,5 Prozent Fett
500 g	150 g Buttermilch
200 g	40 g saure Sahne, 10 Prozent Fett
200 g	60 g Dickmilch, 1,5 Prozent Fett
200 g, ca. 25 Stück	4 Stück Knäckebrot
0,25 ml / 0,7 l	1 Teelöffel Olivenöl
0,25 ml / 0,7 l	1 Teelöffel kaltgepreßtes Sonnenblumenöl
0,33 ml	2 Teelöffel Honig-gesüßter Sanddornsaft
0,7 ml	Obstessig
0,33 l / 0,7 l	150 ml natriumarmer Sauerkrautsaft oder Molke
• Tütchen	Kümmel
• Stück / Tütchen	Muskat
Beutel / Tütchen	Pfefferkörner
• 250 g	Meersalz
• 125 g	Hefeflocken
• 8 Stück	Gemüsebrühwürfel

Die mit • bezeichneten Lebensmittel müßten Sie noch im Haus haben.

Das Fasten richtig beenden

Der Körper in der Aufbauzeit

Die Saftproduktion

Kein Magensaft – kein Hunger

Im Fasten werden keine Verdauungssäfte produziert. In der Aufbauzeit werden sie zunächst in kleiner Menge und dann stufenweise immer mehr bereitgestellt. Wie schnell und in welcher Menge Ihre Verdauungssäfte wieder fließen, erkennen Sie an Ihrem »Magengefühl«. Essen Sie jetzt nicht einfach auf, was man Ihnen vorgesetzt hat, sondern bestimmen Sie selbst Ihr verträgliches und verdaubares Nahrungsmaß für jeden Tag und jede Mahlzeit neu!

Der im Fasten gereinigte Körper sendet »Signale«. Sie werden deutlicher wahrgenommen als je zuvor.

Satt sein heißt aufhören

- *»Ich bin satt«* heißt: Mein Hunger ist gestillt. Mehr brauche ich nicht. Ich höre auf und – wichtig! – lasse den Rest stehen.
- *»Ich bin voll«* bedeutet: Mein Magen ist vollgefüllt. Es ist mehr, als ich verdauen kann. Halbverdaute Nahrung macht Beschwerden wie Völlegefühl, Blähungen; ich fühle mich nicht wohl.
- *»Ich kann nicht mehr«* meint: Der Magen ist jetzt überdehnt, die Verdauungsfähigkeit ist weit überzogen.

Die Produktion von Verdauungssaft wird angeregt durch: kräftiges Kauen, Rohkost, Fruchtsäuren (in Apfel, Beerenobst, Birne, Pflaume), Milchsäuren (in Sauermilch, Joghurt, Sauerkraut, Buttermilch, milchsaurem Gemüse), Gewürzkräuter.

Die Produktion von Verdauungssaft wird blockiert durch: Eile, Hetze, kalte Füße, Ärger, eiskalte Speisen.

Der Kreislauf

Ungefähr ein Drittel der gesamten Kreislaufarbeit ist nötig, um die Verdauungsarbeit zu bewältigen. Dieses Drittel wurde im Fasten eingespart. Wundern Sie sich deshalb nicht, wenn Ihre körperliche Leistung in den ersten beiden Aufbautagen ein wenig absinkt. Es kann sein, daß Sie häufiger müde sind, eine gewisse Leere im Kopf und gelegentlich auch Schwindel empfinden. Vor allem nach den Mahlzeiten fließt eine beträchtliche Blutmenge in den Bauchraum und steht dann dem Kopf oder der Muskulatur nicht zur Verfügung. Machen Sie keine übertriebenen Anstrengungen.

Der Wasserhaushalt

»Betriebswasser« tanken

Der im Fasten ein wenig »ausgetrocknete« Organismus nimmt in den Aufbautagen bis zu 1 l Wasser auf – sichtbar an der Waage (Kapitel »Ihre persönliche Gewichtsbilanz«, → Seite 93). Das Wasser wird für die Verdauungssaftproduktion und zur besseren Befeuchtung aller Schleimhäute gebraucht. Außerdem hilft es, den Kreislauf aufzufüllen, der spätestens nach dem zweiten Aufbautag wieder ganz stabil ist. Das Wasser bewirkt eine bessere Innenspannung aller Körperzellen, sichtbar an der Straffung der Gesichtshaut und dem Verschwinden kleiner Fältchen.

Eine künstliche Verminderung dieses »Betriebswassers« durch Entwässerungsmittel ist widersinnig und gefährlich. Darum: Trinken Sie weiterhin mehr, als der Durst

Das Fasten richtig beenden

verlangt – zwischen den Mahlzeiten! Liefern Sie dem Darm genügend Flüssigkeit für einen weichen, fülligen Stuhl!

Die Fasten-»Nachwehen«

Wie im Fasten, kann es auch in den ersten beiden Aufbautagen zu einem kurzen Wiederaufflackern der Beschwerden kommen, die vor dem Fasten bestanden. Dieses eigenartige Verhalten des Körpers ruft manche Enttäuschung hervor, ist aber keineswegs Zeichen eines erfolglosen Fastens. Am nächsten Tag ist meist alles wieder in Ordnung. Die Beschwerden weichen einem stetigen Wohlbefinden. Die Frage, was durch das Fasten eigentlich erreicht worden ist, kann deshalb erst nach Ende des Aufbaues entschieden werden. Ihre »Beschwerdenbilanz« sollten Sie deshalb nicht zu früh beenden.

Aufbaufehler

Im Fasten wiedergewonnene Lebensfreude und Genußfähigkeit verführen allzuoft dazu, schon sehr bald »über die Stränge zu schlagen«. Was einem da alles passieren kann, demonstriert am besten eine Gruppe von Ausgefasteten, die ihre Erlebnisse vor der Abreise freimütig schilderten. Drei Männer und zwei Frauen feierten den Abschied von ihrer Fastenzeit. Nach dem Aufbau-Abendessen hatten sie sich in einem guten Restaurant zusammengefunden.

Aus den Fehlern anderer lernen

Herr W. hatte sich schon im Fasten ein ordentliches Steak erträumt. Gierig und ohne etwas übrigzulassen, schlang er es hinunter. Drei Stunden später brauchte er die Nachtschwester wegen erbärmlicher Leibkrämpfe. »Ich konnte nicht leben und nicht sterben« – so schilderte er seinen Zustand. Erst als er halbverdaute Speisereste erbrochen hatte, sank er totenblaß, schweißbedeckt und endlich erleichtert ins Bett.

> Die Zersetzungsprodukte von nichtverdautem Eiweiß wirken wie Gift.

Erfolg nicht verspielen

Frau S. hatte ein ganzes Menü gegessen und hinterher Eis mit Sahne. Ein geblähter Leib machte ihr deutlich, daß ihr das nicht bekommen war. Aber noch schlimmer: Am nächsten Morgen zeigte die Waage ein Plus von 1,3 Kilogramm! Drei Fastentage umsonst!

> Jedes Zuviel schlägt zu Buche!

Herr A. freute sich zu lange am guten Wein. Ihn mußten die Kameraden nach Hause und ins Bett bringen. Das Labor enthüllte, was geschehen war: Seine Leberwerte waren sprunghaft angestiegen.

Das Fasten richtig beenden

> Genauso wie im Fasten hat die Leber im Aufbau Schonzeit. Die Toleranz für Alkohol ist herabgesetzt, kleine Mengen können bereits betrunken machen und die Leberzellen schädigen.

Frau K. hatte bescheiden gegessen und sich danach einen Kaffee bestellt. Sie wunderte sich, daß die Nacht nicht enden wollte. Hellwach lag sie da: »Ich habe doch sonst nach Kaffee gut geschlafen.«

> Das Nervensystem reagiert jetzt sensibler auf Kaffee – wie auch auf Medikamente.

Herr N. hatte sich Fisch servieren lassen. Erstaunlich früh war er gesättigt und ließ die Hälfte stehen. Er hatte keine Beschwerden. Nur: eigentlich hatte er den Aufbau exakt machen wollen. Warum eigentlich ließ er sich überreden, in das Restaurant mitzugehen?

Fröhlichkeit bei »Gänsewein«

Und überhaupt: Die Gruppe war im Fasten fröhlich und zu Späßen aufgelegt gewesen. Warum war es bei der Abschiedsfeier so fad zugegangen? Sie hatten es doch fertiggebracht, bei »Gänsewein« (Wasser) zu tanzen und Spaß zu haben. Gelang das Feiern jetzt nicht, weil Essen und Trinken so sehr im Mittelpunkt standen?

Die Aufbauzeit läßt deutlicher als sonst erkennen, welche unbewußten Verhaltensschwierigkeiten wir haben. Immer wieder bestätigt sich der Satz von Bernhard Shaw: »Jeder Einfältige kann fasten, aber nur ein Weiser kann das Fasten richtig abbrechen.« Der Aufbau ist der wichtigste Teil der Fastenzeit. Er braucht Geduld und Zuwendung.

Der erste Aufbautag

Auf die Signale des Körpers achten

Heute ist der wichtigste Tag in der Fastenwoche. Sie haben die Möglichkeit, in Einklang mit Ihrem Körper zu essen, der sich jetzt nicht nach Ihrer Lieblingsspeise sehnt, sondern nach leichter Nahrung, wie wir sie Ihnen in der Einkaufsliste für die Aufbautage auf Seite 117 zusammengestellt haben. Es ist der Tag, an dem Sie die Weichen für ein neues Eßverhalten stellen können.

Was Sie heute tun sollten
- Sind Sie auf die Aufbautage gut vorbereitet?
  (»Die Vorbereitung auf die Aufbautage«, → Seite 112).
- Gestalten Sie den Tag im Sinne einer richtig durchgeführten Fastenwoche
  (»Fahrplan durch die Aufbautage«, → Nachsatz).
- Beschäftigen Sie sich mit dem Thema des Tages (→ Seite 121).
- Informieren Sie sich über die praktischen Probleme der Aufbautage
  (»Der Körper in der Aufbauzeit« → Seite 118).

Das Fasten richtig beenden

- Rezepte (→ Seite 124).
- Nützen Sie das heutige Meditationsangebot (→ Seite 147).
- Führen Sie auch in den Aufbautagen Ihr Fastenprotokoll (→ Seite 56).
- Gesundheitliche Probleme? Fastenapotheke (→ Seite 87).

Thema des Tages: Fastenbrechen

Die Sache mit dem Apfel

Der erste Apfel – ein Ereignis

Es hat einen tiefen Sinn, das Fasten, diesen paradiesischen Zustand der Bedürfnislosigkeit, mit einem Apfel abzubrechen. Nicht nur, weil er rund ist und greifbar, fest und gut zum Kauen. Er ist auch ungemein symbolträchtig: gebündelte Nahrung, Freude, Fruchtbarkeit, Versuchung, Schönheit, Macht bis hin zum Zank- oder Streitapfel.

Denken Sie auch an den Mythos von den Uranfängen der Menschheit. Mit jedem aufmerksamen Fastenbrechen wiederholt sich diese Geschichte in uns. Wir essen unseren Apfel vom Baum der Erkenntnis: »Sie erkannten, daß sie nackt waren« – wie wir erkennen, daß wir Blößen haben, allzuleicht schwach werden ... »und schämten sich.« Auch wir essen manchmal mit gutem, manchmal mit schlechtem Gewissen, geben zu, daß wir verführbar sind ... »von nun an konnten sie gut und böse unterscheiden.« Wenn es doch auch uns möglich wäre, unterscheiden zu lernen, was unser Körper braucht und was er nicht braucht, wann wir essen sollen und wann nicht.

Für uns gilt es jetzt, vor dem Essen unseres Apfels zwei Fragen zu klären: Habe ich nur gefastet, um wieder essen zu können – im alten Stil? Oder bin ich bereit, der Nahrung einmal ganz neu zu begegnen?

Das erste Essen: meditativ

Die erste Mahlzeit, die Sie nach dem Fasten zu sich nehmen, ist ein Ereignis – freuen Sie sich darauf! Wählen Sie den Apfel, den Sie essen werden, mit Bedacht aus, nehmen Sie sich Zeit, ihn von allen Seiten zu betrachten. Sie können ihn roh essen, oder Sie können ihn, als warmes Gericht zubereitet, in ein wenig Wasser dünsten. Essen Sie dann in Ruhe soviel sie mögen: Sie werden erstaunt sein, wie schnell Sie satt sind – vielleicht »schaffen« Sie Ihren Apfel gar nicht auf einmal!

Schmecken Sie jedem Bissen aufmerksam und konzentriert nach. Möglicherweise sind Sie überrascht, wieviel Geschmack in einem einzigen Apfel steckt und wieviel Wärme, Energie und Kraft er Ihnen zu geben vermag. Wenn Sie den Apfel gedünstet haben, sollten Sie versuchen zu spüren, wie sich die Wärme langsam in Ihrem Magen ausbreitet und wie angenehm dieses Gefühl ist.

Den wohlig gefüllten Bauch genießen

Legen Sie sich nach dieser ersten Mahlzeit ruhig eine Weile hin und genießen Sie es, einen wohlig gefüllten Bauch zu haben.

Das Fasten richtig beenden

Bewußt essen in den Aufbautagen

Bewußt essen ist nicht so schwierig, wie Sie vielleicht meinen. Sie brauchen zunächst weder Kochbücher zu wälzen noch Diättheorien oder Kalorientabellen zu studieren. Das sind zwar wichtige Hilfsmittel, ohne die manche nicht auskommen werden, viel wichtiger jedoch sind Ihre Erlebnisse beim Essen.

> Bewußt erlebte Aufbautage sind der Schlüssel zu einer erfolgreichen Nachfastenzeit.

Nicht mit einem Menü beginnen

Wichtig: Nach den Fastentagen ist der Körper nicht auf ein Menü eingerichtet. Er braucht wenig, einfache und natürliche Nahrung! Wenn Sie auf die Signale Ihres Körpers hören, werden Sie jetzt im Essen neue Maßstäbe finden: Nehmen Sie sich, insbesondere in den Aufbautagen, zum Essen viel Zeit. Nehmen Sie die Nahrung und Ihr Körperempfinden während des Essens bewußt wahr:

> • Kauen Sie gründlich, jeden Bissen etwa 35mal, um dem Darm die Verdauungsarbeit zu erleichtern.
> • Achten Sie darauf, wann Sie satt sind!
> • Sie müssen die vorgegebene Mahlzeit nicht aufessen. Richten Sie sich nach den Signalen Ihres Körpers.

Denken Sie noch einmal an Ihr erstes Fasten zurück: Voller Entdeckerfreude und sicher auch erstaunt haben Sie erlebt, daß Sie ohne Nahrung auskommen konnten, dabei nicht einmal Hunger hatten und darüber hinaus leistungsfähig waren. Wiederholtes Fasten samt Aufbau bedeutet, daß Sie aufmerksamer sich selbst gegenüber sind und mehr Wissen um die Wichtigkeit eigener Verhaltensweisen besitzen. Sie werden immer besser und leichter fasten können, je öfter Sie es tun. Ob Sie aber nach jedem Fasten auch immer besser essen können?
Fasten ist zeitlich begrenzt, Essen begleitet uns durchs ganze Leben – unsere Schwierigkeiten wurzeln nicht im Fasten, sondern im Essen. Anders ausgedrückt: Mit Fasten allein haben wir unsere Ernährungs- und Eßprobleme noch keineswegs im Griff.
Es ist für die meisten Menschen schwierig, lebenslange Gewohnheiten dauerhaft zu ändern; für uns auch. Mit neuen Rezepten allein lassen sich falsche Verhaltensweisen beim Essen nicht lösen. Gehen Sie bewußt durch die Aufbautage, und stellen Sie sich einem längeren »Eßverhaltenstraining«; es wird Ihnen interessante Einsichten vermitteln.

Stellen Sie sich einem Eßverhaltenstraining

Jeder Versuch wird durch Wiederholung zum dauerhaften Erfolg – üben Sie jeden Tag bei jeder Mahlzeit, die Ihnen bewußtes Essen ermöglicht. Gehen Sie in kleinen Schritten vor:

Das Fasten richtig beenden

Bei jeder Mahlzeit üben

- Abschalten von dem, was eben war – Geschäft, Ärger, Autofahrt: Der Verärgerte, der mit jedem Bissen seinen Ärger »hinunterschlingt«, und jener, der nicht abschalten kann – sie müssen beide lernen, den »Lebenskampf« vom Essen zu trennen. Versuchen Sie, sich abzureagieren, Aggressionen und Ärger loszuwerden, sich auszutoben.
- Zu sich kommen. Das beginnt mit der Frage: Wo bin ich eigentlich, unterwegs oder zu Hause? Bin ich nervös, ruhig, erschöpft, angespannt? Entspannen Sie sich auf einem bequemen Stuhl oder auf dem Teppich. Oder setzen Sie sich bequem an den Tisch, entspannen Sie Schultern, Gesäß, Hände; schweigen Sie eine Minute vor dem Essen.
- Zur Sache kommen. Dies beginnt mit der Frage: Bin ich mit meinen Gedanken eigentlich schon beim Essen? Setzen Sie sich an den Tisch, und schauen Sie sich an, was darauf steht. Schnuppern Sie – welche Düfte gibt es? Freuen Sie sich auf das, was dort auf Sie wartet. Danken Sie für das, was Sie haben.
- Verstärken Sie Ihre Wahrnehmungen durch positive Gedanken: Ich bin ganz ruhig. Ich habe Zeit. Ich bin jetzt beim Essen, alle Probleme sind weit weg. Ich freue mich an allem, ich genieße mit allen Sinnen.
- Stellen Sie sich auf das ein, was geschehen soll, denken Sie voraus: Ich spüre, wann ich satt bin, und höre dann auf. Wenig ist genug für meinen Körper.

Essensregeln im Aufbau

Jetzt wissen Sie auch, warum die Essensregeln im Aufbau heißen:
- langsam essen
- intensiv kauen
- schweigen!

Bewußtes Essen hilft Ihnen, die für Eßprobleme so hilfreichen Körpersignale weit deutlicher zu erleben, als das gemeinhin der Fall ist. Sie werden die Erkenntnisse, die Sie gewinnen, nicht vergessen.

Der Speiseplan für den ersten Aufbautag

Erster Aufbautag
Früh: Morgentee (Kräuter- oder Früchtetee)
Vormittag: Fastenbrechen
1 gut reifer oder 1 gedünsteter Apfel
Mittag: 1 Teller Kartoffel-Gemüse-Suppe
Nachmittag: Trinken (Früchtetee)
Abend: Tomatensuppe – Buttermilch mit 1 Eßlöffel Leinsamen –
1 Scheibe Knäckebrot

Das Fasten richtig beenden

Rezepte

Kartoffel-Gemüse-Suppe

1 kleine Kartoffel (etwa 60 g)
je 1 Stück (30 g) Möhre, Lauch und Sellerieknolle
$1/4$ l Wasser
je 1 Prise frisch gemahlene Muskatnuß und Majoran
$1/2$ Teelöffel Hefeflocken
1 Teelöffel gekörnte Gemüsebrühe
1 Teelöffel frisch gehackte Petersilie

Die Kartoffel schälen, das Gemüse schaben oder schälen, gründlich waschen und in feine Scheiben schneiden. Das Wasser zum Kochen bringen, das Gemüse und die Kartoffel zufügen und 15 Minuten zugedeckt garkochen. Die Suppe vom Herd nehmen, mit den Gewürzen, den Hefeflocken und der gekörnten Brühe abschmecken; eventuell pürieren, dann noch etwas heißes Wasser zufügen. Die Suppe mit der Petersilie bestreuen.

Tomatensuppe

250 g reife Tomaten
1/2 Zwiebel
1 Teelöffel Öl
$1/4$ l Wasser
1 Teelöffel gekörnte Gemüsebrühe
je 1 Prise Meersalz, frisch gemahlener weißer Pfeffer und getrockneter Thymian
$1/2$ Teelöffel Hefeflocken
1 Teelöffel Tomatenmark
1 Teelöffel frisch gehackte Petersilie oder Schnittlauchröllchen

Die Tomaten waschen, von den Stielansätzen befreien und würfeln. Die Zwiebel schälen und ebenfalls kleinwürfeln. Das Öl erhitzen, die Zwiebel- und die Tomatenwürfel zufügen und in etwa 10 Minuten weichdünsten. Die Masse dann durch ein Sieb streichen. Das Wasser aufkochen lassen, die gekörnte Brühe einstreuen, das Tomatenmus zufügen, mit den Gewürzen, den Hefeflocken und dem Tomatenmark abschmecken. Die Suppe mit der Petersilie oder dem Schnittlauch bestreuen.

Vorbereiten für morgen: 2 Backpflaumen oder 1 Feige in $1/4$ Tasse Wasser einweichen, zugedeckt über Nacht stehenlassen.

Meditatives

Wenn Sie die meditativen Übungen während der Fastentage genutzt haben, spüren Sie bereits, welche »Kraftquelle« Ihre Gedanken darstellen, was »Bilder« bewirken. Das ist eine Möglichkeit, die Ihnen auch über die Zeit des Fastens hinaus zur Verfügung steht, und eine Chance, die sich auf alle Lebensthemen bezieht. Die heutige Übung schenkt Ihnen neue Möglichkeiten im Umgang mit Nahrung (→ Seite 147).

Der zweite Aufbautag

Der letzte Tag der Fastenwoche

Heute ist der letzte Tag Ihrer Fastenwoche. Ab morgen werden Sie vermutlich nur noch selten die Gelegenheit haben, sich intensiv damit zu beschäftigen, wie es Ihnen geht. Nutzen Sie deshalb den heutigen Tag, um noch einmal zu sich selbst zurückzukehren, um neue Kraft zu sammeln. Fühlen Sie sich auch heute noch leicht und beschwingt, dann freuen Sie sich über Ihre gesteigerte Lebensfreude und den Zugewinn an Lebenskraft.

Am zweiten Tag nach dem Fasten können alte Krankheiten wieder aufflackern, oder vielleicht fühlen Sie sich auch einfach nicht so fit wie bisher. Diese Reaktion ist völlig normal: Im Fasten verliert die körperliche Wahrnehmung an Gewicht, und die Aufmerksamkeit des Fastenden wendet sich verstärkt seinem seelisch-geistigen Erleben zu. Mit dem zweiten Aufbautag rücken jedoch der Körper und seine Bedürfnisse wieder stärker in den Vordergrund. Deshalb kann es sein, daß Sie Ihren

An das Körpergefühl gewöhnen

Körper als Last empfinden. Lassen Sie sich Zeit, sich wieder an Ihr Körpergefühl zu gewöhnen. Im Fasten sind Sie schlanker geworden, und die »Last« ist nicht mehr so drückend wie zuvor. Freuen Sie sich darüber.

Was Sie heute tun sollten

- Gestalten Sie den Tag im Sinne einer richtig durchgeführten Fastenwoche (»Fahrplan durch die Aufbautage«, → Nachsatz).
- Beschäftigen Sie sich mit dem Thema des Tages (→ unten).
- Informieren Sie sich über die praktischen Probleme der Aufbautage (»Der Körper in der Aufbauzeit«, → Seite 118).
- Rezepte (→ Seite 128).
- Nützen Sie das heutige Meditationsangebot (→ Seite 149).
- Führen Sie auch in den Aufbautagen Ihr Fastenprotokoll (→ Seite 56).
- Gesundheitliche Probleme? Fastenapotheke (→ Seite 87).
- Entscheiden Sie heute, ob Sie weitere Aufbautage durchführen wollen (→ Seite 127).

Thema des Tages: Der Darm kommt in Gang

Die Darmfunktion setzt erst wieder ein, wenn der Darm gefüllt ist.
Also Abwarten!
Füllmittel und Weichmacher sind:

- Leinsamen – zu jeder Mahlzeit 2 Teelöffel voll – oder Kleie,
- Rohkost und Gemüse,
- Vollkornbrot, Vollkornflocken, Weizenkleie.

Das Fasten richtig beenden

Keine Abführmittel!

Die erste selbständige Entleerung stellt sich meist am zweiten Aufbautag, oft aber auch erst am Tag danach ein. Nehmen Sie keine Abführmittel! Der Enddarm ist oft noch von etwas trockenem Fastenstuhl verstopft. Wenn Sie spüren, daß sich wohl der Darm bewegt, der After sich aber nicht öffnen will, so genügen Mittel, die den gesamten Magen-Darm-Kanal nicht stören und nur den Enddarm betreffen:
• Klistier mit 100 Kubikzentimeter warmem Wasser (Klistierball),
• kleiner Einlauf mit 0,5 l Wasser,
• Glycerin-Zäpfchen (in allen Apotheken erhältlich).
Der letzte Einlauf wurde am letzten Fasten- oder am ersten Aufbautag gemacht. Die Hilfe für den Enddarm ist notwendig, solange die Entleerung nicht befriedigend ist.
In den folgenden Tagen geht dann meist alles von selbst. Wer zu Verstopfung neigt, sollte sich einige Grundsätze einprägen:

Förderlich für eine normale Stuhlentleerung:
• Morgens nüchtern 1 Glas Wasser (für den nervösen Darm warm, für den trägen kalt) oder $1/2$ Glas Wasser gemischt mit $1/2$ Glas Sauerkrautsaft,
• eingeweichte Backpflaumen oder Feigen oder Müsli am Morgen,
• intensiv gekaute, schlackenreiche Nahrung (Leinsamen, Rohkost, Gemüse, Vollkornbrot, Vollkornflocken, Weizenkleie),
• Bewegung in jeder Form,
• Zeit und Gelassenheit für den Stuhlgang.

Ratschläge bei Verstopfung

Hinderlich für eine normale Stuhlentleerung:
• Spätes Aufstehen,
• Trägheit in jeder Form, sitzende Tätigkeit ohne Ausgleich,
• Hektik und Termindruck,
• kalte Hände oder kalte Füße,
• ungeduldiges Pressen.
Auch jahrelange Stuhlverstopfung berechtigt nicht zu vorzeitiger Aufgabe der Bemühungen.

Hilfe bei Blähungen:
• Feuchtwarme Leibauflage mit Wärmflasche bei Menschen, die leicht frieren, kalte Leibauflage (Prießnitz-Leibauflage → Seite 78) für Menschen mit Wärmeüberschuß;
• Kümmel-Fenchel-Tee oder »Vier-Winde-Tee«;
• Abführen mit natürlichen Mitteln: Klistier, Einlauf, Glycerin-Zäpfchen (in allen Apotheken erhältlich).
Hinweis: Jeder schlecht gekaute oder zuviel gegessene Bissen bläht! Bei hastigem Essen wird Luft geschluckt.

Blähungen

Das Fasten richtig beenden

Weitere Aufbautage?

Wie schon auf Seite 114 dargelegt, soll etwa ein Drittel der Fastenzeit für den Kostaufbau verwendet werden. Haben Sie die Fastenwoche nach dem vorgeschlagenen Programm gestaltet, ist mit dem zweiten Aufbautag diese Minimalforderung erfüllt.

Dies heißt jedoch nicht, daß Sie nicht noch mehr Aufbautage durchführen können. Wenn Sie sich gesund und leistungsfähig fühlen, steht diesem Entschluß nichts im Wege. Sie können im Laufe unseres vorgeschlagenen Programms von sechs Aufbautagen nicht nur eine weitere Gewichtsreduktion erzielen, sondern werden auch schrittweise an neue Eßgewohnheiten herangeführt. Ihr Körper wird es Ihnen mit vermehrter Gesundheit und verbessertem Wohlgefühl danken. Wir haben uns zudem darum bemüht, die Speisepläne für diese Tage sehr abwechslungsreich zu gestalten.

Abwechslungsreiche Speisepläne

Lassen Sie sich überraschen!

Für alle, die länger gefastet haben, ist eine verlängerte Aufbauzeit gemäß der Faustregel auf Seite 114 verbindlich.

Bitte bedenken Sie bei Ihrer Entscheidung aber auch, daß der Aufbau wichtiger ist als das Fasten und die gleichen Voraussetzungen braucht: Ruhe, Geborgenheit und Zeit. Sorgen Sie deshalb auch in dieser Phase für die geeigneten Bedingungen.

Gewohnheiten überdenken

Wie Sie sich auch entscheiden: In jedem Fall Ernährungsgewohnheiten überdenken und in der Nachfastenzeit verwirklichen. Lassen Sie sich zu diesem Zweck durch das Kapitel »Ernährungsumstellung nach der Fastenzeit« (→ Seite 189) anregen.

Faustregel für die Nachfastenzeit – sie ist immer richtig:
Morgens: Birchermüsli oder Frischkornsuppe
Mittags: Frischkost vor dem Essen
Abends: Sparsam essen und nicht zu spät

Der Speiseplan für den zweiten Aufbautag

1 Glas Sauerkrautsaft oder Molke
Früh: Backpflaume oder Feige – Weizenschrotsuppe (50 g Kräuterquark, → Seite 209, 2 Scheiben Knäckebrot)
Vormittag: Trinken (Mineralwasser)
Mittag: Blattsalat – Pellkartoffeln – Möhrengemüse – Bioghurt mit Sanddorn und Leinsamen
Nachmittag: Trinken
Abend: Möhrenrohkost – Getreide-Gemüse-Suppe – Dickmilch mit Leinsamen – 1 Scheibe Knäckebrot

Das Fasten richtig beenden

Rezepte

Weizenschrotsuppe

2 Eßlöffel fein geschroteter Weizen
1/4 l Wasser oder Gemüsebrühe (Würfel)
1 Prise Meersalz
1 Eßlöffel frisch gehackte Kräuter wie Petersilie und Schnittlauch

Den Weizenschrot im Kochtopf erwärmen, ohne zu bräunen. Das Wasser angießen, einmal aufkochen und bei schwacher Hitze in etwa 10 Minuten aufquellen lassen, eventuell abseihen. Die Suppe mit dem Salz und den Kräutern abschmecken.

Blattsalat

1/4 Kopfsalat
je 1 Prise Meersalz und frisch gemahlener weißer Pfeffer
1/2 Teelöffel Obstessig (oder Zitronensaft)
1 Teelöffel Sonnenblumenöl
1 Teelöffel Schnittlauchröllchen

Den Salat zerpflücken und die einzelnen Blätter unter fließendem Wasser waschen, trockenschleudern und in eine Schüssel geben. Aus dem Salz, Pfeffer, Essig (oder Zitronensaft) und dem Öl eine Sauce rühren und über den Salat träufeln. Den Schnittlauch darüberstreuen.

Pellkartoffeln

3 kleine Kartoffeln
etwas Kümmel

Die Kartoffeln unter fließendem Wasser gründlich bürsten. Wasser zum Kochen bringen, den Kümmel zufügen und die Kartoffeln in 20 bis 25 Minuten weich dämpfen oder kochen.

Möhrengemüse

100 g Möhren
3 Eßlöffel Wasser oder Gemüsebrühe
je 1 Prise Meersalz und frisch geriebene Muskatnuß
1 Teelöffel Sonnenblumenöl
1 Teelöffel frisch gehackte Petersilie

Das Fasten richtig beenden

Die Möhren unter fließendem Wasser gründlich bürsten, eventuell schaben und in dünne Scheiben schneiden. Das Wasser oder die Gemüsebrühe zum Kochen bringen, die Möhrenscheiben zufügen und darin etwa 10 Minuten garen. Die Möhren vom Herd nehmen, mit den Gewürzen abschmecken, das Öl unterrühren und das Gemüse mit der Petersilie bestreuen.

Bioghurt mit Sanddorn und Leinsamen

1 Becher Bioghurt (1,5 Prozent)
1 Teelöffel mit Honig gesüßter Sanddornsaft
1 gehäufter Teelöffel Leinsamen

Den Bioghurt mit dem Sanddorn abschmecken, in eine Dessertschale geben und kurz vor dem Verzehr mit den Leinsamen bestreuen.

Möhrenrohkost

2 Eßlöffel saure Sahne
1 bis 2 Teelöffel Zitronensaft
einige Blättchen Zitronenmelisse
100 g Möhren
1/2 Apfel
1 Salatblatt

Die saure Sahne mit dem Zitronensaft und der gehackten Zitronenmelisse verrühren. Die Möhren unter fließendem Wasser gründlich bürsten, eventuell schaben und auf der feinen Rohkostreibe in die Sauce raspeln. Den Apfel waschen, vierteln, vom Kerngehäuse befreien und ebenfalls in die Sauce reiben. Alles mischen und die Rohkost auf dem gewaschenen Salatblatt anrichten.

Getreide-Gemüse-Suppe

1/2 kleine Zwiebel
1 Teelöffel Olivenöl
1 Eßlöffel fein geschroteter Weizen
1/4 l Gemüsebrühe oder Wasser
50 g Sellerieknolle
je 1 Prise Meersalz und getrockneter Liebstöckel
1 Teelöffel frisch gehackte Petersilie

Die Zwiebel schälen, fein hacken und in dem Öl leicht bräunen. Den Weizenschrot zufügen und ebenfalls leicht bräunen lassen. Die Gemüsebrühe oder das Wasser zugießen, kurz aufkochen und den Schrot bei schwacher Hitze in etwa 10 Minuten

Das Fasten richtig beenden

ausquellen lassen. Den Sellerie gründlich waschen, schälen und fein reiben. Die Schrotsuppe mit dem Salz und dem Liebstöckel abschmecken, den Sellerie und die Petersilie einstreuen.

Dickmilch mit Leinsamen

3 Eßlöffel Dickmilch
1 Teelöffel mit Honig gesüßter Sanddornsaft
1 gehäufter Eßlöffel Leinsamen
1 Scheibe Knäckebrot

Die Dickmilch mit dem Sanddorn glattrühren, in ein Glasschälchen füllen und kurz vor dem Verzehr mit den Leinsamen bestreuen.
Dazu die Scheibe Knäckebrot essen.

Falls Sie sich für weitere Aufbautage entschieden haben:
Vorbereiten für morgen: 2 Backpflaumen oder 1 Feige waschen und in $1/2$ Tasse Wasser über Nacht einweichen. 2 Eßlöffel grobgeschroteten Hafer bereitstellen und morgens in 2 Eßlöffeln Wasser etwa 15 Minunten einweichen; ebenso 1 Teelöffel ungeschwefelte Rosinen waschen und in 1 Eßlöffel Wasser einweichen.

Meditatives
Im Fasten haben Sie nicht nur Ihren Körper von überflüssigen Pfunden befreit – Sie haben sich auch von Ihren gewohnten Gefühlsbindungen etwas distanziert. Möglicherweise denken Sie über einiges in Ihrem Leben jetzt anders als zuvor – wahrscheinlich haben Sie auch zu sich selbst eine freundlichere Einstellung gewonnen. Wenn Sie die Meditation als hilfreich erlebt haben, wenn Sie in der Meditation die veränderte Kraft Ihres Geistes und Ihrer Seele erfahren haben, so haben Sie gespürt, wieviel im Leben an Ihrer Einstellung zu den Dingen liegt. Wie wir die Realität erleben, ob wir alles im Leben als unveränderlich ansehen und daran leiden oder ob wir bereit sind, unsere Kräfte für eine Veränderung einzusetzen, von der wir uns eine Verbesserung der Lebenssituation erwarten – das liegt in unserer Hand. Hier möchte Ihnen die heutige Meditationsübung helfen (→ Seite 149).

Auf Ihre Einstellung kommt es an

Empfehlungen für weitere Aufbautage

Einkaufsliste für den dritten bis sechsten Aufbautag
Für den Fall, daß Sie die Aufbautage genau nach den vorgegebenen Rezepten durchführen, haben wir Ihnen wieder die benötigten Zutaten genau aufgelistet. Überprüfen Sie erneut, ob Sie nicht das eine oder andere schon im Haus haben. Verfügen Sie nicht über die Möglichkeit, Getreide zu Hause zu schroten, so kaufen Sie bereits geschrotetes oder verwenden Sie statt dessen Getreideflocken. Übriggebliebenes Gemüse wie immer kleinschneiden, blanchieren und einfrieren.

Besitzen Sie eine Getreidemühle?

Das Fasten richtig beenden

Verkaufseinheit	Nahrungsmittel
• 500 g / 1000 g	6 Eßlöffel Haferschrot
500 g / 1000 g	30 g Hirse, ganz
500 g / 1000 g	2 Eßlöffel Roggenschrot
• 500 g / 1000 g	30 g Naturreis
500 g / 1000 g	2 Eßlöffel Weizenkörner
• 250 g	1 Teelöffel Leinsamen
100 g / 200 g / 500 g	50 g Walnußkerne
100 g / 200 g / 500 g	30 g Haselnußkerne
• 250 g	5 g Rosinen
• 250 g	2 Stück Backpflaumen
Stück / Netz	150 g Orange, ca. 1 Stück
Stück / 1000 g	150 g Birne, ca. 1 Stück
Stück / Netz	5 Stück Zitronen für Saft
• Stück / 1000 g	700 g Äpfel
250 g / 500 g	100 g Erdbeeren, frisch oder Tiefkühlkost
ca. 280 g	70 g Brombeeren, frisch oder Tiefkühlkost
ca. 280 g	50 g Himbeeren, frisch oder Tiefkühlkost
• 2500 g	200 g Kartoffeln
Stück	300 g Kohlrabi, 2 Stück zu 150 g
Stück / abgepackt	270 g Tomaten
• Netz	150 g Zwiebeln
Stück / abgepackt	75 g Rote Paprika
• Stück	Kopfsalat
500 g / 1000 g	100 g Sauerkraut
Stück / abgepackt	100 g Zucchini
Stück / abgepackt	100 g Rote Bete
Stück ca. 200–400 g	200 g Knollensellerie
Stück / Bund	150 g Roter Rettich, 1 Stück
• Stück	100 g Salatgurke
• 1000 g	50 g Möhren
Stück / abgepackt	150 g Chicorée, 1 Stück
Stück / abgepackt	100 g Broccoli
• Stange / Glas	Frischer Meerrettich
• Topf / Tütchen / TK	je 1 Topf Kerbel, Dill, Petersilie, Schnittlauch
• Topf / Tütchen	je 1 Topf Estragon, Basilikum
Knolle	Knoblauch, frisch
200 g / 500 g	300 g Dickmilch, 1,5 Prozent Fett
500 ml / 1000 ml	200 g Vorzugsmilch
250 g	280 g Magerquark
200 g	220 g Saure Sahne, 10 Prozent Fett
10 g / 20 g / 250 g	10 g Butter
200 g	50 g körniger Frischkäse

Vorräte
überprüfen

Das Fasten richtig beenden

Verkaufseinheit	Nahrungsmittel
62,5 g /125 g	20 g Camembert, 30 Prozent Fett
individuell	25 g Schafskäse
individuell	40 g Roquefort-Käse
• 200 g, ca. 25 Stück	9 Stück Knäckebrot
• 250 g / 500 g	5 Scheiben Vollkornbrot
Packung zu 6 oder 12	1 Ei
100 g / 500 g	Malzkaffee
12 x 0,7 l	Mineralwasser
• 25 Beutel	verschiedene Kräuter- und Früchtetees
• 0,7 l	Obstessig
• 0,5 l	Olivenöl
• 0,5 l / 0,7 l	kaltgepreßtes Sonnenblumenöl
• 0,33 l	mit Honig gesüßter Sanddornsaft
0,2 l	Apfelriate (Apfeldicksaft)
0,3 l	mit Honig gesüßter Ketchup
280 g	Glas Oliven
• 250 g	Honig
125 g / 250 g	Senf, Tube/Glas
• 125 g	Hefeflocken
5 g / 20 g	Vanilleschote
Gewürze: Curry, Liebstöckel, Muskatnuß, Thymian, Koriander, Fenchelsamen, Ingwer, Majoran, Kümmel ganz, Gemüsebrühewürfel, Meersalz, Kräutersalz, Pfeffer, Lorbeerblatt, Gewürznelke, Oregano, Zimt gemahlen	

Vorräte überprüfen

Die mit • gekennzeichneten Lebensmittel könnten Sie noch zu Hause haben.

Was Sie an jedem Aufbautag tun sollten
- Gestalten Sie den Tag im Sinne einer richtig durchgeführten Aufbauwoche (»Fahrplan durch die Aufbautage«, → Nachsatz).
- Informieren Sie sich über die praktischen Probleme der Aufbautage (»Der Körper in der Aufbauzeit«,→ Seite 118).
- Rezepte (→ Seite 133).
- Nützen Sie das Meditationsangebot Ihrer Wahl (→ Seite 130).
- Führen Sie auch in den Aufbautagen Ihr Fastenprotokoll (→ Seite 56).
- Gesundheitliche Probleme? Fastenapotheke (→ Seite 87).

Der dritte Aufbautag
Vom dritten Aufbautag an werden die Weichen gestellt für die richtige Ernährung nach dem Fasten – und damit für eine Korrektur von Ernährungsfehlern. Es gibt kaum eine bessere Gelegenheit, etwas zu ändern, als nach einem Nahrungsverzicht. Entscheiden Sie sich zunächst, wohin Ihr Nahrungsbedürfnis Sie jetzt führt: lieber frische Salate, etwas Warmes oder – besonders zu empfehlen – aufbauende Vollwertkost.

Ihr Nahrungsbedürfnis führt Sie

Das Fasten richtig beenden

Vorschlag 1: Frischkost
Frischkost – für alle, die Rohkost mögen und langfristig weiter abnehmen wollen
(800 Kilokalorien/3344 Kilojoule).

Der Speiseplan

Früh: Morgentee, später Birchermüsli
Vormittag: (Obst nach Belieben)
Mittag: Große Rohkostplatte (Blattsalat und Rote Bete mit Meerrettich,
→ Seite 128 und 198) und 1 Pellkartoffel
Nachmittag: (1 Apfel und 12 Hasel- oder Walnüsse)
Abend: Große Rohkostplatte, zusammengestellt nach Geschmack

Wichtig: Rohkost muß frisch zubereitet, frisch gegessen und sehr gut gekaut
werden.

Birchermüsli

1 Tasse Milch oder 1 Becher Joghurt
2 Teelöffel kernige Haferflocken
1 Teelöffel geriebene Nüsse
1 kleiner Apfel
1 Teelöffel Honig oder eingeweichte Rosinen
1 Teelöffel Zitronensaft

Die Milch (den Joghurt) in ein Glasschälchen füllen. Die Haferflocken und die
geriebenen Nüsse darüberstreuen und miteinander vermischen. Den Apfel waschen,
abtrocknen, halbieren und vom Kerngehäuse befreien; ungeschält reiben oder
kleinschneiden. Den Honig oder die eingeweichten, abgetropften Rosinen,
zusammen mit dem Apfel unter die Hafer-Joghurt-Mischung rühren und mit dem
Zitronensaft würzen.

- **Tip:** Sie können das Müsli täglich anders zubereiten mit verschiedenen Obst-
  sorten, mit Kollathflocken oder Frischkornschrot, mit Hasel- oder Walnüssen.

Rote-Bete-Frischkost

2 Eßlöffel saure Sahne
1 Eßlöffel Zitronensaft
1 Teelöffel frisch geriebener Meerrettich
100 Gramm Rote Bete
$1/2$ Apfel
2 Salatblätter
1 Teelöffel frisch gehackte Petersilie

Das Fasten richtig beenden

Die saure Sahne mit dem Zitronensaft und dem Meerrettich verrühren. Die Rote Bete waschen, dünn schälen und in die Sauce reiben. Den Apfel waschen, vierteln und vom Kerngehäuse befreien und ebenfalls in die Sauce reiben. Alles locker mischen. Die Salatblätter waschen, trockentupfen und die Rohkost darauf anrichten. Mit der Petersilie bestreuen.

Vorschlag 2: Warme Gerichte
Lieber etwas Warmes – besonders geeignet für Berufstätige, Studenten, »Schnellköche« (etwa 1000 Kilokalorien/4180 Kilojoule).

Der Speiseplan

Früh: 2 eingeweichte Backpflaumen oder 1 Feige, Schrot- oder Frischkornsuppe (→ Seite 128) mit einem Schuß Milch
Für Mittag vorbereiten: Fertige Kruskamischung nach der Packungsanweisung auf der noch heißen Kochplatte im Suppentopf ankochen, danach in die »Kochkiste« stellen (Topf in eine Decke einschlagen und ins Bett oder eine Sesselecke stellen).
Mittag: Obst als Frischkost, Kruskamischung mit Milch, Sauer- oder Buttermilch oder Pellkartoffeln mit Quark (und Leinöl, wer es mag; → Seite 128)
Abend: Kartoffel-Gemüse-Suppe (wie am ersten Aufbautag, Rezept → Seite 124) oder Backkartoffeln (Bircherkartoffeln, → Seite 145) mit Sauerkraut-Frischkost (→ unten) – (Vollkornbrot, Butter, Frischkäse, Tomate, Paprikaschote oder Gurke).

Sauerkraut-Frischkost

1/2 Zwiebel
je 1/4 Salatgurke und 1 Tomate
1/2 Teelöffel frisch geriebener Meerrettich
100 Gramm Sauerkraut
1 Salatblatt
1 Teelöffel Öl
1 bis 2 Eßlöffel saure Sahne
je 1 Prise Kräutersalz und frisch gemahlener weißer Pfeffer

Die Zwiebel schälen und kleinhacken. Die Gurke und die Tomate waschen und in Streifen schneiden. Alles mit dem geriebenen Meerrettich unter das Sauerkraut heben und auf dem gewaschenen Salatblatt anrichten. Das Öl mit der sauren Sahne und dem Pfeffer verrühren und über den Salat gießen.

Das Fasten richtig beenden

Vorschlag 3: Vollwertkost
Eine gemischte, ausgewogene Vollwertkost (1000 bis 1500 Kilokalorien/4180 bis
6270 Kilojoule) möchten wir Ihnen beonders ans Herz legen. Mit ihr leiten Sie auf
angenehme Weise direkt über zur Ernährungsumstellung auf Vollwertkost.

Der Speiseplan

Morgentee
Früh: Backpflaumen oder Feige – Hafermüsli oder Getreide-Gemüse-Suppe
(→ Seite 129)
Vormittag: (50 g Tomatenquark, 2 Scheiben Knäckebrot)
Trinken (Malzkaffee)
Mittag: Rote-Bete-Frischkost (→ Seite 133) – Naturreis neapolitanische Art –
Zucchini-Tomaten-Gemüse – Apfelquark
Nachmittag: Trinken (Apfelschalentee)
Abend: Sauerkrautsalat – Hüttenkäsebrote

In jedem Fall vorbereiten für morgen: 2 Backpflaumen oder 1 Feige in $1/2$ Tasse
Wasser einweichen und über Nacht stehenlassen. 2 gestrichene Eßlöffel Roggen
grobschroten und in 2 Eßlöffeln Wasser einweichen, zudecken und im Kühlschrank
aufbewahren. 2 Eßlöffel Weizenkörner für das Vital-Müsli (6. Aufbautag) in 6 Eßlöffeln Wasser einweichen und stehenlassen.

Hafermüsli

2 Eßlöffel eingeweichter Haferschrot
1 kleiner Apfel (100 Gramm)
2 bis 3 Eßlöffel Vorzugsmilch
1 Teelöffel Zitronensaft
1 Teelöffel eingeweichte Rosinen

Den eingeweichten Haferschrot mit der Milch, dem Zitronensaft und den Rosinen
mischen. Den Apfel waschen, abtrocknen, vierteln, vom Kerngehäuse befreien und
grobreiben und locker unter das Müsli heben. Das Müsli mit Früchten der Saison
garnieren.

Das Fasten richtig beenden

Naturreis neapolitanische Art

$^1/_2$ Zwiebel (25 Gramm)
1 Teelöffel Olivenöl
30 Gramm Naturreis
0,1 l Gemüsebrühe oder Wasser
je 1 Prise Knoblauchpulver und getrocknetes Basilikum
$^1/_4$ Lorbeerblatt
1 Gewürznelke
3 bis 4 gehackte Oliven

Die Zwiebel schälen und fein hacken, in dem Öl andünsten. Den Reis unter fließendem Wasser gründlich waschen, bis das Wasser klar abläuft, dann zu den Zwiebelwürfeln geben und glasig werden lassen. Die Gemüsebrühe oder das Wasser und die Gewürze zufügen, alles aufkochen und den Reis bei schwacher Hitze in etwa 30 Minuten ausquellen lassen. Nach 10 Minuten Kochzeit das Lorbeerblatt und die Nelke entfernen. Die gehackten Oliven unter den Reis mischen.

Zucchini-Tomaten-Gemüse

$^1/_2$ Zwiebel
1 Prise getrockneter Oregano
1 Teelöffel Olivenöl
1 kleine Zucchini (etwa 100 Gramm)
1 Eßlöffel Gemüsebrühe oder Wasser
1 Tomate
je 1 Prise Kräutersalz und frisch gemahlener weißer Pfeffer
1 Teelöffel Hefeflocken

Die Zwiebel schälen, feinhacken und mit dem Oregano in dem Öl andünsten. Die Zucchini waschen, in mittelgroße Würfel schneiden und in den Topf geben. Die Gemüsebrühe oder das Wasser zufügen. Die Zucchini zugedeckt bei schwacher Hitze etwa 10 Minuten dünsten. Die Tomate waschen, den Stielansatz entfernen, das Tomatenfleisch würfeln und kurz vor Ende der Garzeit zufügen. Das Gemüse mit dem Kräutersalz und den Hefeflocken abschmecken.

Das Fasten richtig beenden

Apfelquark

2 Eßlöffel Magerquark
1 bis 2 Eßlöffel Vorzugsmilch
1/2 Apfel
je 1 Prise Zimtpulver und abgeriebene unbehandelte Zitronenschale
1 Teelöffel mit Honig gesüßter Sanddornsaft

Den Quark mit der Milch glattrühren. Den Apfel waschen, abtrocknen, vom Kerngehäuse befreien und auf der Rohkostreibe grob raspeln, zusammen mit dem Zimt und dem Sanddorn unter den Quark ziehen. Mit Apfelspalten oder Früchten der Saison garnieren.

Sauerkrautsalat

1/2 Zwiebel
je 1/4 Salatgurke und rote Paprikaschote
1/2 Teelöffel frisch geriebener Meerrettich
100 g Sauerkraut
1 Salatblatt
1 Teelöffel Öl
1 – 2 Eßlöffel saure Sahne
je 1 Prise Kräutersalz und frisch gemahlener weißer Pfeffer

Das Sauerkraut etwas kleinschneiden. Die Zwiebel schälen und kleinhacken. Die Gurke und die Paprikaschote waschen und in Streifen schneiden. Alles mit dem geriebenen Meerrettich unter das Sauerkraut heben und auf dem gewaschenen Salatblatt anrichten. Das Öl mit der sauren Sahne, dem Kräutersalz und dem Pfeffer verrühren und über den Salat gießen.

Hüttenkäsebrote

1/4 Becher Hüttenkäse (50 Gramm)
1 Prise Kräutersalz oder Salatgewürz
je 1 Scheibe Vollkorn- und Knäckebrot
1 Teelöffel Butter
1 Teelöffel Schnittlauchröllchen

Den Käse würzen. Die Brotscheiben mit der Butter dünn bestreichen, den Hüttenkäse darauf verteilen und den Schnittlauch darüberstreuen.

Das Fasten richtig beenden

Der vierte Aufbautag

Der Speiseplan

Morgentee
Früh: Backpflaumen oder Feigen- Roggen-Apfel-Müsli
(40 g Kräuterquark, Rezept → Seite 209, 1 Scheibe Vollkornbrot)
Vormittag: Trinken (Mineralwasser)
Mittag: Sellerierohkost – Haferbratlinge – Kohlrabigemüse –
Dickmilch mit Früchten
Nachmittag: Trinken (Malventee)
Abend: Gurkensalat – Apfel-Meerrettich-Quark – 1 Scheibe Vollkorn-,
2 Scheiben Knäckebrot – 2 Teelöffel Butter

Vorbereiten am Morgen: Das Wasser von den Weizenkörnern abgießen (zum Blumengießen verwenden). Die Weizenkörner leicht angefeuchtet und zugedeckt stehenlassen, nicht in der prallen Sonne.

Roggen-Apfel-Müsli

2 Eßlöffel eingeweichter Roggenschrot
2 bis 3 Eßlöffel Dickmilch
je 1 Teelöffel Sanddorn- und Zitronensaft
1 kleiner Apfel
1 Teelöffel grobgehackte Haselnüsse

Den Roggenschrot mit der Dickmilch, dem Sanddorn- und dem Zitronensaft mischen. Den Apfel waschen, vom Kerngehäuse befreien, grobraspeln und unter den Getreidebrei heben. Das Müsli mit den Nüssen bestreuen.

Sellerierohkost

3 Eßlöffel Dickmilch
1 Teelöffel Zitronensaft
je 1 Prise Meersalz und frisch gemahlener weißer Pfeffer
einige Tropfen Friate (Apfeldicksaft)
1/4 Sellerieknolle (etwa 150 Gramm)
1/2 Apfel
1 Teelöffel gehackte Walnüsse

Die Dickmilch mit dem Zitronensaft, Salz, Pfeffer und Friate mischen. Den Sellerie waschen, schälen, in die Sauce feinreiben. Den Apfel waschen, vom Kerngehäuse befreien, ebenfalls in die Sauce raspeln, mit den Nüssen unterheben.

Das Fasten richtig beenden

Haferbratlinge

1 bis 2 Eßlöffel Vorzugsmilch
2 Eßlöffel mittelfein geschroteter Hafer
1/2 Zwiebel
1 bis 2 Teelöffel Olivenöl
1/2 Eigelb
2 Teelöffel Magerquark
je 1 Prise Koriander, Fenchel, Meersalz und Liebstöckel
1/2 Eiweiß

Die Milch erwärmen, den Haferschrot einstreuen und vom Herd nehmen. Die
Zwiebel schälen und kleinhacken, in wenig Öl andünsten. Das Eigelb mit dem
Quark unter die Hafermasse ziehen. Die Zwiebel mit den Gewürzen abschmecken
und ebenfalls untermischen. Das Eiweiß zu steifem Schnee schlagen und locker
unter die Hafermasse ziehen. Das restliche Öl erhitzen. Aus der Hafermasse läng-
liche Bratlinge oder Küchlein formen und in dem Öl von jeder Seite knusprig braten.

- **Tip:** Statt der Zwiebel können Sie auch 50 g in kochendem Wasser kurz blan-
  chierten und abgetropften Blattspinat oder Mangold verwenden. Spinat oder
  Mangold feinhacken, dann unter die Hafermasse ziehen.

Kohlrabigemüse

1 Kohlrabi (etwa 150 Gramm)
2 Eßlöffel Gemüsebrühe oder Wasser
je 1 Prise Kräutersalz und Hefeflocken
1 Eßlöffel saure Sahne
1 Teelöffel Schnittlauchröllchen

Die zarten Blätter der Kohlrabiknolle abschneiden, waschen, feinhacken und beiseite
stellen. Den Kohlrabi schälen, vierteln, in feine Scheiben schneiden und in der
Gemüsebrühe oder im Wasser in 10 Minuten gardünsten, mit dem Kräutersalz und
den Hefeflocken würzen. Die saure Sahne unterrühren und das Gemüse mit dem
Schnittlauch und dem kleingeschnittenen Kohlrabigrün garnieren.

Das Fasten richtig beenden

Dickmilch mit Erdbeeren

5 Eßlöffel Dickmilch (100 Gramm)
1 Prise Ingwerpulver
1 abgeriebene unbehandelte Zitronenschale
1 Teelöffel Honig
100 Gramm Erdbeeren
1 Teelöffel Leinsamen

Die Dickmilch mit dem Ingwer, der Zitronenschale und dem Honig abschmecken. Die Erdbeeren waschen, 2 Erdbeeren zum Garnieren zurückbehalten, von den restlichen die Stiele entfernen und die Beeren vierteln, dann mit einer Gabel zerdrücken und in ein Glasschälchen füllen. Die Dickmilch darüber verteilen, mit den übrigen Erdbeeren garnieren und mit den Leinsamen bestreuen.

• **Tip:** Ebenso können Sie die Dickmilch mit 100 g anderen Früchten zubereiten.

Gurkensalat

1 Prise Kräutersalz
$^1/_2$ Teelöffel Obstessig
$^1/_2$ Teelöffel Senf
2 bis 3 Eßlöffel saure Sahne
$^1/_2$ Salatgurke (150 Gramm)
1 Teelöffel frisch gehackter Dill

Das Kräutersalz in dem Obstessig auflösen. Den Senf und die saure Sahne zufügen und die Sauce glattrühren. Die Gurke waschen und abtrocknen, eventuell schälen, dann feinhobeln und mit der Sauce mischen. Mit dem Dill bestreuen.

Brote mit Apfel-Meerrettich-Quark

50 Gramm Magerquark
1 Eßlöffel Milch
$^1/_2$ Apfel
1 Teelöffel frisch geriebener Meerrettich
1 Prise Meersalz
1 Scheibe Vollkornbrot
2 Scheiben Knäckebrot
2 Teelöffel Butter
1 Teelöffel frisch gehackte Petersilie

Das Fasten richtig beenden

Den Quark mit der Milch glattrühren. Den Apfel waschen, vom Kerngehäuse befreien und in den Quark grobraspeln. Mit dem Meerrettich und dem Salz pikant abschmecken. Die Brotscheiben mit der Butter bestreichen, den Quark darauf verteilen, mit der Petersilie garnieren.

Vorbereitung für morgen: Das Wasser von den Weizenkörnern abgießen (zum Blumengießen verwenden). Die Weizenkörner leicht angefeuchtet und zugedeckt stehen lassen, nicht in der prallen Sonne.

Der fünfte Aufbautag

Der Speiseplan

Morgentee
Früh: Nußquark-Müsli (1 Vollkornbrötchen mit 1 Teelöffel Butter und 1 Eßlöffel Feigen- oder Pflaumenmus, Rezept → Seite 211)
Vormittag: Trinken (Mineralwasser)
Mittag: Rettichsalat – Hirsotto mit Tomaten-Zwiebel-Sauce und Broccoligemüse – Himbeertraum
Nachmittag: Trinken (Hagebuttentee)
Abend: Chicoréesalat – 1 Scheibe Vollkorn-, 2 Scheiben Knäckebrot – 1 Teelöffel Butter – 30 g Camembert (30prozentig)

Nußquark-Müsli

2 Eßlöffel Haferschrot
2 Eßlöffel Dickmilch
1 Teelöffel Zitronensaft
1 Teelöffel mit Honig gesüßter Sanddornsaft
1 Eßlöffel Magerquark
1/2 Apfel
1 Teelöffel gehackte Haselnüsse
50 Gramm Brombeeren.

Den Haferschrot mit der Dickmilch verrühren und 5 Minuten quellen lassen. Inzwischen den Apfel waschen, vom Kerngehäuse befreien und in das Müsli grobraspeln. Den Zitronen- und den Sandornsaft mit dem Quark verrühren und locker unter das Müsli heben. Mit den gehackten Nüssen und den Brombeeren garnieren.

• **Tip:** Rohen Haferschrot mit Milchprodukten und Zitronensaft wird schnell bitter, darum nicht lange stehenlassen oder den Hafer darren (→ Seite 203).

Das Fasten richtig beenden

Rettichsalat

Je 1 Prise Meersalz und frisch gemahlener weißer Pfeffer
1 Teelöffel Obstessig
1 Eßlöffel Sonnenblumenöl
1 kleiner roter Rettich (150 Gramm)
1/2 Zwiebel
1 Teelöffel Schnittlauchröllchen

Das Salz und den Pfeffer in eine Schüssel geben, mit dem Essig begießen und rühren, bis sich das Salz aufgelöst hat. Dann das Öl unterrühren. Den Rettich gründlich abbürsten, waschen und die Wurzeln abschneiden, eventuell schälen und in die Sauce hobeln. Die Zwiebel schälen, feinhacken und zusammen mit dem Schnittlauch unter den Salat heben.

Hirsotto

30 Gramm Hirse
0,1 l Gemüsebrühe
je 50 Gramm Möhre und Sellerieknolle
je 1 Prise Currypulver, getrocknetes Liebstöckel und Hefeflocken
1 Teelöffel Butter

Die Hirse kalt und heiß abspülen, gut abtropfen lassen und auf Küchenkrepp trockentupfen, dann in einer Pfanne bei schwacher Hitze 5 bis 10 Minuten darren. Dabei ab und zu umrühren, damit alle Hirsekörner gleichmäßig darren. Die Gemüsebrühe zum Kochen bringen. Die Hirse einstreuen und aufkochen, dann bei schwacher Hitze in etwa 15 Minuten ausquellen lassen. Die Möhre unter fließendem kaltem Wasser bürsten, den Sellerie schälen und beides grobraspeln und in dem Hirsebrei noch 8 Minuten mitkochen lassen. Das Hirsotto mit Curry und Liebstöckel abschmecken. Vor dem Auftragen die Hefeflocken und die Butter zufügen. Das Hirsotto mit einer Gabel auflockern.

Tomaten-Zwiebel-Sauce

1 kleine Zwiebel
2 Eßlöffel Gemüsebrühe
1 Tomate
einige Tropfen Zitronensaft
je 1 Prise Meersalz und getrockneter Thymian
1 Eßlöffel Sahne

Die Zwiebel schälen und feinhacken. Die Gemüsebrühe in einem kleinen Topf erhitzen und die Zwiebel darin etwa 10 Minuten dünsten. Die Tomate brühen, häuten, vom Stielansatz befreien und würfeln; dann zu den Zwiebeln geben und etwa 5 Minuten mitdünsten. Die Sauce mit dem Zitronensaft und dem Thymian abschmecken. Die Tomaten-Zwiebel-Sauce zum Hirsotto reichen.

Broccoligemüse

100 Gramm Broccoli
2 Eßlöffel Wasser
je 1 Prise Meersalz, frisch geriebene Muskatnuß und
frisch gemahlener weißer Pfeffer

Den Broccoli waschen, die Stiele bis zu den Röschen hin schälen. Dicke Stiele kreuzweise einschneiden. Das Wasser zum Kochen bringen, den Broccoli einlegen und bei schwacher Hitze in 5 bis 10 Minuten bißfest garen. Das Gemüse mit Salz, Muskatnuß und Pfeffer würzen und ebenfalls zum Hirsotto servieren.

Himbeertraum

5 Eßlöffel Dickmilch (100 Gramm)
1 bis 2 Eßlöffel Sanddornsaft
1 Messerspitze Vanillepulver oder abgeriebene unbehandelte Zitronenschale
50 Gramm Himbeeren
1 Teelöffel gehackte Haselnüsse

Die Dickmilch mit 1 Teelöffel Sanddornsaft und der Vanille oder Zitronenschale glattrühren. 3 Himbeeren zum Garnieren beiseite legen. Die übrigen mit der Gabel zerdrücken, den Fruchtbrei mit 1 Teelöffel Sanddornsaft süßen und in ein Dessertschälchen geben. Die Dickmilch darüber verteilen und mit den zurückgelegten Himbeeren und den Nüssen garnieren.

Chicoréesalat

1 Staude Chicorée
1 Salatblatt
1 Teelöffel Zitronensaft
1/2 Apfel
je 1 Eßlöffel saure Sahne und Tomatenketchup
1 Messerspitze frisch geriebener Meerrettich
je 1 Prise Meersalz und frisch gemahlener weißer Pfeffer
2 Walnußkerne

Das Fasten richtig beenden

Den Chicorée halbieren, den Strunk herausschneiden. Die Staudenhälften waschen und in feine Streifen schneiden. Das Salatblatt waschen, trockentupfen und die Chicoreéstreifen darauf anrichten, mit etwas Zitronensaft beträufeln. Den Apfel waschen, halbieren, vom Kerngehäuse befreien, in feine Spalten schneiden und über den Chicorée streuen. Die saure Sahne mit dem Ketchup, dem geriebenen Meerrettich, dem restlichen Zitronensaft, dem Salz und dem Pfeffer zu einer Sauce verrühren und über den Salat träufeln. Den Salat mit den Nüssen garnieren.
2 Scheiben Knäckebrot zum Salat essen. 1 Scheibe Vollkornbrot mit der Butter bestreichen, den Camembert in dünne Scheibchen schneiden und darauf verteilen.

Vorbereiten für morgen: Die Weizenkeime für das Vital-Müsli (sechster Aufbautag) spülen und leicht feucht zugedeckt stehenlassen.
1 Teelöffel Rosinen waschen und in 1 Eßlöffel Wasser einweichen.

Der sechste Aufbautag

Der Speiseplan

Malventee
Früh: Vital-Müsli (Vollkornbrötchen mit Korsischem Brotaufstrich, Rezept → Seite 210)
Vormittag: Trinken (Mineralwasser)
Mittag: Kohlrabirohkost – Bircher-Kartofffeln mit grüner Quarksauce – Obstsalat
Nachmittag: Trinken (Pfefferminztee); eventuell: 1 Eßlöffel Brombeeren
Abend: Tomatensalat – Roquefortbirne – 1 Scheibe Vollkorn-, 2 Scheiben Knäckebrot

Vorbereiten: Für mittags eventuell 1 Eßlöffel tiefgefrorene Brombeeren auftauen.

Vital-Müsli

2 bis 3 Eßlöffel Dickmilch
je 1 Teelöffel Zitronen- und Sanddornsaft
1 kleiner Pfirsich oder Apfel
1 Teelöffel eingeweichte Rosinen
2 Eßlöffel Weizenkeimlinge
1 Teelöffel Leinsamen

Die Dickmilch mit dem Saft verrühren, in ein Glasschälchen füllen. Pfirsich oder Apfel gut waschen, abtrocknen, halbieren, von Stein oder Kerngehäuse befreien, in feine Spalten schneiden. Die Pfirsich- oder Apfelspalten mit den eingeweichten, Rosinen und den gut gewaschenen Weizenkeimlingen mischen und über die Dick-milch geben. Mit den Leinsamen bestreuen.

Das Fasten richtig beenden

Kohlrabirohkost

1 kleiner Kohlrabi
1 Teelöffel Sonnenblumenöl
2 Eßlöffel saure Sahne
1 bis 2 Teelöffel Zitronensaft
1 Prise Meersalz
1/2 Teelöffel gehackter Dill
1 Teelöffel gehackte Haselnüsse

Den Kohlrabi waschen und schälen, kleine, zarte Kohrabiblätter kleinhacken und zurückbehalten. Den Kohlrabi grobraspeln oder vierteln und in feine Scheiben hobeln. Aus dem Öl, der sauren Sahne, dem Zitronensaft und dem Meersalz eine Sauce rühren und über den Kohlrabi gießen. Die Rohkost mit dem gehackten Dill, den Haselnüssen und dem Kohlrabigrün bestreuen.

Bircher-Kartoffeln

2 Kartoffeln
1 Teelöffel Öl
je 1 Prise Majoran und Kräutersalz
1/2 Teelöffel Kümmel

Den Backofen auf 200 Grad vorheizen. Die Kartoffeln unter fließendem kalten Wasser gut abbürsten. Ein Backblech zur Hälfte mit dem Öl einpinseln und mit einem Teil der Gewürze bestreuen. Die Kartoffeln der Länge nach halbieren, mit der Schnittfläche auf das Backblech setzen, leicht ölen und würzen; in 25 bis 30 Minuten im Backofen garen.

Grüne Quarksauce

2 Eßlöffel Magerquark
1 Eßlöffel Vorzugsmilch
1 Teelöffel Sonnenblumenöl
1 bis 2 Eßlöffel frisch gehackte gemischte Kräuter wie Petersilie, Estragon, Zitronenmelisse, Kerbel und Borretsch
1 Prise Kräutersalz
einige Tropfen Obstessig

Den Quark mit der Milch und dem Öl glattrühren. Die Kräuter mit dem Salz unter die Masse ziehen, mit Essig würzen. Die Sauce zu den Bircher-Kartoffeln reichen.

Das Fasten richtig beenden

Obstsalat

Je 1 kleine Orange und Apfel
je 1 Telöffel Zitronen- und Sanddornsaft
1 Eßlöffel Brombeeren

Die Orange schälen, gründlich von den weißen Häutchen befreien, in Spalten teilen und in kleine Stücke schneiden. Den Apfel waschen, vierteln, vom Kerngehäuse befreien und die Apfelviertel in feine Scheiben hobeln. Das Obst mischen und in ein Dessertschälchen füllen. Den Zitronensaft mit dem Sanddorn mischen und über den Salat träufeln. Die Brombeeren darüberstreuen.

Tomatensalat

1 große Tomate (100 Gramm)
1 Salatblatt
1 Eßlöffel saure Sahne
einige Tropfen Zitronensaft
je 1 Prise Kräutersalz und frisch gemahlener weißer Pfeffer
1 Teelöffel Schnittlauchröllchen

Die Tomate waschen, vom Stielansatz befreien, dann in Scheiben schneiden. Das Salatblatt waschen, trockentupfen und die Tomatenscheiben darauf anrichten. Die saure Sahne mit dem Zitronensaft, dem Kräutersalz und dem Pfeffer abschmecken und über die Tomatenscheiben gießen. Den Salat mit dem Schnittlauch bestreuen.

Roquefortbirne

1 reife Birne (Williams Christ)
einige Tropfen Zitronensaft
2 Eßlöffel Roquefortkäse (40 Gramm)
2 Eßlöffel Magerquark
1 Eßlöffel Vorzugsmilch
je 2 Himbeeren und Walnußkerne
1 Zweig Dill
1 Scheibe Vollkornbrot
2 Scheiben Knäckebrot

Die Birne waschen, halbieren, das Kerngehäuse mit einem Teelöffel entfernen. Die Birnenhälften mit Zitronensaft beträufeln. Den Käse zerdrücken, den Quark untermischen, mit etwas Milch glattrühren. Die Mischung in die Birnenhälften füllen. Mit Beeren, Nüssen und Dillzweig verzieren. Das Brot dazu essen.

Das Fasten richtig beenden

Meditatives Erleben in den Aufbautagen

Meditation am ersten Aufbautag

Nachdem Sie sich fünf Tage lang intensiv mit Ihren Gefühlen und Gewohnheiten auseinandergesetzt und gefastet haben, beginnt heute wieder der Kontakt mit dem Essen. Für viele heißt das sicher, daß auch die Gedanken wieder ums Essen und um die Nahrung kreisen. In den Meditationsübungen haben Sie die Kraft Ihrer Gedanken gespürt, und Sie haben erlebt, wie Ihre Vorstellungswelt Ihr Seelenleben, aber auch Ihren Körper beeinflußt. Nutzen Sie diese Energien für einen besseren Umgang mit dem Essen!

Kreisen Ihre Gedanken ums Essen?

Über die Kraft der Gedanken

Daß Gedanken und innere Vorstellungen die Realität zu beeinflussen vermögen, ist kein Ammenmärchen. Denken Sie etwa einmal an Familien, in denen die Eltern stets ängstlich um die Gesundheit der Kinder besorgt sind: Fast immer sind ihre Kinder häufig krank oder fallen oft so hin, daß sie sich verletzen. Diese »Tatsachen« scheinen die Angst der Eltern zu rechtfertigen, die ihre Kinder nun mit wachsender Besorgnis behüten und beschützen: Die Angst schafft innere Bilder, die eine Eigendynamik entwickeln. Diesen Mechanismus der »sich selbst erfüllenden Prophezeiung« nimmt das Kind mit hinein in sein Erwachsenendasein. Gehen Sie einmal in Ihrer Erinnerung die Verhaltensweisen in Ihrem Elternhaus durch, und fragen Sie sich, ob es da Mechanismen gab, die bei Ihnen eine verkrampfte oder ängstliche Einstellung dem Essen gegenüber geschaffen haben könnte: Wie haben Ihre Eltern (oder andere Ihnen wichtige Menschen) über Nahrung gedacht? – Hat Ihre Mutter oder Ihr Vater Angst gehabt, dick zu werden? – Haben Sie deshalb Diäten gemacht oder auf Kuchen verzichtet? – Wurden bestimmte Speisen nicht gekocht, weil sie »krank« machen?
Überprüfen Sie einmal, wieviel davon Sie übernommen haben. Schreiben Sie alles auf, was Ihnen einfällt.

Die sich selbst erfüllende Prophezeiung

Bildmeditation: Nahrungsmittel sind Lebens-Mittel

Vorbereitung: Machen Sie es sich an Ihrem Ruheplatz (→ Seite 49) bequem, lesen Sie den folgenden Text aufmerksam durch, wie auf Seite 49 beschrieben. Entspannen Sie sich, und beginnen Sie mit der Meditationsübung.

Übung: Denken Sie an das Lebensmittel oder an das Gericht, das Ihnen besonders »schädlich« oder »dick machend« zu sein scheint. Stellen Sie es sich genau vor, und lassen Sie es auf sich wirken. Versuchen Sie sich darüber klar zu werden, daß es in Wirklichkeit Ihren Körper stärkt und Ihnen Kraft zum Leben gibt. Versuchen Sie, sich in diesem Gedanken- und Bilderspiel alle Lebensmittel vorzustellen, die Sie kennen, und denken Sie in dieser neuen, freundlichen Weise über sie nach.

Das Fasten richtig beenden

Beenden Sie die Übung, wie auf Seite 51 beschrieben. Wiederholen Sie diese Übung immer wieder, bis Sie das Gefühl haben, daß Sie die Wertschätzung der Nahrung zutiefst angenommen haben.

Die inneren Bilder – was sie bewirken können

Positive Begegnung mit Nahrung

Je häufiger Sie Ihrer Nahrung positiv begegnen, desto leichter wird es Ihnen fallen, Vertrauen zu ihr zu entwickeln, und desto positiver wird sich das, was Sie essen, auf Ihre Gesundheit, Ihren Körper und Ihre Figur auswirken.

Essen im Einklang mit sich selbst

Beantworten Sie sich bitte diese Frage: »Was ist meine Lieblingsspeise?« Sicher fallen Ihnen jetzt Spaghetti, Schweinebraten mit Knödeln, Mehlspeisen oder Erbseneintöpfe ein – aber gleichzeitig meldet sich vermutlich auch das schlechte Gewissen. Bitte machen Sie sich einmal klar, wie vielfältig die Zwänge sind, die Sie mit Essen verbinden; welches »Wenn und Aber« und wieviel schlechtes Gewissen Sie hindert, das zu essen, was Sie essen wollen, und es zu genießen.
Wenn Sie wirklich schlank werden und schlank bleiben wollen, machen Sie sich bitte bewußt: Wie Sie im Fasten erlebt haben, können Sie sich selbst vertrauen. Ihr Körper und Ihre Seele wissen, was Sie gesund und lebenstüchtig erhält. Vertrauen Sie darauf, daß Sie von ihnen Signale bekommen, die Ihnen mitteilen, welche »Lebens-Mittel« Sie jetzt brauchen. Es ist einfach, Signale aufzufangen. Fragen Sie sich vor jedem Essen: »Welches Essen ist jetzt genau richtig für mich?« Warten Sie, bis Sie klar vor Augen haben, was es sein soll, genießen Sie es – Sie werden erstaunt sein, wie wenig Sie davon essen und wie rasch Sie angenehm satt sind!

»Gesegnete Mahlzeit«

Gedanken auf die Mahlzeit richten

Doch nicht nur das, was Sie essen, sondern auch wie Sie essen, ist von Bedeutung. Sie sollten sich zum Essen Zeit nehmen, noch wichtiger aber ist, daß Sie die Gedanken sammeln und aufs Essen richten. Denken Sie nicht an Probleme, grübeln Sie nicht über Ihre Sorgen nach, während Sie essen. In früherer Zeit gab es den Brauch, vor dem Essen zu beten und die Nahrung zu segnen: Die Gedanken wurden dabei auf die Situation bei Tisch und auf die Mahlzeit gerichtet. Mit dem Segnen der Nahrung brachte man ihr Achtung entgegen – wenn das Gebet kein automatisches Aufsagen von Worten war, sondern ein bewußtes Geschehen. Wenn Sie beten können, kann dieses bewußte Tun alles, was Sie essen, verbessern.
Wenn Sie das Gebet ablehnen, können Sie am Tisch sitzend – mit geschlossenen oder offenen Augen – Ihren inneren Erholungsort aufsuchen. Wenn Sie sich entspannt haben und die innere Landschaft sich aufgelöst hat, können Sie sich vorstellen, wie ein Lichtstrahl auf Ihr Essen fällt und es mit positiver Energie füllt. Manchem fällt es leichter, die Hände über das Essen zu heben und sich dabei vorzustellen, daß Wärme oder Licht von den Händen auf das Essen hinabstrahlt. Das kann ganz unauffällig geschehen, wenn Sie die Ellenbogen auf der Tischkante aufstellen und die Hände übereinanderlegen – mit den Handflächen nach unten, wie man es häufig macht, wenn man über etwas nachdenkt.

Das Fasten richtig beenden

Gerade in der Zeit des Fastenbrechens können Sie so üben, Ihre Nahrung mit Licht zu erfüllen und das Essen mit Freude zu genießen. Wenn Sie ein wenig Übung darin haben, können Sie leicht und schnell Kontakt zum Essen aufnehmen, und Sie werden sehen, wie gut Ihnen das bekommt.

Auf die Stimmung achten

Wenn Sie mit Menschen am Tisch sitzen, die deprimiert sind, oder die Stimmung angespannt ist, sollten Sie so wenig wie möglich essen; Sie nehmen die Stimmung mit dem Essen in sich auf: Essen Sie lieber später allein, gut gelaunt.

Meditation am zweiten Aufbautag

Heute ist der letzte Tag Ihrer Fastenwoche. Ab morgen werden Sie vermutlich seltener die Gelegenheit haben, sich intensiv damit zu beschäftigen, wie es Ihnen geht. Nutzen Sie deshalb den heutigen Tag, um die Herzmeditation kennenzulernen – eine Übung, die Ihnen die Chance bietet, auch in der Hektik und Routine des täglichen Lebens immer wieder einmal zu sich selbst zurückzukehren und neue Kräfte zu sammeln.

Bildmeditation: Herzmeditation

Diese Meditationsübung ermöglicht es Ihnen, jederzeit mit Ihren Herzkräften in Kontakt zu treten und sie für sich selbst zu nutzen. Neben der inneren Landschaft lernen Sie damit einen zweiten Ort kennen, an dem Sie Kraft schöpfen können –

Ein Ort zum Kraft schöpfen

Kraft für Veränderungen im Bereich der Gefühle, für sich selbst und für das Zusammensein mit anderen Menschen.

Vorbereitung: Machen Sie es sich an Ihrem Ruheplatz (→ Seite 49) bequem, lesen Sie den folgenden Text aufmerksam durch, wie auf Seite 49 beschrieben. Entspannen Sie sich, und beginnen Sie mit der Meditationsübung. In dieser Übung erfahren Sie, wie es um Ihre Beziehung zu anderen Menschen und um Ihre Erwartung an Ihren Partner steht.

Brechen Sie die Übung ab, wenn Bilder, Gedanken oder Empfindungen in der Meditation Sie verwirren. Suchen Sie Hilfe bei einem Fachmann, wenn Sie merken, daß Sie auf ein Problem gestoßen sind, das Sie belastet.

Ihr Herz als Zuhause?

Übung: Ziehen Sie sich an Ihren Erholungsort zurück. Genießen Sie die Sonne, und erfrischen Sie sich an Ihrer Quelle. Lassen Sie nun – so groß, daß Sie mit Leichtigkeit hineingehen können – Ihr Herz auf der Wiese erscheinen. Überlegen Sie nicht lange, wie es aussehen könnte, sondern nehmen Sie die Form an, die Ihnen spontan erscheint, und gehen Sie hinein. Betrachten Sie Ihr Herz innen in allen Einzelheiten. Welche Form hat es? – Welche Farbe? – Wie sind die Wände beschaffen und wie der Boden? – Ist das Herz dunkel, oder ist es hell? – Wie ist es eingerichtet? – Ist Ihnen dieser Ort angenehm, oder ist er etwas ungemütlich oder fremd? Dringt von außen Licht in Ihr Herz?

Verändern Sie den Raum nach Ihrem Geschmack, richten Sie ihn auf Ihre Bedürfnisse ein. Wenn Sie sich zu Hause fühlen, dann schauen Sie nach, ob Sie in Ihrem Herzen eine Lichtquelle finden, eine Kerze oder ein Feuer. Bringen Sie

Das Fasten richtig beenden

dieses Licht in die Mitte des Raumes, lassen Sie es groß und warm werden, bis auch Ihnen wohlig warm ist.

Sehen Sie sich zum Abschluß um. Sind Sie allein, oder haben Sie Gäste? Fragen Sie die anderen Menschen, weshalb sie da sind, was sie wollen, und verabschieden Sie sie dann. Sollte es schwierig für Sie sein, sie gehen zu lassen, können Sie den Kontakt auf einfache Weise herstellen: Sobald jemand Ihr Herz verlassen hat, senden Sie einen intensiven Lichtstrahl zu ihm. Auf diese Weise können Sie Kontakt zu allen halten, die nun außerhalb Ihres Herzens wohnen.

Machen Sie es sich gemütlich

Machen Sie es sich dann mit sich selbst gemütlich, und genießen Sie Ihr neu gestaltetes Reich.

Beenden Sie die Übung, wie auf Seite 51 beschrieben.

Die inneren Bilder – was sie bedeuten können
Form und Farbe des Herzens sollen uns hier nicht interessieren. Es sei denn, Form und Farbe gefallen Ihnen nicht, dann verändern Sie alles nach Ihrem Geschmack. Ihr Herz gehört Ihnen, Sie sollen sich dort zu Hause fühlen. Sie haben sich in den vergangenen Jahren in Ihrem Leben »eingerichtet«: Wenn Sie im Raum Ihres Herzens eine veraltete Einrichtung vorgefunden haben, die Sie nicht mögen, dann entlasten Sie Ihr Herz von diesen Erinnerungen und modernisieren Sie! Haben Sie Material vorgefunden, das Ihnen nicht zusagt – richten Sie sich neu ein. Es liegt an Ihnen, ob Sie einen neuen Weg gehen wollen.

Hat Ihr Herz eine eigene Lichtquelle, oder strömt das Licht von außen herein? – War der Raum Ihres Herzens dunkel oder hell? – Waren die Fenster geschlossen oder weit geöffnet? Eine Lichtquelle im Herzen symbolisiert unsere Kraft, uns und andere zu lieben; Licht, das von außen hereindringt, zeigt unsere Fähigkeit, Liebe von anderen anzunehmen.

Und Ihr inneres Licht?

Manchmal werden wir im Laufe unseres Lebens so verletzt, daß unsere Licht- und Energiequelle immer kleiner wird, bis sie schließlich versiegt. Es werden uns oft Wunden zugefügt, die so schlecht ausheilen, daß unser inneres Licht immer schwächer brennt, bis ein Luftstoß kommt und das Lichtlein ausbläst. Dabei lassen wir aber nicht nur zu, daß unsere Liebe zu anderen Menchen verlöscht, sondern auch, daß wir die Liebe zu uns selbst verlieren.

Möglicherweise hatten Sie eine künstliche Lichtquelle im Raum angebracht. Das würde heißen, daß Sie zwar selbst so verletzt wurden, daß Ihre Herzenskraft versiegt ist, daß Sie aber – in Erinnerung an die einstige Kraft – versuchen, weiterhin liebevoll zu Menschen Ihrer Umgebung zu sein, die Ihnen nichts getan haben. Wenn es jedoch dunkel in Ihrem Herzen war, so spüren Sie selbst, daß Ihnen etwas verlorengegangen ist – eine Kraft, die Sie wärmt und die in Ihnen strahlt.

Fiel nur von außen Licht in Ihr Herz, so sind Sie auf die Liebe anderer Menschen angewiesen, Sie leben vielleicht in dem ständigen Bemühen, sich diese Liebe zu erhalten. Nicht nur Verletzungen löschen das Licht unseres Herzens, sondern auch eine große Verliebtheit kann zum Aufgeben des eigenen Lichtes führen – wenn wir

Das Fasten richtig beenden

glauben, nur so die Liebe des anderen Menschen ganz und gar wahrnehmen und genießen zu können. Wenn sich dieser Mensch jemand anderem zuwendet, sitzen wir im Dunkeln und haben vergessen, daß wir eine eigene Leuchtkraft besitzen. Vergessen Sie nie, darauf zu vertrauen, daß Sie genug Liebe bekommen, wenn Sie selbst Liebe geben. Solange das eigene Feuer brennt, tragen Sie die Liebe in sich, Sie müssen sie nicht bei einem anderen Menschen suchen.

Der eigenen »Leuchtkraft« vertrauen

Ideal ist es, wenn das Herz sein eigenes Licht hat und geöffnet ist. So kann auch Licht von außen einfallen, bis das Herz vor Liebe »überströmt«.

Nutzen Sie Ihre Herzenskräfte

Wenn die »Lichtverhältnisse« in Ihrem Herzen Ihnen zu denken gegeben haben, so sollten Sie in einer Meditationsübung in Ruhe alle Varianten »durchspielen«, bis Sie einen Zustand erreicht haben, der Ihnen zusagt.

Haben Sie festgestellt, daß Sie in Ihrem Herzen nicht alleine sind, überlegen Sie einmal, ob Sie nicht jemanden so sehr in Ihr Herz geschlossen haben, daß er darin wie gefangen ist. Entlassen Sie ihn. Damit sprechen Sie ihm nicht nur mehr Wert und Eigenständigkeit zu – Sie schützen sich selbst vor Verletzungen. Denn wenn der solcherart »Gefangene« ausbricht, »verletzt« er sein Gefängnis – Ihr Herz. Versuchen Sie in einer der nächsten Meditationen, ihn aus dem Herzen zu entlassen und ihn »nur« durch einen Strahl von Wärme und Liebe mit sich zu verbinden. War Wasser in Ihrem Herzen (feuchte Wände), dann haben Sie eine Verletzung noch nicht verschmerzt. Nutzen Sie die Kraft Ihrer Lichtquelle, wärmen Sie den Raum, damit er langsam trocknet. Sie werden spüren, wie Ihre alten Tränen versiegen, wie Ihre Wunden heilen.

Den Partner nicht »einschließen«

Benutzen wir unser Herz, um schöne Gefühle darin einzuschließen und festzuhalten, so bleiben sie dadurch nicht besser erhalten. Im Gegenteil, sie haben dann keine Luft mehr zum Atmen! Lassen Sie Ihr Herz geöffnet, teilen Sie Ihre Gefühle mit der Welt. Ihre Liebe wird immer stärker strömen, und Ihr Vertrauen in die Liebe, die Sie geben und nehmen, wird wachsen.

Nehmen Sie diese Vorstellung von der Kraft Ihres Herzens mit in die nächste Meditation, öffnen Sie die »Fenster Ihres Herzens« weit, damit frische Luft und Sonne hineinkommen. Denken Sie daran: Ihr Herz ist der Wohnort einer der stärksten Lebenskräfte. Sie können diese Kraft nach Ihrem Wunsch nutzen.

Meditation in den weiteren Aufbautagen

Wenn Sie sich für weitere Aufbautage entschieden haben, nützen Sie diese Zeit auch für Ihren »Seelenaufbau«. Welche Übungen haben Sie am meisten angesprochen, am intensivsten bewegt? Damit haben Sie die Wahl für die nächsten Tage getroffen. Je stärker Sie auf eine Übung reagieren, desto mehr kann sie bewirken, und um so wesentlicher ist es, sie zu wiederholen, zu vertiefen, Wandlungen darin zuzulassen. Nützen Sie dafür die Zeit des verlängerten Aufbaus, bevor der Alltag Sie wieder ganz einholt. Wenn Sie neugierig sind auf weitere Übungen, finden Sie eine Reihe neuer Bildmeditationen im GU Kompaß »Schlank«.

Neugierig auf weitere Übungen?

Wie geht es weiter? 154

Ziehen Sie Bilanz 154

Alte Gewohnheiten überwinden 155
Warum Gewohnheiten aufgeben? 155
Rauchpause 155
Bewußtes Trinken 155
   Süße Getränke 156
   Obst- und Gemüsesäfte 156
   Alkohol 157
   Schwarztee und Kaffee 158
Kleines Teebrevier 158

**Wie ich Fastenzeiten in meinen Alltag
   einfügen kann 161**
Fastenwoche wiederholen 161
Stufenweise Übergewicht vermindern 161
Fasten in den Jahresrhythmus einfügen 161
Kleine Fastenzeiten im Alltag 162
   Die kleine Nahrungspause 163
   Die große Nahrungspause 164
   Fasten über Nacht 165
   Das Morgenfasten 165
Fasten bei Krankheit 166
Feiern: Anlaß zum Fasten 166
Wie oft darf gefastet werden? 167

Wie halte ich mein Gewicht? 168
Hilfen auf dem Weg zum
   richtigen Gewicht 168
Entlastungs- und Trinktage 169

Pflegen Sie Ihren Körper 171
Den Bewegungsbedarf sättigen 171
Das Ruhebedürfnis ernst nehmen 172
Die Haut pflegen 172
Kaltreiz ist Lebensreiz 172
Wichtig: Ausscheidung und Ausleitung 172

**Pflegen Sie Ihre Seele: mit Meditation
den Alltag bereichern 173**
Bildmeditation: Die Rosenmeditation 173
   Die Symbolsprache der Rosen 174
Bildmeditation: Rosengarten 175
Wiedersehen mit der Meditation? 175

Ändern Sie Ihre Eßgewohnheiten 176
Was wir falsch machen 176
   Das Verlangen nach Süßem 177
   Der volle Bauch 177
»Richtig« essen – was heißt das? 178
Die richtige Menge essen 178
   Essen nach Maß 178
   Das eigene Maß finden 179
Auf die richtige Weise essen 180
   Essen mit Verstand 180
   Essen mit dem Körper 182
   Essen mit dem Herzen 182
   Essen mit Kultur 183
   Essen aus der Mitte – meditativ essen 183
Das Richtige essen 184
   Zehn einfache Regeln zur
     Ernährungsumstellung 184
   Auch im Alltag vollwertig ernähren 186

Was kommt nach der Fastenzeit?

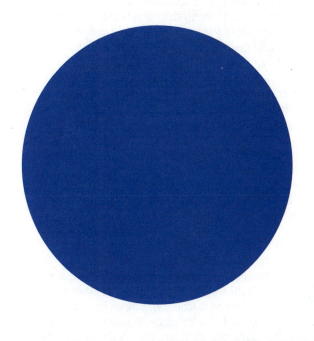

Was kommt nach der Fastenzeit?

Wie geht es weiter?

Sie sind nun am Ende Ihrer Fastenwoche angekommen. Sie haben so manches Pfund verloren – und Sie haben Neues gewonnen: allem voran ein verbessertes Körpergefühl, das gepflegt werden möchte. Ihre Beziehung zur Nahrung hat sich gewandelt, und Ihr Geschmacksempfinden ist feiner geworden. Das natürliche Gefühl von Hunger und Sättigung ist zurückgekehrt, und Sie spüren, welche Nahrung Ihnen und Ihrem Körper wohltut. Nutzen Sie diese Erkenntnisse und Erfahrungen in Ihrem Alltag. Wenden Sie das wiedergewonnene intuitive Wissen dafür an, zu entscheiden, welche Lebensmittel Sie zu sich nehmen.

Das verbesserte Körpergefühl pflegen

Zur Nachfastenzeit gehört aber auch die kritische Auseinandersetzung mit Ihrer Lebensweise, den Gewohnheiten der Familie, Ihrer Berufswelt und den Denkklischees unserer Gesellschaft. Wer es schafft, wenigstens drei Monate lang nach den neuen Lebensprinzipien im Sinne dieses Ratgebers zu handeln und sich außerdem vollwertig zu ernähren, darf sicher sein, daß er sein Leben verändern kann. Wir wollen Ihnen in diesem Kapitel einige Anregungen dazu geben.

Was wir Ihnen für die Nachfastenzeit empfehlen:
- Ziehen Sie Bilanz aus der Fastenzeit (→ unten).
- Überdenken Sie Ihre Lebensgewohnheiten, vor allem beim Rauchen und Trinken (→ Seite 155).
- Planen Sie Fastenperioden in Ihren Alltag ein (→ Seite 161).
- Kontrollieren Sie Ihr Gewicht (→ Seite 168).
- Pflegen Sie Ihren Körper (→ Seite 171).
- Meditieren Sie auch in der Nachfastenzeit (→ Seite 173).
- Ändern Sie Ihre Eßgewohnheiten (→ Seite 176).

Ziehen Sie Bilanz

Sie haben während des Fastens erstaunlich gut verzichten können; auf was konnten Sie auch während des Aufbaus verzichten? Überlegen Sie, schreiben Sie es auf. Nehmen Sie sich auch die Zeit, sich bewußt zu machen, was Ihnen im Alltag lieb und wert war: Kaffee, Tee, Tabak, Kuchen, Eis, Schokolade, Pralinen, Kekse, Salzgebäck, Knuspersachen aus der Tüte, Kaugummi, Bonbons, Bier, Wein, Schnäpschen, Zwischenhäppchen, Fernsehknabbereien, auch das, was Ihnen angeboten wurde. Und wie war es mit dem Verzicht auf die gewohnte Zeitung, auf Radio, Fernsehen, Telefon?

Jetzt machen Sie Bilanz:

Notieren Sie Ihre Bilanz

Ich konnte auf viel – auf allerhand – auf wenig verzichten. Wie war das während der Aufbautage? Anders als während des Fastens? Wie lange blieb mir die Fähigkeit, etwas nicht zu brauchen oder bei Angeboten nein zu sagen?

Setzen Sie Ihr Verzicht-Training in der Nachfastenzeit fort. Aber bitte vermerken Sie nur den gelungenen Verzicht. Vergessen Sie zunächst, was Ihnen noch zu tun bleibt. Für jeden Verzicht dürfen Sie sich loben. Ein Verzicht ist dreimal mehr wert als eine Selbstbeschuldigung und wiegt mehr als ein halbes Kilo!

Was kommt nach der Fastenzeit?

Alte Gewohnheiten überwinden

Warum Gewohnheiten aufgeben?

Die Nachfastenzeit kann kurz und ergebnisarm sein, wenn Sie sich rasch wieder auf die alten ausgefahrenen Geleise Ihrer Lebensgewohnheiten schieben lassen. Sie kann aber auch lange dauern und dadurch ergebnisreich für Sie sein, wenn Sie bereit sind, Ihre falschen Eßgewohnheiten umzustellen und sich auf Dauer vollwertig zu ernähren.

Gewohnheiten wurzeln fest

Doch Gewohnheiten wurzeln fest. Ernährungsgewohnheiten werden an der Mutterbrust, mit der Flasche, am Familientisch von Eltern oder Großeltern geprägt, später von Schulkameraden, Freunden und schließlich von den Zwängen der Konsumgesellschaft beeinflußt. Je länger wir unangefochten als Normalzustand in unsere Erlebniswelt aufnehmen konnten, daß Nahrung zu jeder Zeit und in jeder Menge zur Verfügung war, bequem zu erreichen, fertig verpackt und billig, desto schwieriger ist es für uns jetzt, eine andere Richtung zu finden.

Zweifel stellen sich ein: Muß ich wirklich über meine Gewohnheiten nachdenken, ist denn eine Korrektur wirklich notwendig, es geht mir doch gut, warum eigentlich soll ich etwas ändern?

Haben Sie in diesem Fall Geduld mit sich, warten Sie ab. Wenn Ihnen eine Umstellung nicht sofort gelingt, fahren Sie zunächst auf den eingefahrenen Gleisen weiter. Niemand kann auf Anhieb sein Leben radikal verändern, es sei denn, er war sehr krank oder er hat erlebt, wie schnell es einen erwischen kann – den Freund mit einem Herzinfarkt, die Mutter mit Schlaganfall, die Bekannte mit Kreislaufversagen.

Nicht aufgeben!

Machen Sie sich keine Vorwürfe, wenn Sie noch eine Zeitlang in gewohnter Weise weiterleben; wir alle machen hundertmal die gleichen Fehler. Aber bitte: Geben Sie nicht auf, auch wenn Sie in alte Gewohnheiten zurückfallen. Es hat sich nämlich doch etwas bei Ihnen verändert. Sie sind seit dem ersten Fasten nicht mehr der gleiche Mensch. Sie sind wacher geworden, sie erkennen früher, wie die Stationen gekennzeichnet sind, die in die falsche Richtung führen. Zunehmende Trägheit, Mißbehagen, Reizbarkeit, Unzufriedenheit mit sich selbst – dies alles wird Ihnen rechtzeitig sagen, daß Sie wieder einmal unterwegs sind in Richtung Leistungsknick, Krankheit, letztlich vielleicht in Richtung Lebensgefahr.

Was am besten hilft: abspringen aus alten Gewohnheiten in ein erneutes Fasten, eine nochmals bewußt durchlebte Nachfastenzeit mit einem wiederholten oder sogar vertieften Programm.

Rauchpause

Wollten Sie nicht schon lange das Rauchen aufgeben? Haben Sie bemerkt, daß Fasten eines der wirkungsvollsten Hilfsmittel dabei ist? Mit dem beim Fasten anderen Geschmack ändert sich auch der Geschmack der Zigarette. Häufig schmeckt sie wie Stroh: fade, gelegentlich sogar widerwärtig. Nachdem Sie während Ihrer Fastenwoche nicht geraucht haben, wissen Sie, daß der Entschluß verwirklicht werden kann. Ihr Nichtraucher-Training hat schon begonnen!

Was kommt nach der Fastenzeit?

Bewußtes Trinken

Fasten bedeutet zwar Verzicht auf Nahrung, jedoch reichliches Trinken. Sie haben das Trinken während dieser Zeit als eine wichtige Sache erlebt. Ohne Flüssigkeit könnte der Körper die abgebauten Schlackenstoffe nicht aus Gewebe und Organen entfernen; Flüssigkeit spült durch und schwemmt aus. Am Durst und an der Farbe des Urins haben Sie den jeweiligen Flüssigkeitsbedarf erkannt (dunkler Urin zeigt an: mehr trinken). Halten Sie diese Erkenntnis Ihr Leben lang fest!

Flüssigkeit spült und schwemmt aus

Kalorienfreie Getränke wie Tee und Wasser bleiben für Sie wichtig. Kalorienhaltige Getränke wie Obstsaft und Gemüsebrühe haben während des Fastens die beiden Hauptmahlzeiten ersetzt; sie sind Vitamin- und Mineralstoffspender und haben etwa 60 bis 80 Kilokalorien (250 bis 334 kJ) pro Portion/Glas. Sie sind jetzt entbehrlich, es sei denn, Sie möchten weiter abnehmen und deshalb gelegentlich eine Mahlzeit durch eine Gemüsebrühe ersetzen. Daß Trinken Hunger stillen kann, haben Sie während der Fastenzeit erlebt; Sie sind sogar mit hartnäckigen Gelüsten fertig geworden – einen natürlicheren Appetitzügler gibt es nicht.

Überlegen Sie sich, welches Wasser Ihnen für den Alltag am besten schmeckt und trinken Sie es aus Ihrem Lieblingsglas. Ihre Teevorräte müssen frisch sein und sollen deshalb häufiger ergänzt werden. Probieren Sie neue Sorten aus (→ Seite 158). Mißbrauchen Sie das Trinken nie als »Spülmittel« für schlecht gekaute Bissen! Auf diese Weise schaffen hastige Esser ihre Mahlzeiten in kürzester Zeit – allerdings mit dem Ergebnis, daß sie zuviel Nahrung, die überdies schlecht verdaut wird, ohne Genuß zu sich nehmen. Trennen Sie Essen und Trinken voneinander, so wie es Tiere tun. Trennen Sie wenigstens das Kauen vom Trinken.

Essen vom Trinken trennen

Süße Getränke

Süße Getränke wie Coca-Cola, Limonaden, Fruchtgetränke, Süßmoste, Bitter Lemon gehören weder in die Fasten- noch in die Nachfastenzeit. Sie gehören überhaupt nicht zu einer gesunden Ernährung, denn sie sind nichts anderes als Zuckerwasser mit Geschmack. Süße Getränke sind ein Musterbeispiel dafür, wie fest gesundheitlich bedenkliche Zivilisationsbräuche in unserem Alltag verwurzelt sind und weltweit sowohl die Essens- als auch die Trinkkultur beherrschen.

Obst- und Gemüsesäfte

Solange Sie Obst und Gemüse kauen können und damit Ihrem Körper ermöglichen, die wertvollen Nährstoffe langsam aufzunehmen und zu erschließen, brauchen Sie keine Säfte. Jedes Aufbrechen, Zerkleinern und Verarbeiten von Früchten außerhalb unseres Körpers bringt Wertstoffverluste. Der Fruchtzucker fließt, aufgenommen mit Säften, schneller ins Blut, als ihn der Körper brauchen kann.

Mit Wasser verdünnen

Als Durstlöscher jedoch sind Obst- und Gemüsesäfte, im Verhältnis 1:1 mit Wasser verdünnt, überaus geeignet. Diese Milderung des konzentrierten Geschmacks der Säfte werden Sie – abgesehen von der erwünschten Kalorienreduzierung – nach der Fastenzeit als ausreichend süß oder würzig empfinden.

Was kommt nach der Fastenzeit?

Alkohol

Sie haben sich in der Fastenwoche selbst bewiesen, daß Sie auf Alkohol verzichten können. Die Trinkpause war für Ihre Leber heilsam, auch für Ihr Selbstbewußtsein wichtig. Wer gewohnt ist, regelmäßig Alkohol zu trinken, ist ständig in Gefahr, unversehens in Abhängigkeit zu geraten. Nachdem Sie eine Woche keinen Tropfen getrunken haben, sind Sie jetzt stark genug, Trinkpausen einzulegen.

Steht auf der Verzichtliste

Spirituosen, »harte Sachen«, streichen Sie bitte aus der Getränkeliste der Fasten- und Nachfastenzeit! Wein, Bier und Most stehen auf der Verzichtliste des Fastens und der Aufbautage. In der Nachfastenzeit müssen Sie sich mit ähnlichen Überlegungen wie jenen zum Kaffeekonsum auseinandersetzen. Versuchen Sie, nicht wieder in die Gewohnheit zurückzufallen, regelmäßig Alkohol zu trinken – vielleicht können Sie den Alkohol sogar aufgeben. Kennen Sie Ihre Leberwerte? Wie denken Sie über Suchtverhalten? Wer nach Fasten- und Aufbautagen von einem starken Verlangen nach Alkohol befallen wird, ist suchtgefährdet. Verzicht auf das gewohnte alkoholische Getränk ist die einzige Möglichkeit, von dieser Sucht freizukommen! Dabei hilft es, sich einer Gruppe von Menschen anzuschließen, die das Problem kennen und es gemeinsam angehen. Zögern Sie nicht, Kontakt mit der Gruppe der »Anonymen Alkoholiker« aufzunehmen.

Kontaktadresse:

A. A. Zentrale Kontaktstelle, Postfach 17 032, 4000 Düsseldorf 17.

Auch wenn Sie sich »nur« zu den Gelegenheits- oder Gesellschaftstrinkern zählen, beantworten Sie sich bitte folgende Fragen:

Gewissensfragen

Brauche ich meine alkoholischen Getränke
- als Durststiller? Durst nur mit Wasser oder Tee stillen!
- als Genußmittel? Überlegen Sie bitte: Was genieße ich daran, wieviel Alkohol brauche ich dazu?
- als Tröster? Vorsicht, dies führt leicht in die Abhängigkeit!
- als Streßlöser und Schlafmittel? Es gibt andere Lösungen wie autogenes Training, regelmäßige Bewegung an frischer Luft oder eine Tasse Baldriantee vor dem Schlafengehen.
- als Geselligkeitsgetränk? Während einer langen Party sollten Sie immer wieder das Glas Wein oder Bier mit einem Glas Mineralwasser vertauschen. Auch an langen vergnügten Abenden mit Freunden sollten Sie möglichst wenig Alkohol trinken.

Sind Sie der Gastgeber, fragen Sie sich einmal, wie viele Ihrer Gäste vielleicht froh wären, wenn sie nicht mithalten müßten; helfen Sie ihnen, sich vom Wein- oder Bierzwang zu befreien, indem Sie auch alkoholfreie Getränke, in jedem Fall ein gutes Mineralwasser anbieten.

Was kommt nach der Fastenzeit?

Schwarztee und Kaffee

Kreislaufmittel

Schwarztee und Kaffee enthalten Thein beziehungsweise Koffein, beide Getränke sind damit Anregungs- und Kreislaufmittel, also im eigentlichen Sinn Medikamente. Bei Fastenflauten, verbunden mit niedrigem Blutdruck, dem Gefühl der Kopfleere und unüberwindlicher Müdigkeit, konnte eine Tasse schwarzer Tee recht hilfreich sein, war für manchen gelegentlich die »Rettung«.

...mit Nebenwirkungen

Kaffee und Tee gelten aber auch insofern als Medikamente, als sie Nebenwirkungen haben: Hungergefühl durch Anregung der Magensäfte, schlaflose Nächte und Nervosität durch Anregung der Hirntätigkeit. Kaffee und Tee wirken während des Fastens – und auch in der Nachfastenzeit – stärker als sonst.

Konsequenz: Falls überhaupt nötig, nicht mehr als eine Tasse Kaffee oder schwarzen Tee trinken, nicht zu stark zubereitet und nicht nach 15 Uhr. Bevor Sie Kaffee trinken, sollten Sie sich überlegen, was aus Ihrem Vorsatz, das gewohnheitsmäßige Kaffeetrinken aufzugeben, geworden ist. Ihr Kreislauf hat sich doch im Fasten ohne derartige Anregungen gut zurechtgefunden. Wenn Sie die geliebte Schale heißen Kaffees zu bestimmten Tageszeiten nicht missen mögen, sollten Sie auf koffeinfreien oder auf den guten alten Malz-Kornkaffee (Caro) umsteigen. Gönnen Sie sich einen »richtigen« Kaffee nur, wenn Sie ihn wirklich dringend nötig haben. Von den Schwarztees gibt es leichte und milde Sorten; nützen Sie aber vor allem das reichhaltige Angebot guter Kräutertees (→ Seite 159).

Kleines Teebrevier

Vielfältiges Angebot

Jede Teesorte hat ihren eigenen Charakter; es lohnt sich, die Vielfalt kennenzulernen. Wichtigste Voraussetzung dabei ist, daß die Teedroge gut gepflegt ist; kaufen Sie Ihre Tees in Apotheke, Drogerie, Reformhaus oder im Tee-Laden. In Aufgußbeuteln abgepackter Tee ist zwar sehr praktisch für die Zubereitung, hat aber selten das gleiche duftige Tee-Aroma, das ein aufgebrühter Tee besitzt. Etwas Honig – $1/2$ Teelöffel pro Tasse genügt – kann den Geschmack vieler Tees unterstreichen. Bittertees jedoch, zum Beispiel Tausendgüldenkraut-Tee, dürfen nicht mit Honig gesüßt werden. Geschmacksstarke Honigsorten können ein feines Tee-Aroma überdecken. Einen guten Imkerhonig sollte man außerdem nie in kochendheißen Tee geben, da seine Wertstoffe dabei zerstört werden. Ein Teelöffel Honig in einer Tasse Tee hilft bei einer Fastenflaute, bei Erschöpfung nach dem Sport oder bei einer längeren Morgenschwäche rasch auf die Beine. Zwei Teelöffel oder gar ein Eßlöffel Honig allerdings werden so schnell im Blut aufgenommen, daß sie wie ein Zuckerstoß wirken: Ein bis zwei Stunden danach kann eine Schwäche mit kaltem Schweißausbruch und Zittern auftreten (Unterzuckerung als Folge zu heftiger Gegenregulation des Körpers).

Zucker gehört auf die Verzichtliste für die Fasten- und Nachfastenzeit und hat als Süßmittel auch in der Vollwerternährung nichts zu suchen. Lediglich bei einem akuten Schwächeanfall kann ein Teelöffel Zucker zum Süßen des Tees verwendet werden. Sehr sparsam sollten Sie Zucker zum Würzen von Speisen verwenden. Zitrone paßt nur zu Schwarztee und zu säuerlichen Teesorten wie Hagebutten-, Malven- und Apfelschalentee. Bei anderen Sorten kann sie leicht das feine Tee-

Was kommt nach der Fastenzeit?

	Teesorte	Zeit zum Ziehen	Wirkung/Geschmack
Blütentee	Kamille	3 bis 5 Minuten	beruhigt und entkrampft Magen und Darm
	Lindenblüten	10 Minuten	verhilft zum Schwitzen; gut bei Erkältungen
	Malve	10 Minuten	schmeckt säuerlich herb
	Käsepappel	10 Minuten	äußerlich anzuwenden bei Hautreizungen (auch während des Fastens)
	Orangenblüten	5 Minuten	duftender, beruhigender Abendtee
Früchtetee	Hagebutte Apfelschalen	2 bis 3 Stunden kalt ansetzen, kurz aufkochen	reich an Vitamin C; schmackhaft, angenehm fruchtig
Samentees	Fenchel	10 bis 15 Minuten	schmackhaft; hilft bei Blähungen
	Kümmel	10 bis 15 Minuten	würzig; hilft bei Blähungen
	Anis	10 bis 15 Minuten	schmackhaft; lindert Hustenreiz
Kräutertee	(Blätter und Stengel)		
	Melisse*	5 Minuten	wasserhell; zart; beruhigend
	Pfefferminze*	5 Minuten	verdauungsfördernd; erfrischend; nimmt schlechten Geschmack im Mund
	Rosmarin	10 Minuten	hilft bei niederem Blutdruck; tonisiert
	Salbei*	5 bis 10 Minuten	nimmt schlechten Geschmack im Mund; hilft bei Magenverstimmung
	Thymian	5 bis 10 Minuten	würzig; gut zum Inhalieren
	Wermut (Bittertee)	3 Minuten	Magentee; tonisiert
	Tausendgüldenkraut (Bittertee)	2 bis 3 Minuten	sehr bitter; hilft gegen Übelkeit
	Brennessel*	5 bis 10 Minuten	fördert Verdauung und Entwässerung; entschlackt
	Birkenblätter*	10 Minuten	verdauungsfördernd
	Brombeer-, Erdbeer-, Johannisbeerblätter*		schmackhaft
Rindentee	Eichenrinde	2 bis 3 Stunden kalt ansetzen, 12 Minuten kochen lassen	hilft bei juckenden und nässenden Hautausschlägen, zum Waschen verwenden
Wurzeltee	Ginseng (Granulat)	übergießen	mild anregend; tonisierend; Magentee
	Baldrian	kalt ansetzen	beruhigend; schlaffördernd

* Am besten frische Blätter aus dem Garten verwenden.

Was kommt nach der Fastenzeit?

Aroma »erschlagen«, sogar das der Zitronenmelisse. Da Zitrone aber Vitamin C enthält und zudem gerade während der Fastenzeit schlechten Geschmack im Mund schnell korrigiert, sollten Sie mehrmals täglich an einem Zitronenschnitz kauen. Ungesüßtes Zitronenwasser ist eine geschmackliche Alternative zu Mineralwasser. Auf Chemikalien – welcher Art auch immer – haben Sie während der Fastenzeit und während der Aufbautage verzichtet; so soll es auch in der Nachfastenzeit bleiben. Sie haben lange Zeit auch keinen Süßstoff verwendet, ein Beweis dafür, wie sich Ihr Bedürfnis nach Süßem verändert hat. Wer den Eigengeschmack guter Teesorten entdeckt hat, braucht keinen Süßstoff mehr.

Den Eigen-
geschmack
entdecken

Die Liste auf Seite 159 zeigt Ihnen, wie vielfältig unser heimisches Teeangebot ist und wie wir es nützen können. Die Heilwirkung der Tees, die meistens auch gut schmecken und sich deshalb auch zum Durststillen eignen, beschreibt Apotheker Pahlow ausführlich in seinem Buch »Der große GU-Ratgeber Heilpflanzen« (»Bücher zum Nachschlagen«, → Seite 260). Tees sollten wieder einen festen Platz in unseren Hausapotheken einnehmen.

Was kommt nach der Fastenzeit?

Wie ich Fastenzeiten in meinen Alltag einfügen kann

Fastenwoche wiederholen

Was Sie einmal gelernt haben, bleibt Ihnen erhalten. Selbst wenn jedes erneute Fasten der Anleitung und Korrektur bedarf (Fastenleiter, Fastenbuch), wird es leichter und unkomplizierter sein, weil Ihnen bereits bekannt ist, wie es abläuft. Wählen Sie die richtige Zeit, günstige Umstände, und fasten Sie wieder. Dies ist besser, als sich gehenzulassen und aus zorniger Enttäuschung über sich selbst in Resignation zu verfallen, zum Beispiel, wenn das Gewicht wieder steigt und steigt.

Rechtzeitig wieder fasten!

Legen Sie schon jetzt den Termin für die nächste Fastenwoche fest. Sie wissen ja, daß eine Fastenwoche nicht nur Gewichtsverlust, Entgiftung und Entschlackung bedeutet, sondern Ihnen vor allem dabei hilft, verzichten zu lernen und einen neuen Essensstil einzuüben. Nach der Fastenwoche werden Sie mit sich wieder zufriedener sein und Mut zu einem neuen Anfang gewonnen haben.

Was Sie aber sofort tun können: einen Trinktag einlegen (→ Seite 62), die einfachste Form eines Fastens. Trinktage können Sie jederzeit auch ohne Glaubersalz zum Auftakt und ohne Aufbautage danach durchführen.

Stufenweise Übergewicht vermindern

Jeden Monat eine Fastenwoche und drei Wochen Nachfastenzeit – das wäre der ideale Plan, um Übergewicht in den Griff zu bekommen. Ein 5- oder 7-Tage-Fasten im 4-Wochen-Turnus können Sie ohne Gefahr planen, wenn Sie sich an die Regeln der Nachfastenzeit halten. Vollwertige Nahrung garantiert, daß Ihr Körper alles erhält, was er zum Leben braucht, ohne daß Fettpolster oder Eiweißdepots auf-

Vollwertkost hilft

gefüllt werden. Der wichtigste Vorsatz eines solchen Stufenplans: das jeweils letzte Gewicht einer Fastenzeit eisern halten! Wer viel Übergewicht abbauen möchte, kann dies in der Nachfastenzeit mit Hilfe von Frischkost oder Reduktionskost tun.

Fasten in den Jahresrhythmus einfügen

Nahrungsverzicht für jeweils kurze Zeit gehörte schon immer in das Leben des Menschen; wohl deshalb entsteht in uns allen von Zeit zu Zeit ein natürliches Verlangen danach. Für viele Menschen gehören Fastenzeiten so selbstverständlich zum Jahresrhythmus wie Winter und Sommer. Christen fasten nach jahrtausende-alten Bräuchen im Advent oder zwischen Aschermittwoch und Ostern, Mohammedaner während der Zeit des Ramadan, Juden vor dem Passah-Fest.

Zum Beispiel im Urlaub

Andere wieder pflegen regelmäßig während des Urlaubs zu fasten; sie planen so, daß die Nachfastenzeit noch in ihren Urlaub fällt. So haben sie Zeit zum Aus-probieren neuer Speisen und für das Essen in gepflegtem Stil.

Auch schlanke Menschen haben das Bedürfnis, hin und wieder ein Fasten zu erleben, sei es aus religiösen oder aus politischen Motiven oder einfach, um Innen-erfahrungen zu sammeln. Sie sollten wissen, daß Sie verlorenes Körpergewicht innerhalb von drei bis vier Wochen wieder aufholen und Beschwerden, wie sie durch einen zu niedrigen Blutdruck verursacht werden, nur kurzfristig auftreten.

Was kommt nach der Fastenzeit?

Entschlacken durch Bewegung

Warnen möchte ich Untergewichtige vor einem zu langen Fasten; fehlen Fettreserven, kann es zum Verlust von Muskulatur kommen. Ein Entschlacken und Entgiften sollten Untergewichtige jedoch anstelle von Fasten durch viel Bewegung und Schwitzen, vor allem aber durch gute Darmentleerung bei vollwertiger Kost zu erreichen versuchen.

Kleine Fastenzeiten im Alltag

Wie war es während der Aufbautage: Hatten Sie zwischen den drei Hauptmahlzeiten Hunger – richtigen Hunger? Oder meldete sich nur die alte Gewohnheit, es sei eine Zwischenmahlzeit einzunehmen? »Ich müßte doch eigentlich mehr essen, um zu Kräften zu kommen«, das ist eine ebenso weitverbreitete wie falsche Vorstellung. Die normale »Flaute« der ersten drei Aufbautage, während der man nicht besonders aktiv, sondern eher müde und träge ist, scheint dies zwar zu bestätigen. Durch ein Mehr an Nahrung aber kann man die Flaute eher vertiefen als beheben.

Lassen Sie Ihren Kopf denken, was er will – hören Sie auf Ihren Körper. Er signalisiert auch in den folgenden Aufbautagen keinen Hunger zwischen den Mahlzeiten, sondern ist satt und zufrieden. Und erstaunlicherweise sind Sie in den nahrungsfreien Zeiten, den Nahrungspausen, leistungsfähiger als in der Stunde nach einer Mahlzeit.

Nahrungspausen: Zeit der Leistungsfähigkeit

Erinnern Sie sich bitte: Kraft bekommt der Körper nicht aus der Mahlzeit direkt, sondern aus seinen Energiespeichern.

Heißt das, daß der Körper zwischen Morgen und Mittag, zwischen Mittag und Abend sowie zwischen Abend und Morgen »fastet«, wenn er nichts zu essen bekommt? Nein, denn erst wenn die Mahlzeit verdaut ist, was je nach Schwere der Speisen zwei bis drei Stunden beansprucht, schaltet der Körper von Energieprogramm I auf Energieprogramm II: »Fasten« (→ Seite 12). Erst dann leben wir von der Kraft und Wärme aus unseren Nahrungsdepots. Die tatsächliche Fastenzeit errechnet sich nach der einfachen Formel:

Fastenzeit = Nahrungspause - Verdauungszeit

Von der nächtlichen zwölfstündigen Nahrungspause nach dem Abendessen bleiben demnach zehn Stunden für das Fasten. Ebenso wie in der Nacht reagiert unser Organismus in den kürzeren Nahrungspausen tagsüber. In dieser Zeit fasten wir bei zwei weiteren Mahlzeiten (Frühstück, Mittagessen) tatsächlich etwa acht Stunden.

Was kommt nach der Fastenzeit?

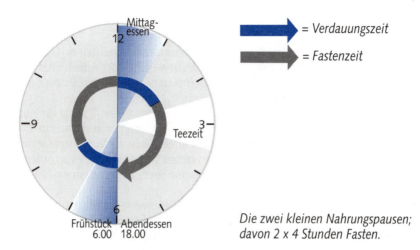

Die zwei kleinen Nahrungspausen; davon 2 x 4 Stunden Fasten.

Keine Zwischenmahlzeiten

So wie nach der Nacht mit dem Frühstück (breakfast, englisch: Fastenbrechen) die Rückschaltung auf das Energieprogramm I erfolgt, geschieht dies mit jedem Bissen, den wir tagsüber »zwischendrin« zu uns nehmen. Um unseren natürlichen Rhythmus von Essen – Fasten – Essen – Fasten – Essen und Fasten während der Nacht nicht zu stören, sollten wir zwischen den Mahlzeiten deshalb nichts zu uns nehmen. Jedem in sich ruhenden, einigermaßen ausgeglichenen Menschen ist ein solches Fasten im Alltag möglich, vorausgesetzt, er ernährt sich vollwertig, nimmt also Nahrung mit einer lang anhaltenden Sättigungswirkung zu sich. Für Menschen, die in innerer oder äußerer Zerrissenheit leben, ist diese Art des Fastens im Alltag schwierig. Der Sinn dieses strengen Einhaltens von Essen und Fasten liegt nicht allein darin, daß Kalorien eingespart werden durch das Wegfallen der Zwischenmahlzeiten; der besondere Gewinn liegt vielmehr im harmonischen Wechsel zwischen Speicherung und Entspeicherung von Energie, zwischen Aufnahme von Nahrung und Abgabe von Schlacken. Wir folgen damit dem natürlichen und sinnvollen Rhythmus unseres Stoffwechsels und gönnen dem Magen-Darm-Kanal die Pausen, die er nötig hat.

Die kleine Nahrungspause
Sie ist leicht zu erlernen. Nutzen Sie Ihre Erfahrung: Verzichten Sie auf jede Art von Nahrungsaufnahme zwischen den Mahlzeiten mit der gleichen Disziplin wie im Fasten. Halten Sie folgende Fastenregeln ein:

Fastenregeln im Alltag

Zwischen den Mahlzeiten fasten:
- Totaler Nahrungsverzicht: keinen Bissen!
- Viel trinken.
- Freiwillig, mit innerer Bereitschaft.

Was kommt nach der Fastenzeit?

Fasten zwischen den Mahlzeiten

Trinken Sie beim Auftreten von Hunger oder kleinen Gelüsten eine Tasse Tee oder ein Glas Wasser, lenken Sie sich ab durch Bewegung oder Arbeit. Wenn Sie sich »flau« fühlen, legen Sie sich für fünf Minuten hin, und lagern Sie die Beine hoch; rasch geht es Ihnen wieder gut.

Sie werden erleben, daß Ihr Körper ziemlich lange, vielleicht sogar für immer bei diesem Rhythmus bleiben mag. Bejahen Sie ihn, denn er ist sinnvoll und segensreich. Die gemütliche Tee- oder Kaffeestunde am Vor- oder Nachmittag muß deshalb nicht ausfallen – Ihren Gästen bieten Sie etwas Eßbares an, während Sie selber nur trinken. Dies wird erfahrungsgemäß eher toleriert als ein Nicht-Mitessen bei einer Hauptmahlzeit.

Eine Zwischenmahlzeit brauchen Sie erst dann, wenn Sie hungrig bleiben – vielleicht deshalb, weil das Frühstück Sie nicht ausreichend gesättigt hat oder nicht lange genug vorhält. Verzichten Sie dann auf diese Nahrungspause.

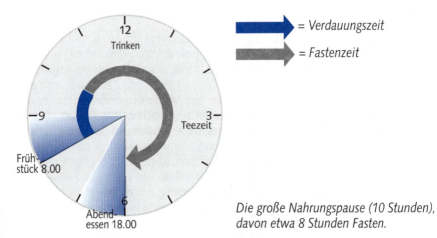

Die große Nahrungspause (10 Stunden), davon etwa 8 Stunden Fasten.

Fasten zwischen Frühstück und Abendessen

Die große Nahrungspause

Gehören Sie zu den Menschen, die ohne Schwierigkeiten eine größere und kräftige Mahlzeit vertragen? Die ein ausgiebiges Frühstück »wie ein Kaiser« bevorzugen und dann am liebsten über Mittag durcharbeiten? Dann sind Sie geeignet, die zehnstündige Nahrungspause am Tag zwischen dem 8-Uhr-Frühstück und dem 18-Uhr-Abendessen durchzuhalten.

Mittags verhalten Sie sich wie ein Fastender: in der Arbeitspause Gemüsebrühe, Fruchtsaft oder Tee trinken. Gönnen Sie sich einen Spaziergang in der frischen Luft, eine kurze Mittagsruhe. Auch Sport darf – wie Sie als Fastenerfahrener wissen – in die Nahrungspause eingeplant werden.

Was kommt nach der Fastenzeit?

Fasten über Nacht
Die noch größere Nahrungspause von 20 Uhr abends bis 8 Uhr morgens – mindestens zwölf Stunden – sollte von allen gesunden Menschen jeden Alters respektiert werden.

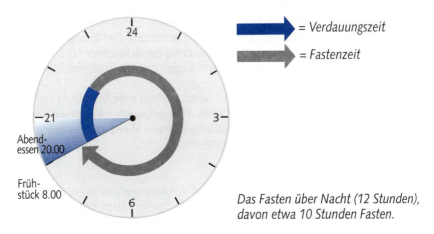

Das Fasten über Nacht (12 Stunden), davon etwa 10 Stunden Fasten.

Menschen, die an einem Zwölffingerdarmgeschwür und dem dafür typischen Nüchternschmerz leiden, sowie unterernährte oder kranke Menschen, die auf häufige kleine Mahlzeiten angewiesen sind, können eine lange Nahrungspause natürlich nicht einhalten.

Das Morgenfasten
Die nächtliche Nahrungspause können Sie durch eine Verschiebung des Frühstücks (»Morgenfasten«) mit Gewinn auf 14 Stunden ausdehnen.

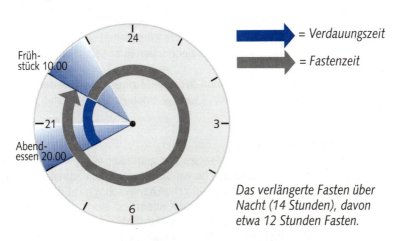

Das verlängerte Fasten über Nacht (14 Stunden), davon etwa 12 Stunden Fasten.

Was kommt nach der Fastenzeit?

Dieses »Morgenfasten« ist für jene Menschen geeignet, die frühmorgens keinen Appetit haben und besser nur trinken sollten (→ ab Seite 156). Gegen 10 Uhr nehmen sie dann gerne ihr Frühstück ein, das zu dieser Zeit auch besser vertragen wird. Morgendliche Müdigkeit und Unlustgefühle kann man allein durch diese kleine Verschiebung des Frühstücks beheben.

Frühstück erst am Vormittag

Natürlich lassen sich auch andere Rhythmen finden. Der Morgenfaster frühstückt vielleicht um 10 Uhr reichlich und braucht dann nichts mehr bis um 18 Uhr, wonach für ihn das längere Fasten über Nacht beginnt; er hat dann eine acht- und eine vierzehnstündige Nahrungspause.

Diese Möglichkeiten, im Alltag zu fasten, sind für viele Menschen ein Segen; sie sind seltener krank, fühlen sich bei dem neugefundenen Rhythmus großartig und haben darüber hinaus die Genugtuung, sich von Eßzwängen befreit zu haben, die sie jahre- oder jahrzehntelang belasteten.

Fasten bei Krankheit

Die Natur bietet uns eine weitere Form von Nahrungspause an: die Appetitlosigkeit bei Fieber, Durchfall oder Magenverstimmung. Im Fasten haben Sie möglicherweise schon gelernt, wie man sich in schwierigen Situationen richtig verhält: Ruhe, Geborgenheit, Wärme – das ist das Wichtigste. Trinken Sie reichlich: Lindenblüten- und Holundertee bei Fieber; Kamillen-, Fenchel- und Melissentee bei Magenverstimmung, keinen Honig! Essen Sie Gemüsebrühe erst dann, wenn der Körper etwas aufnehmen möchte.

Ausscheidungen fördern

Frische Luft im Krankenzimmer ist wichtig. Alle Ausscheidungen müssen gefördert werden. Das Schwitzen können Sie mit feuchten Wickeln oder Packungen fördern. Durchfall und Erbrechen sind natürliche Ausscheidungsvorgänge, die keinesfalls zu früh gestoppt werden dürfen; im Fieber und bei Magenverstimmung sollten Sie ein- bis zweimal täglich einen Einlauf machen. Bei Durchfall nehmen Sie höchstens dreimal täglich einen Löffel Heilerde.

Sie werden sehen, wie rasch Ihre Beschwerden mit Hilfe der natürlichen Versorgung – und ohne Medikamente – ausheilen können. Da Fieber, Durchfall oder Magenverstimmung auch Symptome für schwerere Krankheiten sein können, sollten Sie im Zweifelsfall immer einen Arzt zu Rate ziehen. Von Ihrer Selbsthilfe sollten Sie ihm unbedingt berichten.

Anschließend: Kostaufbau

Sobald Sie sich besser fühlen, kommt der Appetit zurück; dann verfahren Sie wie beim Kostaufbau nach dem Fasten: Essen Sie einen Apfel, am besten gerieben und mit Leinsamen vermischt.

Feiern: Anlaß zum Fasten

Da an Festen fast immer zuviel gegessen und getrunken wird, wäre es das Natürlichste, am nächsten Tag zu fasten, bis wir uns wieder erholt haben. Der Körper verlangt den klugen Ausgleich, warum gehorchen wir ihm nicht mehr? Merkwürdigerweise haben wir am Morgen nach einem Fest einen geradezu perversen Hunger, ein Verlangen ohne Bedarf. Zum Katerfrühstück essen wir meist Saures; ob das verträglich ist, bleibt zweifelhaft, wenn man der belegten Zunge glauben darf.

Was kommt nach der Fastenzeit?

Sinnvoller und letztlich erfolgreicher sind Fasten und Saures: Sauerkrautsaft, Molke, Grapefruitsaft (Säfte zur Hälfte mit Wasser verdünnt) oder Bitteres wie Wermut- oder Leber-Galle-Tee (ohne Honig!).
Die bleibenden Folgen eines Festes, der Zuwachs an Gewicht, dürfen jetzt nicht als Schuld stehenbleiben. Machen Sie deshalb sofort ein oder zwei Fasten-, Trink- oder Entlastungstage (→ ab Seite 61). Sie bringen nicht nur Ihr Gewicht ins Lot, sondern helfen der angekratzten Leber, senken den überhöhten Fett- und Eiweißgehalt des Blutes und verhindern die Einlagerung von Fett und Eiweiß ins Gewebe.
Fasten vor dem Feiern? Es kommt auf die Absicht an. Wer fastet, um auf dem Fest möglichst viel essen zu können, sieht sich meist getäuscht, denn er mag dann nicht mehr so viel. Wer dagegen fastet, um auf dem Fest diszipliniert und maßvoll sein zu können, findet sich eher belohnt.

Wie oft darf gefastet werden?

Sofern Sie sich vollwertig ernähren (→ Seite 192) und zu den gesunden Fastern mit Gewichtsreserven gehören, dürfen Sie sogar jeden Monat fasten: eine Woche fasten – drei Wochen essen, warum nicht? Der Körper gewöhnt sich an diesen Rhythmus. Entscheidend aber ist, daß jeder neue Kostaufbau neue Impulse für Ihre Ernährungsumstellung enthält. Bitte kein Fasten ohne einen weiteren Schritt zur Vollwertnahrung! Wer wie sehr viele unserer Zeitgenossen zwar über-, aber leider mangelernährt ist, würde sich durch gehäuftes Fasten in einen größeren Mangel hineinmanövrieren. Fasten ist immer nur im Zusammenhang mit richtigem Essen danach zu sehen. Deshalb wurde dieses Kapitel geschrieben. Es will Sie sicher durch die Nachfastenzeit führen, die mindestens ebenso wichtig ist wie die Fastenzeit.

Entschlacken als Lebenshygiene

Für viele Menschen wurde der Vorsatz: »Einmal im Jahr wird entschlackt« zur festen Regel und damit zu einer höchst nützlichen Lebenshygiene. Andere pflegen ein religiös motiviertes Fasten vor Ostern und im Advent; sie erleben körperliche Reinigung gemeinsam mit seelischer Klärung und geistiger Vertiefung. Bauen Sie Fasten in dieser oder jener Form in Ihr Leben ein; es ist gut, eine Regel zu haben.

Was kommt nach der Fastenzeit?

Wie halte ich mein Gewicht?

Seien Sie nicht enttäuscht, wenn die Waage während der Aufbautage einen Aufwärtstrend gezeigt hat. Sie wissen, daß die Entwässerung im Fasten und die fehlende Darmfüllung während des Aufbaus wieder ausgeglichen werden. Die ein bis zwei Kilogramm Gewichtszunahme während der Aufbautage sind für Übergewichtige normal. Wie aber können Sie Ihr Gewicht nun halten?

Hilfen auf dem Weg zum richtigen Gewicht

Fragen Sie sich zunächst, welches Gewicht Sie ansteuern:

Idelagewicht
- Ich möchte mein Gewicht halten.

Zielgewicht
- Ich möchte weiter abnehmen, wieviel in welcher Zeit? Ich setze mir ein erreichbares Ziel.

Wunschgewicht
- Sehr hilfreich ist es, erreichbare Gewichtsziele an besondere Ereignisse zu binden: Bis Weihnachten, bis Ostern oder zum Urlaubsbeginn möchte ich mein Wunschgewicht erreicht haben.

Was aber heißt »Wunschgewicht« – ist das wirklich Ihr persönliches Gewicht? Prüfen Sie bitte, wessen Wunsch Sie nachkommen wollen, Ihrem eigenen, dem Ihres Ehepartners, dem Ihrer Mutter? Oder folgen Sie Ihrem Traum, der möglicherweise wenig mit der Wirklichkeit zu tun hat (→ Seite 102)? Das sogenannte Normalgewicht entspricht dem statistischen Durchschnitt einer großen Zahl von Menschen – sind Sie denn ein Durchschnittsmensch?

Mit einigen einfachen Regeln werden Sie für lange Zeit Ihr Gewicht halten oder weiter vermindern können. Nach allem, was Sie während der erweiterten Aufbauzeit bewußt erlebt haben, werden Sie die Regeln weit besser befolgen können, als dies vor Ihrer Fasten- und Aufbauzeit gelungen wäre.

Wiegeregel
Machen Sie sich das Wiegen zur Gewohnheit, wiegen Sie sich täglich oder wöchentlich. Wichtig ist, daß Sie Ihr Gewicht einmal in der Woche aufschreiben. Die Wiegekarte, auf der Sie Ihr Zielgewicht eingetragen haben, liegt oder hängt samt Stift neben der Waage.

Weglaßregeln
Sie haben während der Fasten- und Aufbauzeit verzichten gelernt. Verzichten Sie jetzt auf jedes Zuviel; deshalb Vorsicht schon beim Einkauf: nie hungrig einkaufen und stets nach Einkaufszettel, der alles Notwendige enthält. Einige Hilfen:
Sie gewinnen Mut und Klarheit für die Nachfastenzeit, wenn Sie sich jetzt aus diesen Sätzen jene herausschreiben, die für Sie besonders wichtig sind. Formen Sie daraus Ihre Vorsätze nach dem Motto: Ich setze mir erreichbare Ziele. Schreiben Sie Ihre Vorsätze auf ein Blatt Papier, das Sie in der Küche oder im Bad neben der Wiegekarte aufhängen (Vorsatzliste, → Seite 112).

Was kommt nach der Fastenzeit?

Wiegekarte

Datum	Gewicht	Verzicht	Bewegung
Bilanz			

(Muster zum Kopieren: für jedes neue Fasten verwendbar)

Was kommt nach der Fastenzeit?

Weglaßregeln:
- Meiden Sie Dickmacher, essen Sie weniger Fett. Die Hälfte von dem, was Sie früher gegessen haben, ist genug. Machen Sie verstecktes Fett ausfindig (Prozentangaben auf den Packungen studieren, Cholesterin- oder Kalorienkompaß befragen: → Seite 258).
- Seien Sie bei Zucker sehr sparsam, besser noch: lassen Sie ihn weg! Süßigkeiten machen dick und krank.
- Seien Sie vorsichtig mit Weißmehl und allem, was daraus gemacht wird: Teigwaren, Kuchen, Gebäck, Semmeln, Brot.
- Essen Sie Fleisch und Wurst höchstens als Beilage; zweimal in der Woche genügt – wenn überhaupt.
- Beim Kochen wenig Salz verwenden. Würzen Sie mit Küchenkräutern; salzen Sie bei Tisch nicht nach.
- Alkohol hat viele Kalorien und kann leicht vom Genuß- zum Suchtmittel werden.
- Lassen Sie Limonaden, Coca-Cola und ähnliche Süßgetränke für immer weg.

Ernährungsregeln:

Essensregeln
- Vollwertig essen! Reichlich frische Salate essen – immer als Vorspeise. Wenig ist genug, dafür biologisch wertvoll. Ihr Körper braucht weniger, als Sie wußten, Sie haben es im Aufbau erlebt.
- Essen Sie nie nebenbei oder zwischendurch. Nahrungspausen sind Erholung für Magen und Darm.
- Richtig essen, bewußt genießen heißt: weniger brauchen. Kauen Sie jeden Bissen, bis er flüssig ist – 35mal. Lassen Sie stehen, was zuviel ist. »Satt« ist richtig, »voll« schon zuviel.

Trinkregeln
- Durst mit Wasser oder Kräutertee löschen. Wasser hilft auch gegen Hunger; dies haben Sie auch als Fastender erfahren. In der Nahrungspause trinken.
- Genußmittel sind nur zum Genießen da: maßvoll!

Entlastungs- und Trinktage

Ein ausgezeichneter Weg, das Gewicht »im Griff« zu behalten, ist das gelegentliche, besser noch das regelmäßige Durchführen eines Entlastungstages, wie Sie ihn am Anfang der Fastenwoche kennengelernt haben (→ Seite 60). Planen Sie gleich heute Ihre nächsten Entlastungstage. Legen Sie diese durch Eintragen in den Kalender fest, damit Sie sich nicht jedesmal neu entschließen müssen. Machen Sie Ihren Entlastungstag zur festen Regel: Zum Beispiel jeden Montag oder jeden Freitag – vielleicht sogar an zwei Tagen der Woche – oder an mehreren Tagen. Eine strengere Form des Entlastungstages, der Trinktag, kann Ihnen helfen, schnell zwei bis drei Pfund zu verlieren und sich von erhöhtem Blut- oder Herzdruck zu entlasten.

Was kommt nach der Fastenzeit?

Pflegen Sie Ihren Körper

Den Bewegungsbedarf sättigen

Bewegungs-bedürfnis befriedigen

Wieviel an Bewegung braucht Ihr Körper? Im Fasten haben Sie erlebt, wie groß Ihr Bewegungsbedürfnis ist, und konnten den natürlichen Bewegungsdrang Ihres Körpers befriedigen. Versuchen Sie, auf einem Blatt Papier Ihre täglichen Aktivitäten während des Fastens aufzuschreiben:
Was habe ich am Morgen getan, wie lange, wie oft in der Woche? War es Gymnastik, der Morgenlauf, ein Spaziergang?
Wann und wie lange bin ich gewandert, geschwommen, Rad gefahren?
Welchen Raum haben Sport und Spiel, Garten- und andere Arbeiten eingenommen?
Als Fastenerfahrener wissen Sie, daß Nahrungsaufnahme und Kraftentfaltung nicht unmittelbar zusammenhängen. Sie haben während des Fastens aus den Energiereserven Ihres Körpers gelebt, aus gespeicherter Energie. Das Erstaunlichste: Selbst bei körperlicher Anstrengung hatten Sie keine Probleme! Sie haben gelernt, daß es auch außerhalb des Fastens während der nahrungslosen Zeit zwischen zwei Mahlzeiten, in den Nahrungspausen, so ist, während Schwäche oder Erschöpfung eher in Verbindung mit Essen auftreten, meist in der Stunde nach den Mahlzeiten. Sie haben erlebt:

Bewegung sättigt.

Bewegung auch im Alltag

So werde ich einen Teil meiner Eßprobleme meistern können. Ich muß also Bewegung in meinen Alltag einbauen. Machen Sie sich einen festen Plan. Überlegen Sie sich, was Sie morgens nach dem Aufstehen tun können, was auf dem Weg zur Arbeit. Wo und wann haben Sie Zeit für Bewegung – im Beruf, bei der Hausarbeit. Auf welche eingeschliffenen Bequemlichkeiten können Sie verzichten? Müssen wir zum Beispiel in Arbeitspausen nur sitzen, essen, trinken, schwatzen? Welche Art von Bewegung macht Ihnen Spaß – am Feierabend, am Wochenende, am freien Tag. Hier planen Sie Sport und Spiel oder die Gartenarbeit zeitlich so ein, daß sie mit einer Nahrungspause zusammenfallen. Oder umgekehrt: Bewegung hilft mir, eine längere Nahrungspause durchzuhalten. Ihren Urlaub planen Sie so, daß Ihre Familie und Sie genügend Bewegungsmöglichkeiten haben.

Faustregel

Als Maß für ausreichende Bewegung läßt sich folgende Faustregel aufstellen:

Sich täglich einmal in der frischen Luft ausarbeiten,
außer Atem sein oder ins Schwitzen kommen.

Was kommt nach der Fastenzeit?

Das Ruhebedürfnis ernst nehmen

Im Fasten konnten Sie deutlicher als sonst erleben, daß Ihr Körper auch zu unüblichen Zeiten nach Ruhe verlangte. Überlegen Sie, was sich dabei als wohltuend und hilfreich für Sie erwiesen hat. Warum nicht in den Alltag übernehmen? Zum Beispiel nach dem Sport auf dem Teppich entspannen; nach langem Stehen im Beruf die Beine hochlagern (Unterschenkel auf einen Sessel), das hilft zu entstauen und zu entwässern und behebt Rückenschmerzen. Mittagsschläfchen halten. Nach der Arbeit zehn Minuten hinlegen, entspannen oder autogenes Training machen. Früh zu Bett gehen, falls Sie müde sind. Die natürlichen Bedürfnisse Ihres Körpers und sein Tagesrhythmus wollen ernst genommen werden.

Tips

Die Haut pflegen

Ihre Haut durfte während des Fastens aufatmen; sie schwitzte aus, was übel war, sie bekam Luft und Sonne, wurde geduscht, gebürstet und geölt. Sie dankte es Ihnen mit frischem Aussehen und Straffung. Was werden Sie nun täglich für Ihre Haut tun? Ihre Haut ist Ihr größtes Schutz- und Ausscheidungsorgan, das Sie selbst in Ordnung halten, pflegen und ernähren können.

Kaltreiz ist Lebensreiz

Wissen Sie noch, wie oft Sie während Ihrer Fastenzeit Ihren Körper mit einem Kaltreiz konfrontiert haben? Was war hilfreich: morgens eine Handvoll Wasser ins Gesicht? Das Tau- oder Schneetreten? Nach Bad oder warmer Dusche das kurze kalte Duschen? Die nächtlichen Waschungen? Ein Prießnitz-Wickel? Haben Sie sich einen Kneipp-Guß gegönnt oder eine Sauna? Unser Organismus bedarf solcher trainierender natürlicher Reize, wenn er funktionstüchtig bleiben soll, also wach, reaktionsfähig, abwehrbereit, kreislaufstabil, schlafbereit und entkrampft. Bauen Sie auch zukünftig Kaltreize, wie immer gestaltet, in Ihren Alltag ein.

Kaltreize setzen

Wichtig: Ausscheidung und Ausleitung

Daß Sie während des Fastens alle Ausscheidungsvorgänge nach Kräften gefördert haben, war für die Zeit der großen Entschlackung einer der wichtigsten Grundsätze. Obwohl der Körper in der Nachfastenzeit wieder auf »Einfuhr« schaltet, bleibt auch die »Ausfuhr« lebensnotwendig. Bewegung und intakte Ausscheidung verhindern eine neuerliche Verschlackung der Gewebe und Gefäße. Kopf- und Gliederschmerzen plagen Sie nicht länger. Tragen Sie auch weiterhin Sorge für gelegentliches Schwitzen und saugfähige Kleidung, für frische Luft in Ihren Lungen – und im Schlafzimmer. Trinken Sie, auch wenn Sie keinen Durst verspüren (→ Seite 156), vor allem wenn sich der Urin dunkel färbt. Der Stuhlgang sollte ein- bis zweimal täglich erfolgen, weich, aber geformt sein und das Gefühl hinterlassen, gut entleert zu sein. Bei zu festem Stuhl oder zu seltenen Entleerungen brauchen Sie Leinsamen oder Weizenkleie, vor allem aber Vollwerternährung (→ Seite 191). Scheuen Sie sich nicht, auch in der Nachfastenzeit, falls nötig, den Einlauf jeden Tag oder alle zwei Tage so lange anzuwenden, bis Entleerungen täglich zweimal spontan erfolgen. Dazu lohnt es sich, noch einmal auf Seite 62 nachzulesen.

Weiterhin Ausscheidung fördern

Was kommt nach der Fastenzeit?

Pflegen Sie Ihre Seele:
mit Meditation den Alltag bereichern

Durch die meditativen Übungen, die Bildersprache in der Entspannung, haben Sie in der Fastenzeit einen Weg kennengelernt, sich nach innen zu wenden, Ihrer Seele die nötige Aufmerksamkeit zu schenken und mit Ihren geistigen Kräften Kontakt aufzunehmen. Das Bemühen um uns selbst geht allzuoft im Alltagsgetümmel unter. Ein regelmäßiger Kontakt mit Ihrer inneren Landschaft, der nur wenig Zeit benötigt, schenkt Ihnen konstant einen »Kurzurlaub« und somit mehr Ausgeglichenheit zum Gestalten Ihres Lebens. Wenn Sie im Alltag zeitweise den direkten Kontakt zu sich selber verlieren, können Ihnen die hier vorgestellten Meditationsübungen eine Hilfe sein: Das Symbol der Rose soll sie begleiten.

»Kurzurlaub« im Alltag

Bildmeditation: Die Rosenmeditation

Diese symbolische Übung bietet einen angenehmen Umweg zu sich, der Ihnen viel über Sie sagen kann und ihnen hilft, auf der geistigen Ebene etwas für sich zu tun. Vorbereitung: Machen Sie es sich an Ihrem Ruheplatz (→ Seite 49) bequem, lesen Sie den folgenden Text aufmerksam durch, wie auf Seite 49 beschrieben. Entspannen Sie sich, und beginnen Sie mit der Meditationsübung.

Die Rose symbolisiert Sie selbst

Übung: Ziehen Sie sich an Ihren Erholungsort zurück, bleiben Sie dort, bis Sie sich wohl fühlen. Lösen Sie das Bild dann auf, und lassen Sie vor Ihrem inneren Auge eine Rose erscheinen, die Sie selbst symbolisiert. Überlegen Sie nicht, wie sie aussehen müßte, sondern nehmen Sie die Rose an, die spontan vor Ihrem inneren Auge erscheint.
Betrachten Sie diese Rose nun in allen Einzelheiten. Sehen Sie sich die Blüte an – wie ist sie gestaltet? – Ist sie geöffnet oder geschlossen? – In welcher Farbe ist sie erblüht?
Lassen Sie Ihren Blick über den Stiel der Rose wandern. Achten Sie darauf, ob der Stiel zart und anmutig ist oder dick und holzig. Hat der Stiel Dornen und Blattwerk?
Lassen Sie Ihren Blick weiterwandern bis zum Ende des Stiels:
Steht die Rose abgeschnitten in einer Vase, hat sie Wurzeln, die in der Luft schweben oder tief in der Erde verankert sind?
Lösen Sie dieses Bild auf, lassen sie dann eine zweite Rose, die Ihren Körper symbolisiert, vor Ihrem inneren Auge erscheinen. Betrachten Sie auch diese Rose so eingehend wie die erste, achten Sie auf dieselben Dinge, um sich ein genaues Bild machen zu können. Wenn es Ihnen gefällt, lassen Sie die beiden Rosen nebeneinander erscheinen und miteinander in Verbindung treten.
Vielleicht entsteht so eine neue Rose, die Elemente beider Blumen in sich vereint.

Beenden Sie die Übung, wie auf Seite 51 beschrieben.

Was kommt nach der Fastenzeit?

Die Symbolsprache der Rosen

Symbole für Körper und Seele

Die Rose, die als erste erschienen ist, symbolisiert den Ist-Zustand Ihrer Persönlichkeit. Sie zeigt, was Sie seit Ihrer Pubertät an sich selbst entwickelt haben – Ihren Vorstellungen und Ihrem Willen folgend. Die zweite Rose symbolisiert Ihren Körper – verbunden mit Ihrem Gefühlsleben und der Kraft Ihres Unterbewußtseins.

Bei beiden Rosen ist die Blüte jeweils ein Symbol für den Grad der Entfaltung, gleichzeitig zeigt sie die Intensität an, mit der Sie sich der Umwelt öffnen. Ob die Blüten der Rose knospig geschlossen oder ob die Blütenblätter weit geöffnet waren, steht ausschließlich mit Ihrem Bedürfnis nach Öffnung in Zusammenhang und ist ganz in Ordnung, so wie es ist.

Die Farben der Blüten zeigen Ihnen, welche Kräfte in Ihnen walten. Diese Farben können sich wandeln – in Einklang mit den verschiedenen Phasen in Ihrem Leben: Blau steht für die Seelenkraft, Lila für die Energie des Geistes, somit für die spirituelle Kraft und die Kraft des Glaubens. Gelb symbolisiert den Verstand, Rosa die selbstlose Liebe. Rot ist die Farbe der leidenschaftlichen Liebe, und Orange zeigt die innere Spannkraft, mit der wir den Alltag bewältigen.

Der Stiel symbolisiert die Art und Weise, in der Sie im Leben stehen. Kann jeder Sie abknicken, weil Sie völlig ohne Dornen sind? – Oder sind Sie stachelig wie ein Igel, weil Sie sich nach einer Verletzung so in einen Stachelpanzer gehüllt haben, daß niemand sich mehr traut, Ihnen zu nahe zu kommen?

Wenn Sie die Blätter Ihrer Rose betrachten, erkennen Sie, wieviel Energie und Raum Sie einnehmen. Ziehen Sie sich zurück und beschränken sich auf ein paar spärliche Blätter? – Oder waren die Blätter gar vertrocknet?

So stehen Sie im Leben

Wurzeln, die tief im Boden verankert sind, schenken einer Rose Stabilität und Halt im Boden. Das Selbstwertgefühl, das in der Vergangenheit in uns gewachsen ist, schenkt uns den nötigen Halt im Leben. Doch wenn wir die Vergangenheit als belastend empfinden, so »schneiden« wir im übertragenen Sinn die Wurzeln unserer Vergangenheit ab. In diesem Fall leben wir stark aus dem Verstand und aus dem Willen. Wir müssen dann viele Kräfte mobilisieren, um strahlend zu blühen, denn die natürliche Versorgung aus dem Boden des Gefühls fehlt.

Häufig trennen junge Menschen, wenn sie das Elternhaus verlassen, die Wurzeln zu ihrer Vergangenheit ab. Eine Scheidung kann den Verlust einer lebenswichtigen Sicherheit ebenso mit sich bringen wie eine Eheschließung, wenn man die Wurzeln aus dem eigenen Boden zieht, um im Leben des Partners Wurzeln zu schlagen. Haben Sie sich als Kletterrose gesehen? Dann sind Sie vermutlich jemand, der einen anderen Menschen als Halt benötigt. Wenn die beiden Rosen, die Sie in der Meditation gesehen haben, sehr verschieden voneinander waren, so zeigen sie, wie unterschiedlich sich die beiden Bereiche der Persönlichkeit entwickelt haben. Vielleicht tendieren Sie sogar in zwei verschiedene Richtungen, und beide Rosen sind das Abbild einer inneren Spannung.

Was kommt nach der Fastenzeit?

Bildmeditation: Rosengarten

Häufig empfinden Menschen ihre Gefühle und die anderen Kräfte des Unterbewußtseins als hemmenden Teil ihres Wesens. Doch um unsere Persönlichkeit völlig zu entfalten und zur Vollendung bringen zu können, brauchen wir beide Seiten. Entwickeln Sie sie mit der Geduld und der Liebe, die Sie für das Wertvollste aufbringen, das Sie haben – Ihr Leben. Pflegen Sie alle Aspekte Ihres Wesens, denn Sie benötigen sie, um aus ganzem Herzen leben zu können.

Entfaltung der Persönlichkeit

In der folgenden Übung zeige ich Ihnen einen Weg, wie Sie Ihre Rosen gut pflegen, damit Sie Ihr Lebensgefühl zum Positiven hin verändern können.

Arbeiten Sie gern im Garten? Dann wissen Sie, wie Sie mit so empfindlichen Pflanzen umgehen müssen, wie Rosen es sind: den Boden gut vorbereiten, die richtige Menge Wasser zugeben und einen Platz finden, an dem die Rosen nicht zu viel und nicht zu wenig Sonne bekommen, dabei aber geschützt sind vor dem Wind. Manchmal müssen Rosen beschnitten oder gedüngt werden – sie gedeihen dann besser.

Alles Lebendige braucht Pflege

Ob Moosröschen oder eine besondere Züchtung – jede Rose hat ihre Schönheit und ihren Platz im Leben, jede braucht angemessene Pflege und Schutz. Wenn Sie Ihre Rose in der Meditation pflegen und zur Entfaltung bringen, bekommen Ihr Körper und Ihre Seele alle Hilfe und Unterstützung, die sie benötigen.

Vorbereitung: Machen Sie es sich an Ihrem Ruheplatz (→ Seite 49) bequem, lesen Sie den folgenden Text aufmerksam durch, wie auf Seite 49 beschrieben. Entspannen Sie sich, und beginnen Sie mit der Meditationsübung.

> Übung: Lassen Sie in einer der nächsten Meditationen Ihre beiden Rosen (oder Ihre neu entstandene einzelne Rose) erscheinen, pflegen Sie sie, und spielen Sie alle möglichen Entwicklungen jeder einzelnen Rose durch (Blüte, Stiel, Dornen, Blätter, Boden, auf dem sie steht), bis die Rose die Form erreicht hat, bei der Sie sich am wohlsten fühlen.
> Lassen Sie sich mit Veränderungen Zeit. Sie haben ein Leben lang Gelegenheit, Ihre Rosen zu veredeln und Ihr Leben so zu gestalten, wie Sie es gerne möchten.

Beenden Sie die Übung, wie auf Seite 51 beschrieben.

Wiedersehen mit der Meditation?

Finden Sie es schade, daß die Übungen zu Ende gehen? Das muß nicht sein. Nehmen Sie sie mit in den Alltag, und machen Sie weiter. Sie haben eine Sprache kennengelernt, mit deren Hilfe Sie sich mit Ihrer unbewußten Seite unterhalten können. Führen Sie diesen Austausch fort. Lassen Sie sich dabei von Ihren Gefühlen leiten, und Sie werden Ihre individuelle Art entwickeln.

Austausch mit dem Unterbewußten

Bei den bisherigen Übungen haben Sie nach Ihrem Gefühl, nach Ihren Wünschen Veränderungen vorgenommen. Sie haben auf diesem Weg gelernt, daß Sie sich auf Ihre Fähigkeit verlassen können, das Alte loszulassen, die Wandlung anzunehmen und offen zu sein für das Neue.

Was kommt nach der Fastenzeit?

Übernehmen Sie dieses Grundprinzip für Ihre zukünftigen Meditationen und Ihr Leben. Schauen Sie sich immer wieder alte Situationen an. Spielen Sie die Konflikte durch, bis Sie eine Wandlungsmöglichkeit finden.

Durch den Kontakt zu unserem Unterbewußtsein und zu unserer Seele erhalten wir aus unserem Inneren eine optimale Führung zum richtigen Verhalten in Krisensituationen und zur Erfüllung unserer Wünsche.

Ändern Sie Ihre Eßgewohnheiten

Mit jedem Essen nach dem Fasten werden wir aufs neue in Gefahr gebracht, in alte Eßgewohnheiten zurückzufallen. Wer nicht so weiterleben möchte, hat jetzt die Möglichkeit, dies zu ändern.

Was heißt »richtig«?

Doch in welche Richtung soll eine Veränderung erfolgen, wie mache ich alles richtig, was bedeutet »richtig« in bezug auf Essen? Die Frage ist mehrsinnig; sie kann entweder verstanden werden als »Ich möchte das Richtige essen«, als »Ich möchte die richtige Menge essen« oder als »Ich möchte richtig essen lernen.« Zu allen diesen Aspekten möchten wir Sie hier informieren.

Was wir falsch machen

Tiere in freier Wildbahn nehmen ohne tiefere Erkenntnis von Ernährungssystemen stets das Richtige zu sich, dabei immer nur so viel, wie sie brauchen. Sie überfressen sich nie. Der Rhythmus ihrer Nahrungsaufnahme ist festgelegt. Zur Verdauungsarbeit legen sie sich nieder und ruhen. Nahrungssuche, -auswahl und -begrenzung sind im Gleichgewicht mit ihrer Körperform und -fülle.

Wir essen – leider – fast immer zuviel und oft das Falsche; wir können die Instinktsicherheit wild lebender Tiere bei der Nahrungsaufnahme nur bewundern. Worin liegt das Geheimnis ihrer Innensteuerung? Bekannt sind drei Regelsysteme:

Nahrungswahl

- Die der Art angemessene Nahrung wird durch die äußeren Sinne ausgewählt, durch Sehen, Riechen, Schmecken, Betasten mit Lippen und Zunge.

Nahrungsmenge

- Die Nahrungsmenge wird durch die Füllung des Magens begrenzt – er meldet dies durch seine Überdehnung – sowie durch Signale aus dem Sättigungszentrum des Mittelhirns, die anzeigen, wie lange der innere Nahrungsbedarf gedeckt ist und wann wieder Nahrung aufgenommen werden sollte.
- Schutzreflexe bewahren vor der Aufnahme von falscher oder von zu viel Nahrung.

Abneigung, Würgreiz oder Erbrechen schützen vor Unverträglichem, vor Giftigem. Völlegefühl, Appetitlosigkeit, Leibweh und Durchfall sind so gesehen sinnvolle Körpersignale; sie führen zum Stopp der Nahrungsaufnahme; Ungenießbares oder Unverdaubares wird umgehend nach außen befördert.

Während sich bei Wildtieren diese natürlichen Regelkreise bis heute erhalten haben, gibt es beim Haustier bereits Instinktunsicherheiten: Der Hund, der nicht mehr laufen und jagen kann, überfrißt sich und wird dick. Beim eingesperrten Masttier entgleisen die Regelkreise der Nahrungsaufnahme bis zur hemmungslosen Freßsucht.

Was kommt nach der Fastenzeit?

Im Erbgut des Menschen sind instinktsichere Nahrungswahl und natürliches Eßverhalten zwar ebenfalls angelegt, durch unsere »moderne« Lebensweise aber verkümmert. Mit zwei Beispielen möchte ich das erläutern:

Das Verlangen nach Süßem

Nehmen Sie an, es mangle Ihnen an der »Süßigkeit des Lebens«, an Herzenswärme, an Zuwendung und Zärtlichkeit, an Liebe: Es verlangt Sie nach Süßem. Mit Kuchen, Schokolade oder Eis ist dieser Appetit schnell und bequem zu stillen. Was ist die Folge? Der von allen Bremsen (Ballaststoffen) befreite Zucker schießt viel zu rasch ins Blut, die Bauchspeicheldrüse muß viel Insulin ausschütten, um den anflutenden Zucker zu verarbeiten. Überstürzt wird der Zucker abgebaut, bis eine Unterzuckerung des Blutes auftritt: Alarm wegen Mangels! Sie bekommen Hunger, fühlen sich schwach, Ihr Körper verlangt erneut nach Süßem: Wieder hilft ein Stück Zucker, Dextropur oder Schokolade schnell. Damit aber beginnt ein Teufelskreis, der immer wieder durch das unbewußte Suchen nach der Süße des Lebens angetrieben wird. Fasten und Vollwertkost mit Verzicht auf alle raffinierten (isolierten) Zucker helfen dauerhaft, diesen Teufelskreis zu durchbrechen.

Der volle Bauch

Wir leben im Schlaraffenland – die gebratenen Hähnchen, die Sahnetorten, gegrillten Steaks und knusprigen Pommes frites »fliegen« uns in den Mund. Ist es ein Wunder, daß wir uns überfressen? Das Völlegefühl läßt sich zwar mit einem Schnaps oder einer Fermentkapsel beheben, doch folgen Müdigkeit und Trägheit. Ein starker Kaffee und eine Zigarette helfen scheinbar auch darüber hinweg. Aber: Ein voller Bauch bewegt sich höchst ungern – er verdaut jetzt. Die aufgenommenen Kalorien wandern in die Fettdepots des Körpers.

Was nun passiert, ist merkwürdig: Es entsteht nicht etwa Zufriedenheit, sondern das Bedürfnis nach der nächsten Mahlzeit. Der volle Bauch ruft nach mehr – es scheint, der kranke, aufgeblähte Bauch habe einen krankhaften, aufgeblähten Appetit. Obwohl er verzweifelt nach Vitalstoffen verlangt, werden mit der nächsten Mahlzeit wieder »leere« Kalorien aufgenommen, Kalorien ohne Vitalstoffe. Damit ist der Teufelskreis komplett! Auf der unbewußten Suche nach Vitalstoffen stopft man sich den Bauch mit irgend etwas voll, ohne zu wissen, was einem wirklich fehlt. Das Zuviel übersteigt schließlich die Verdauungskraft. Die im Darm liegengebliebenen Nahrungsteile setzen Gärungs- und Fäulnisprozesse in Gang. Der Darm saugt die so entstandenen alkoholartigen Produkte auf; der Esser wird schläfrig, übellaunig oder nervös, nachts schläft er wie betäubt, unruhig, oder er kann gar nicht schlafen. Wie kann dieser Teufelskreis durchbrochen werden? Nur mit einer drastischen Entleerung des Bauches mit Hilfe von Einlauf, Glaubersalz oder F. X. Passagesalz! Auch ein Stopp der Nahrungsaufnahme (Fasten), Bewegung an frischer Luft und die Umstellung auf den natürlichen Rhythmus von lang sättigender Vollwertmahlzeit und Nahrungspause sind von dringender Notwendigkeit! Nur so lassen sich die Freude am und beim Essen sowie die Zufriedenheit wiederfinden.

Was kommt nach der Fastenzeit?

»Richtig« essen – was heißt das?

Wo ist die Richtung, die Leitlinie, nach der wir uns orientieren können? Ist richtig, was wir von den Eltern und Großeltern lernten? Zu süß, zu fett, zu schwer sind Großmutters Rezepte; sie waren einmal für schwer arbeitende Menschen richtig. Wer aber arbeitet heute noch schwer? Für uns wären das Kalorienbomben, teuflischerweise mit Zeitzünder, denn Überernährung führt erst spät zur Katastrophe.

Essensgrund-sätze überprüfen

- »Wie einer arbeitet, so ißt er.« Vielleicht, was die Schwere der Speisen und der Arbeit betrifft. Aber gilt das auch für schnelles Arbeiten und schnelles Essen?
- »Du bist schwanger, also mußt du für zwei essen.« Daß das nicht stimmt, wissen wir längst. Dieser Satz aber lebt fort und verführt viele junge Frauen zum Übergewicht, schließlich zur Fettsucht.
- »Wer krank ist, muß kräftig essen.« In Zeiten von Nahrungsmangel war das richtig, doch heute stimmt genau das Gegenteil: sparsam, dafür biologisch wertvoll. Der alte Satz aber hält sich erstaunlich hartnäckig in der Bevölkerung und leider auch in Krankenhäusern.
- »Zucker ist Nervennahrung.« Dies gilt ausschließlich für eine Sondersituation: Für den, der durch eine plötzliche Überforderung total erschöpft ist, schwitzt und zittert, kann ein Stück Würfelzucker Wunder bewirken. Für jeden Nervösen, für nervliche Dauerbelastung oder das unkonzentrierte Schulkind ist Zucker jedoch ausgesprochenes Gift: Er raubt das Vitamin B1, unser Nervenvitamin. Würde man alle Süßigkeiten verbieten und statt dessen vollwertige Getreidegerichte beziehungsweise Vollkornbrot (reichlich B1) geben – bald würde das nervöse Kind ruhig sein und sich konzentrieren können.

Wem kann man glauben?

Wer findet sich bei der Widersprüchlichkeit dieser Sätze noch durch? Ist richtig, was die Zeitungen sagen, das Fernsehen, die Werbung? Können deren konsumorientierte Aussagen Leitlinien für meine persönliche Ernährung sein? Natürlich nicht, sind sie doch nicht den wirklichen Bedürfnissen des einzelnen angepaßt. Da sind wir am Tisch der Hausfrau besser aufgehoben. Sie kennt die Verschiedenartigkeit ihrer Lieben und auch ihre verschiedenen Nahrungsbedürfnisse. Ist aber immer richtig, was es daheim gibt? Weiß die Mutter, was Zähne und Knochen ihrer Kinder aufbaut und stabil hält? Wo konnte sie das lernen, wo sich fortbilden? Weiß ich denn selbst, was für meinen Körper richtig ist, was ihm nützt und was ihm schadet? Wie stark lasse ich mich durch Gelüste leiten und bin an Gewohnheiten gebunden, obwohl ich längst das Gefühl habe, daß sie mir nicht guttun? Woher stammen meine Informationen über eine richtige Ernährung? Was habe ich in der Schule, was an der Universität darüber erfahren?

Die richtige Menge essen

Essen nach Maß

Setzen Sie fort, was Sie beim stufenweisen Kostaufbau (→ Seite 114) gelernt haben: Essen Sie nach dem Gefühl, solange Sie sich auf Ihre Innensignale verlassen können. »Wenn ich satt bin, höre ich auf.« Dann brauchen Sie keine Kalorientabelle – aber eine Waage!

Auf Innen-signale hören

Was kommt nach der Fastenzeit?

**Ernährungs-
ratgeber**

Die meisten Menschen allerdings essen besser nach dem Verstand. Hierfür brauchen Sie einen Ernährungsratgeber, der Sie weiterführen kann. Zu diesem Thema finden Sie auf Seite 257 einige ausgezeichnete Bücher.

Nachdem Sie gefastet haben, wird Ihnen eine 800- oder eine 1000-Kilokalorien-Kost (3344 beziehungsweise 4180 kJ) reichlich vorkommen, und Sie werden schnell satt sein.

Satt und zufrieden, weil diese Nahrung ausreicht, weil sie trotz kleiner Kalorienzahl alles enthält, was Ihr Körper braucht.

Wer eine kalorienarme Vollwertkost auf die Dauer nicht durchhalten kann, erinnere sich an den Entlastungstag: Gewöhnen Sie sich an, jede Woche regelmäßig einen Obst-, Reis- oder Rohkosttag einzulegen (an jedem Montag oder Freitag oder an beiden Tagen). Auf den Seiten 61 bis 62 finden Sie eine Fülle von Rezepten für andere Entlastungstage, zum Beispiel Kartoffel-, Milch- oder Sauerkrauttage. Entscheidend ist, daß Sie Ihren Entlastungstag zur neuen festen Gewohnheit werden lassen.

Gehören Sie zu den Menschen, die oft Hunger haben? Dann handeln Sie richtig, wenn Sie fünf- bis sechsmal täglich essen – kleine Mahlzeiten, die ruhig und ausgiebig gekaut werden sollten.

Das eigene Maß finden

Was heißt »eigen«? Sind wir nicht wir selbst? Lebt nicht jeder so, wie er selber ist? Keineswegs! Wir leben nur zum geringen Teil aus uns selbst, sondern werden gelebt, werden bestimmt, handeln nach Maßstäben, die andere für uns gemacht haben, weit mehr, als uns bewußt ist.

Woher kommen diese Maßstäbe für unser Verhalten – auch für unser Eßverhalten? Technische Maße bestimmen unser Leben. Mit Metermaß, Bandmaß, Kilogramm, Stoppuhr, Fahrplan und Stückzahl werden längst nicht nur Gegenstände oder die Leistung von Maschinen gemessen, sondern auch der Mensch. Wir zwingen unsere Körpermaße in Normtabellen, unseren Zeitrhythmus in Terminpläne und unsere Leistungsfähigkeit in den Akkord. Unser Leben wird von außen bestimmt – »Du sollst«, »Du mußt«, »Verhalte dich normal!« Was ist eigentlich normal?

Normalgewicht

Wie ist Ihr Normalgewicht? Finden Sie Ihr Maß in der Gewichtstabelle? Oder bestimmen Sie Ihr Normalgewicht nach gutem Gefühl, nach Ihrem Temperament, Ihrem Wohlbefinden, Ihrem Lebensgefühl? Sind Sie mit Ihrer Figur zufrieden? Nein? Wie wäre es, wenn Sie zur Zeit Rubens lebten, in der die Fülle weiblicher Körperformen das Schönheitsideal war, oder zur Zeit Twiggys, in der superschlank der Traum figürlicher Sehnsüchte war? Sie sehen: Kulturstile und allgemeine Trends prägen das Bild, das wir unbewußt anstreben.

Wenn aber Normen und Maßstäbe gegen die innere Ordnung unseres Körpers, unseres Wesens und unseres Lebensgefühls stehen? Wenn es heißt:
– »Stillsitzen« für das bewegungsfreudige Kind;
– »Vorsicht im Wald« für sonst Arglose;
– »Nimm Haltung an« wegen der Disziplin, für die Autorität;
– »Aufessen« für das Kind, das längst satt ist;

Was kommt nach der Fastenzeit?

– »Der Fisch wird gegessen«, womit nur Aversion erzeugt wird;
– »Iß vegetarisch, und du bleibst gesund« von den einen,
 »Iß Fleisch, und du bleibst gesund« von den anderen?

Einflüsse von außen

Was richtig oder falsch ist, wird uns weitgehend von außen auferlegt, anerzogen, eingeredet, abverlangt. Es stammt selten aus uns selbst. Dies gilt in besonderem Maß für unser Eßverhalten. Im Fasten hatten Sie schon einmal vieles weggelassen, was sonst vielleicht zu Ihrem gewohnten Verhalten gehörte:

• Weglassen von Essen, Alkohol, Zigaretten, Schokolade und so weiter.
• In die »Wüste« gehen ohne Zeitung, Radio, Fernsehen, Krimi.
• Frei sein von Vorurteilen und Verpflichtungen.

Das Fasten war die Gelegenheit, maßlos zu sein, das heißt, alle überkommenen Maßstäbe über Bord zu werfen. Es befreite von den Korsettstangen der Norm und des Verhaltens. Während im Fasten also Gewohnheiten und Verhaltensweisen in Frage gestellt wurden, geht es in der Nachfastenzeit um die schwierige Aufgabe, neugewonnene Positionen in den Alltag einzufügen und neue Regeln auf ihre Gültigkeit für mich selbst zu prüfen.

Auf die richtige Weise essen

Das Problem tief wurzelnder Eßgewohnheiten wird durch einen Blick auf neue Rezepte allein nicht gelöst. So wie das Fasten den Menschen in seiner ganzen Person betrifft, verändern ihn auch neue Gewohnheiten in seiner leib-seelisch-geistigen Gesamtheit. Schließlich essen wir nicht nur mit dem Mund, sondern mit allen unseren Sinnen, dem Verstand, dem Herzen, also mit allen Wahrnehmungen, zu denen wir fähig sind.

Essen mit Verstand

Vertrauen ist gut, Kontrolle ist besser. Wenn Sie Gewichtsprobleme haben, sollten Sie mit Waage und Kalorientabelle leben lernen. Betrachten Sie diese »Werkzeuge« aber nicht als Kontrolleure Ihres Erfolges oder Versagens, sondern machen Sie sie zu Freunden, denen Sie Ihre Schwachpunkte anvertrauen können. Auch Freunde hat man nicht jeden Tag gerne um sich, ebenso können Sie das Wiegen ruhig mal sein lassen.

Da der natürliche Wassergehalt unseres Körpers ständig schwankt, ist Ihr tägliches Gewicht keineswegs ein Bild Ihres Eßverhaltens. Tragen Sie das Gewicht über längere Zeit in Ihre Wiegekarte ein, und vergleichen Sie mit den vorhergehenden Werten.

Sich selbst beobachten

Geht es aufwärts? Dann haben Sie mehr gegessen oder getrunken, als Ihr Körper benötigt.

Geht es abwärts? Dann haben Sie aus Ihren eigenen Fettreserven gelebt.

Bleibt das Gewicht gleich? Dann wissen Sie, daß Sie genau so viele Kalorien zu sich genommen haben, wie Ihr Körper braucht.

Verfallen Sie nicht auf das Kalorienzählen. Egal, wie viele Ihr Körper braucht, entscheidend ist nur der beobachtbare Trend auf Ihrer Waage. Aber spüren Sie mit der Kalorientabelle alle Dickmacher auf, die sich in Ihren Alltag eingeschlichen

Was kommt nach der Fastenzeit?

haben. Mit der Zeit werden Sie ein sicheres Wissen darüber aufbauen, welches von zwei Nahrungsmitteln für Sie vorteilhafter ist.

Seien Sie auch neugierig auf die Kalorien, auf die Sie verzichten konnten. Belohnen Sie sich für jeden gelungenen Verzicht mit dem Wissen, was Sie eingespart haben. Auch kontrolliertes Essen läßt sich ohne Kalorientabelle durchführen. Sie brauchen dazu nur ein gutes Buch mit kalorienbilanzierten Rezepten, wie wir sie Ihnen im Anhang (→ Seite 260) zusammengestellt haben.

Schilder für Gewohnheitsstraßen

Beschildern Sie Ihre neuen Gewohnheitsstraßen. Jetzt, wo Sie wissen, was Sie tun, können Sie an den Brennpunkten Ihrer kleinen und großen Schwierigkeiten Tischkarten, Klebezettel oder Schilder anbringen:

»Eins ist viel. Lange genießen« an die Konfektschachtel, »Durst mit Wasser gestillt« an den Bierkasten oder »Hunger? 1 Glas Buttermilch hilft« an den Kühlschrank.

Merken Sie sich im Kalender vor, was Sie sich vornehmen, zum Beispiel, jeden Montag oder Freitag einen Entlastungstag einzulegen. Vorsätze, die zum Termin geworden sind, halten erfahrungsgemäß besonders lange.

Aus der Einsicht, daß mehr Bewegung sein muß, haben Sie sich zur Abendgymnastik angemeldet. Hier verpflichtet nicht nur der Termin, sondern auch die Gruppe, die auf Sie wartet. Darin besteht übrigens auch die manchmal verblüffende Wirkung eines Diät-Clubs oder einer Selbsthilfegruppe.

Gebrauchen sie auch Ihren Verstand, wenn Sie sich beim Essen selbst beobachten:

Maßnahmen gegen schlechte Gewohnheiten

- *Ich esse zu schnell.*
  Langsam! Das Essen läuft nicht weg. Uhr oder Sanduhr vor sich hinstellen. Wie lange brauche ich für den Salat, für das Hauptgericht, für den Nachtisch?
- *Ich esse zu hastig.*
  Löffel für Löffel, dazwischen Pause, Ausatmen.
- *Ich schlinge, schlucke feste Brocken, spüle sie hinunter.*
  Jeden Bissen 35mal kauen. Einspeicheln, bis er verflüssigt ist:
  »Gut gekaut ist halb verdaut.« Trinken vom Essen trennen.
  Nach jedem Bissen Messer und Gabel hinlegen.
- *Ich lade mir zu viel auf.*
  So lange weniger aufladen, bis nichts mehr von der Gabel fällt.
  Essen Sie mit dem kleinen Löffel.
- *Ich esse wie ein Scheunendrescher.*
  Arbeite ich schwer? Brauche ich wirklich so viel?
- *Ich schaufle in mich hinein.*
  Was schaufle ich eigentlich?
  Vielleicht meine Probleme oder haufenweise Ärger?
- *Ich esse am Essen vorbei.*
  Fragen an mich selbst: Wo sind meine Gedanken?
  Was ist im Augenblick wichtig: das Essen oder das Geschäft?
  Wo ist meine Aufmerksamkeit: beim Essen oder bei den Nachrichten?
- *Ich gieße in mich hinein.*
  Jeden Schluck »kauen«. Was eigentlich trinke ich gerade?

Was kommt nach der Fastenzeit?

Essen mit dem Körper

Nehmen Sie die Bedürfnisse Ihres Körpers an: Nehmen Sie sie ernst, genießen Sie sie mit Befriedigung, nehmen Sie sich dafür Zeit:

Bedürfnisse annehmen

- *Ich möchte den Mund voll nehmen.*
  Essen Sie Berge von Salat. Warum nicht?
  Nehmen Sie den Mund voll Wasser, lassen Sie es lange darin, genießen Sie es mit vollen Backen.
- *Ich möchte Eis schlecken, auf der Zunge zergehen lassen.*
  Schlürfen Sie genüßlich eisgekühlten, sahnigen Fruchtjoghurt.
- *Mein Mund braucht etwas Weiches.*
  Große, leicht getrocknete, weiche Apfelringe. Herrlich!
- *Ich muß etwas zum Beißen haben. Ich will mich durchbeißen.*
  Grobes, abgelagertes Schwarzbrot oder eine alte Semmel kauen, bis die Kiefer knacken.
- *Ich möchte meinen Bauch vollschlagen: wohlige Fülle, warm und rund.*
  Schrotsuppe schafft Löffel für Löffel wohlige Fülle. Erstaunlich!
- *Ich esse verkrampft, halte Messer und Gabel viel zu fest; meine Hast sitzt mir im Nacken; alle Last liegt auf meinen Schultern.*
  Halt! Erst zwei Minuten stillsitzen, Schultern hängen lassen, Hände in den Schoß legen, Finger lösen, ausatmen, Kopf hängen lassen. Der Nacken entspannt sich wohltuend.
- *Ich trete (mit meinem Gewichtsproblem) auf der Stelle. Ich komme nicht vorwärts. Mir geht es schlecht.*
  Bewußt gehen: von der Ferse über die Sohle abrollen und mit den Zehen abdrücken. Schritt für Schritt genießen (Morgengang, → Seite 76).

Essen mit dem Herzen

Geht es Ihnen auch manchmal so, daß Sie sich voller Ärger an den Tisch setzen und mit düsterem Herzen alles in sich hineinschlingen (alles Unrecht, alle Vorwürfe, die Sie nicht verdauen können)? Dabei nehmen die Speisen dieselbe Stimmung an: Sie

Nicht den Ärger mitessen

finden jedes Haar in der Suppe, kritisieren Essen und Tischgenossen und wissen eigentlich gar nicht, was sie gegessen haben. Schließlich drückt auch noch der Magen wie ein Stein.

Bei anderer Gelegenheit können Sie sich am Essen freuen und genießen von Herzen. Das Gespräch bei Tisch ist freundlich, heiter, aufmerksam für jeden. Wie von selbst ergeben sich Sprechpausen zum Kauen und Kaupausen zum Sprechen und Trinken. Das Essen bekommt Ihnen blendend.

In beiden Fällen ist der Ablauf eine Sache des Herzens, der Stimmung, der inneren Einstellung. Wir alle können und müssen daran etwas ändern. Wir tragen nämlich nicht nur für uns selbst Verantwortung, sondern für alle, die am Essen beteiligt sind, die es zubereitet haben. Zu wichtig ist das tägliche Zusammenfinden der Familie, das Üben des freudigen Umgangs mit anderen. Hier werden Mitsprache, Mitentscheidung und Mitverantwortung geboren.

Was kommt nach der Fastenzeit?

Was können wir tun? »Im Ärger nicht essen« ist eine gute Regel. Hacken Sie statt dessen Holz, vergraben Sie den Ärger im Garten, lassen Sie ihn beim Gang um den Häuserblock abrauchen, oder rennen sie ihn sich beim Waldlauf von der Seele: vor dem Essen! Legen Sie Ihren abgearbeiteten Körper, mit den (gestauten) Beinen auf einem Stuhl, auf den Teppich, und lassen Sie Arme und Schultern auf dem Boden: Ausatmen, fünf Minuten liegenbleiben. Schon bald zieht Wärme in Kopf und Herz, Sie werden gut gelaunt, können Nahrung zubereiten und mit Freude aufnehmen. Zum Essen mit dem Herzen gehört auch der respektvolle Umgang mit der Nahrung. Danken sie von Herzen für Ihr tägliches Essen, und führen Sie Nahrungsreste in den Kreislauf der Natur zurück.

Ärger abreagieren

Essen mit Kultur
Das Wildschwein schnüffelt, wühlt, gebraucht alle Sinne, nimmt ruhig und stetig eine Eichel nach der anderen auf. Das Hausschwein bekommt in seinen Trog Fertigfutter, das es gierig verschlingt und wild gegen den Nachbarn verteidigt – Fressen und Überfressen sind da nicht mehr zu trennen. Auch der Mensch kennt diese zwei Seiten:
Der eine ißt gesammelt, maßvoll und diszipliniert, er teilt und dankt; der andere verzehrt hastig, schlingend, gedankenlos und nebenbei. So wird Essen leicht zum Fressen, zum wahllosen In-sich-Hineinstopfen. Je weiter sich Mensch oder Tier von ihren natürlichen Umweltbezügen entfernen, desto eher entgleisen naturgegebene Nahrungsregler. Die Erfahrung lehrt, daß Fasten und Vollwertnahrung die instinktive Nahrungswahl verfeinern und die Nahrungsmenge deutlich begrenzen.
Wenn wir dies berücksichtigen, kann das tägliche Essen eine Gelegenheit sein, inmitten unserer zivilisierten Welt etwas Kultur zu zeigen oder zu schaffen. Lernen Sie deshalb zu trennen: Beruflich bedingtes Essen (Geschäftsessen, Kantine, Imbiß im Stehen) vom Essen in der Familie oder im Freundeskreis. Gerade bei letzterem findet Kultur statt, wenn Sie Raum und Zeit haben für Zuwendung, Gespräch, Begegnung, Erkenntnis und damit auch Selbstfindung.
Doch auch das Nichtessen ist beim Menschen seit Jahrtausenden ein Bestandteil hoher Kultur. Pflegen Sie diese, indem Sie sie ständig neu erfahren und verwirklichen. Auch wenn unsere »zivilisierte« Gesellschaft den Aufbau von Lebenskultur nicht gerade fördert, ist es unsere Aufgabe, Räume zu entdecken, in denen Fasten- und Essenskultur neu geschaffen werden können.

Unterscheiden lernen

Essen aus der Mitte – meditativ essen
Die Meditation beim Fasten zielt auf unsere Mitte, auf unseren Wesenskern. Erst wenn wir diese Mitte unseres Wesens wiedergefunden und schätzen gelernt haben, gelingt es uns, Essen in seiner gesamtheitlichen Bedeutung wahrzunehmen und zu begreifen.
Leider leben wir alle zumeist das Gegenteil: »Ich bin außer mir«, »ich bin zerissen« oder »ich bin ganz durcheinander« treffen für uns viel häufiger zu als das Gefühl »ich lebe in meiner Mitte«. Hektik, Nervosität, Unkonzentriertheit, Verkrampfung und Depression kennzeichnen diese Zustände des Außer-sich-Seins.

Zu sich finden

Was kommt nach der Fastenzeit?

Unbewußt sehnt sich wohl jeder danach, aus der Zerrissenheit herauszukommen. Auch wenn Stille, Freisein von Pflichten oder Urlaub gerade nicht zu verwirklichen sind, können Sie doch etwas für sich tun. Lassen Sie sich dazu anleiten, den Weg in Ihre Mitte zu finden. Volkshochschulen und Privatleute bieten Kurse für Zen-Meditation, autogenes Training, Yoga oder andere Entspannungstechniken an. Nehmen Sie auch für den Alltag die Meditationsangebote dieses Buches an, Sie werden dadurch mehr von Ihrem Leben verstehen als durch manches Studium.

Den Weg in die Mitte lernen

Das Richtige essen

Angesichts der Schwierigkeit, hilfreiche Information über eine gesunde Ernährung zu bekommen, widmen wir diesem umfangreichen Thema das ausführliche Sonderkapitel »Ernährungsumstellung nach dem Fasten« (ab Seite 190). An dieser Stelle möchten wir Ihnen nur überblicksartig einige kurzgefaßte Ratschläge geben:

Zehn einfache Regeln zur Ernährungsumstellung

Einfache Regeln

- *Mehr Frischkost* – Gemüse und Obst – vor dem Essen. Pflanzenwirkstoffe werden beim Kochen vernichtet.
- *Sehr wenig Zucker* und Süßigkeiten. Konfitüren, Schokolade, Kuchen, Kekse, alle gesüßten Getränke und Eis sind biologisch wertlos; genießt man sie oft und im Übermaß, machen sie dick und zerstören Zähne und Gesundheit. Süßen Sie Speisen sparsam mit reifen Früchten, süßem Fruchtmus, Trockenobst, Honig, Apfel- oder Birnendicksaft. Diabetiker und Übergewichtige süßen besser mit Süßstoff, falls nötig.
- *Wenig Salz*, weil es Wasser im Körper staut, den Hochdruck begünstigt und Herz und Nieren belastet. Würzen Sie mit Grünkräutern oder Kräuterpulver. Im übrigen tragen hochwertige Lebensmittel Würze und Geschmack in sich selbst.
- *Sparsam mit Fett.* Der Bundesbürger ißt doppelt soviel, wie er braucht. Kaufen Sie magere Wurst- oder Käsesorten, achten Sie auf versteckte Fette in den Nahrungsmitteln. Butter sollten Sie roh essen, durch Erhitzen verliert sie an Qualität. Verwenden Sie anstelle von Schweineschmalz und Hartfetten Pflanzenöl und -margarine, weil sie biologisch aktive Stoffe enthalten.
- Das tägliche *Eiweißangebot breit fächern.* Bei vollwertiger Mischkost: zwei Drittel aus Pflanzen und Getreide, ein Drittel aus Milchprodukten, Eiern, Fleisch und Fisch. Bei vegetarischer Vollwertkost: zwei Drittel aus Pflanzen und Getreide, ein Drittel aus Milchprodukten, Eiern, Soja, Hefe und Nüssen.
- Auf die richtige *Zusammensetzung der Nahrung* achten. Ihre tägliche Nahrungszufuhr sollte
  zu 10 bis 15 Prozent aus Eiweiß,
  zu 25 bis 30 Prozent aus Fett und
  zu 50 bis 60 Prozent aus Kohlenhydraten
  bestehen. Eiweiß»mast« ist ebenso schädlich wie eine zu hohe Zufuhr von Fett und Kohlenhydraten (Tabelle → Seite 185/186).

Was kommt nach der Fastenzeit?

- *Getränke sinnvoll wählen.* Was der Körper wirklich braucht ist klares, gutes Wasser.
  Geschmacklich verändert und bereichert um natürliche Heilkräfte ist es in Kräutertees, kalorienreich in Limonaden und Fruchtsäften, die deshalb zur Hälfte mit Wasser verdünnt werden müssen. Milch ist ein flüssiges Nahrungsmittel, ihr Kalorien- und Eiweißgehalt muß berücksichtigt werden. Kaffee und Schwarztee sollten Sie nur trinken, wenn Sie Anregung brauchen, denn beide Getränke sind Stimulanzien. Wein, Bier und Spirituosen sind Genuß- und Rauschmittel – je nachdem, in welcher Menge sie getrunken werden; als Durstlöscher sind sie ungeeignet. Außerdem enthalten sie viele Kalorien.
- *Qualität ist wichtiger als Quantität.* Fleisch, Geflügel und Eier nicht von Mast- oder Käfigtieren, sondern von natürlich ernährten Tieren, die Auslauf im Freien haben.

Auf die Herkunft achten

  Gesund vom Anbau her: Kompostgedüngtes Gemüse und Obst sind nicht nur gesünder und besser im Geschmack, sondern auch haltbarer als kunstgedüngtes und mit Spritzmitteln behandeltes.
- *So naturbelassen wie möglich.* Möglichst ohne eingreifende Verfahren, ohne chemische Schönungs- und Konservierungsmittel, so schonend wie möglich zubereitet.
- *So frisch wie möglich.* Die Zeit zwischen Ernte, Kauf, Zubereitung und Verzehr sollte so kurz wie möglich sein. Das ist besonders wichtig für Frischsäfte und Rohkost, sie verlieren an Wert und Geschmack, wenn man sie auch nur eine halbe Stunde stehenläßt. Im übrigen: Frisches Gemüse ist immer wertvoller als Konservengemüse.

Lebensmittel richtig auswählen

Eiweißhaltige Lebensmittel
Günstig
Milch und Milchprodukte, eventuell fettarm
Fisch
Fleisch
Ei
Hülsenfrüchte
Tofu (Sojakäse)

Ungünstig
Sterilmilch, Trockenmilchpulver, mehrfach erhitzter Käse
Fischkonserven
Fleischkonserven, Mastfleisch
Eipulver
Soja»fleisch«

Was kommt nach der Fastenzeit?

Kohlenhydrathaltige Lebensmittel
Günstig
Gekeimtes Getreide
Vollkornschrot, Vollkornmehl, unerhitzte Getreideflocken mit Keim
Vollkorngebäck
Vollkornteigwaren
Frisches Gemüse, auch milchsauer vergoren, Tiefkühlgemüse
Frisches Obst, Tiefkühlobst

Ungünstig
Polierter Reis
Auszugsmehl (Type 405)
Erhitzte Getreideflocken ohne Keim
Cornflakes
Gebäck und Teigwaren aus Auszugsmehlen
Gemüsekonserven
Obstkonserven

Fetthaltige Lebensmittel
Günstig
Ölfrüchte
Pflanzensamen
Nüsse
Kaltgepreßte Öle (unraffiniert)
Ungehärtetes Kokosfett
Butter
Salzwasserfische (Omega-3-Fettsäure)

Ungünstig
Geröstete, gesalzene Nußkerne
Heißgepreßte, raffinierte Fette und Öle
Mehrmals erhitzte Fette und Öle
Schweineschmalz
Mastfleisch, stark fetthaltige Fleisch- und Wurstwaren

Auch im Alltag vollwertig ernähren

Schrittweise
vorgehen

Nach einem Fasten gelingt die Umstellung, die früher so schwierig schien. Sie müssen ja nicht alles auf einmal ändern – machen Sie es Schritt für Schritt, aber ändern Sie Ihre Ernährungsgewohnheiten auf jeden Fall. Von den Professoren Kollath und Warning stammt die einprägsame Formel, nach der sich jeder leicht orientieren kann:

Was kommt nach der Fastenzeit?

v – v – m – m
vollwertig – vielseitig – mäßig – mager

Mutig in den Alltag

Gleichgültig, in welcher Alltagssituation Sie sich befinden mögen: Überdenken Sie Ihre Ernährungsgewohnheiten, und beginnen Sie mutig, sich auch im Alltag vollwertig zu ernähren. Gerade nach dem Fasten wird ein Versuch, Ihre Nahrung natürlicher und gesünder im Sinne einer Vollwertkost zu gestalten, Ihr Wohlbefinden fördern und Sie in ausreichendem Maß mit Nährstoffen, Vitaminen und Mineralstoffen versorgen.
Gleichzeitig wissen Sie dabei genau, daß Sie »gute« Nahrung zu sich nehmen, und es fällt Ihnen wieder leichter, an die gesundheitsfördernde und lebenserhaltende Kraft von Nahrung zu glauben. Im folgenden Kapitel »Ernährungsumstellung nach dem Fasten« möchten wir Ihnen alles Wissenswerte dazu ausführlich vorstellen.

Warum Vollwerternährung? 190
Von der natürlichen Nahrung zur
 Zivilisationskost 190
Vollwerternährung – der Natur des
 Menschen angepaßt 191
Vollwertnahrung als Heilnahrung 191

Was ist Vollwertnahrung? 192
Merkmale der Vollwertnahrung 192
Frischkost, Reduktionskost, Heilnahrung 193

So stellen Sie auf Vollwerternährung um 194

Speiseplan für eine Woche Vollwerternährung 195
Erläuterungen 196

Frischkost 197
Für wen ist Frischkost wichtig? 197
Reine Frischkost 197
Tips für die Zubereitung von Frischkost 198
 Zusammenstellung einer Frischkostplatte 198
 Auf die Abwechslung der Gemüsearten
  kommt es an 198
Tagesplan für Frischkost 199
Tagesplan für erweiterte Frischkost 200

Kleine Vollwert-Warenkunde 201
Wichtige Vollwertprodukte 201
 Getreide 201
 Gemüse, Kartoffeln 201
 Milch und Milchprodukte 201
 Obst, Beerenobst 201
 Nüsse und Trockenfrüchte 202
 Pflanzenfette 202
 Süßmittel 202 · Vanille 202
 Zitronen- und Orangenschalen 202
 Salz, Essig, Kräuter 202

Der Umgang mit vollwertigen
 Lebensmitteln 203
 Behandlung von Gemüse 203
 Umgang mit Vollgetreide 203
Das richtige Lagern von vollwertigen
 Lebensmitteln 203
 Obst und Gemüse 203
 Hülsenfrüchte, Getreide 204
 Fett, Öle, Nüsse, Samen 204
 Milch und Milchprodukte 204
 Gartenkräuter 204

Rezepte aus der Vollwertküche 204
Müslis 204
 Apfelmüsli 205 · Birnenmüsli 205
 Orangenmüsli 205 · Ananasmüsli 206
 Hafermüsli mit Banane 206
 Fünfkornmüsli 207
 Warmer süßer Getreideschrotbrei 207
 Pikanter Getreideschrotbrei 207

Brotaufstriche 208
 Gurkenquark 208 · Möhrenquark 208
 Tomatenquark 209 · Kräuterquark 209
 Frischkäse mit Radieschen 209
 Korsischer Brotaufstrich 210
 Hüttenkäse mit Kräutern 210
 Apfel-Hüttenkäse 210
 Leinsamenpaste 210
 Feigen-Pflaumen-Mus 211
 Aprikosenpaste 211

Ernährungsumstellung nach dem Fasten

Frischkostsalate 211
 Möhrensalat mit Apfel 212
 Rote-Bete-Rohkost 212 · Sellerierohkost 213
 Schwarzwurzelrohkost 213
 Rettichsalat 214 · Gurkensalat 214
 Zucchinisalat 214 · Weißkohlsalat 215
 Rotkohlsalat 215 · Kohlrabirohkost 216
 Indischer Blumenkohlsalat 216
 Paprikasalat 216 · Tomatensalat 217
 Rosenkohlsalat 217 · Englischer Sellerie 218
 Kürbissalat 218 · Fenchelsalat 218
 Broccolisalat 219 · Avocadosalat 219
 Champignonsalat 220 · Frühlings-Salat 220
 Chicoréesalat 221 · Bauern-Salat 221
 Bunter Reissalat 222 · Spinatsalat 222
 Löwenzahnsalat 223
 Mungobohnensprossensalat 223
 Brennesselsalat 223
 Weizenkeimling-Salat 224
 Grünkernsalat 224

Salatsaucen 225
 Knoblauchsauce 225 · Senfsauce 225
 Kräutersauce 225 · Kräuter-Rahmsauce 225
 Zitronensauce 226 · Mayonnaisesauce 226
 Tomatensauce 226

Suppen 227
 Grünkernklößchensuppe 227
 Buchweizensuppe 228
 Haferschrotsuppe 228 · Zwiebelsuppe 228
 Suppe mit Hirse-Quark-Klößchen 229

Gerichte aus Vollgetreide 229
 Buchweizenpfanne 230
 Fünfkornbratlinge 231 · Getreiderösti 231
 Zucchini-Hirse-Pfanne 232
 Tomatenhirse 232
 Gedünsteter Naturreis 233
 Indische Naturreispfanne 233

Gedünsteter Grünkern 234
 Süße Hirse-Quark-Bratlinge 234
 Vollkornnudeln mit Pilzen,
  Tomaten und Kräutern 235
 Grüne Vollkornnudeln mit Walnußsauce 235
 Allgäuer Spätzle 235
 Gefüllte Spinat-Pfannkuchen 236

Gemüse und Kartoffeln 237
 Gefüllte Zwiebel 237 · Bohnengemüse 238
 Fenchelgemüse in Tomatensauce 238
 Überbackener Staudensellerie 239
 Möhrenbratlinge 239 · Kartoffelgratin 240
 Gefüllte Kartoffeln 240

Fisch und Fleisch 241
 Lammkoteletts in Zitronenbutter 241
 Hähnchenkeule mit Basilikum 241
 Kabeljaufilet in Pilzsauce 242
 Muschelrisotto 243

Desserts 243
 Gefüllte Grapefruit 244 · Sanddornapfel 244
 Obstsalat mit Trockenfrüchten 244
 Frische Ananas 245 · Orangencreme 245
 Erdbeercreme 245 · Himbeercreme 246
 Reissalat Hawaii 246

Kleine kalte Gerichte 246
 Marinierter Handkäse 246
 Dänischer Käsesalat 247
 Sellerieschiffchen mit
  französischer Käsecreme 247
 Gefüllte Tomaten 248 · Tatar 248
 Champignon-Tomaten-Brot 249

Ernährungsumstellung nach dem Fasten

Warum Ernährungsumstellung?

Die häufigsten Zeiterkrankungen sind durch falsche Ernährung mitverursacht (→ Seite 21). Wir sind heute quantitativ überernährt, qualitativ aber unterernährt. Längst ist klar, daß Pillen und Spritzen hier nicht helfen können. Wir müssen an die Wurzel dieser Übel gehen. Wer alle Wege aus dieser Situation auf ihren Erfolg hin geprüft hat, der wird nur eine Konsequenz sehen: Umstellung auf Vollwertkost. In diesem Kapitel möchten wir Ihnen die Gründe und Wege dazu vorstellen.

Warum Vollwerternährung?

Von der natürlichen Nahrung zur Zivilisationskost

Naturprodukte

Vor mehr als fünfzigtausend Jahren mögen unsere Vorfahren Jäger und Sammler gewesen sein, die sich vorwiegend von Fleisch ernährt haben. Allmählich wurden sie zu Ackerbauern, die zum größten Teil von Pflanzen und Getreide, zum kleineren Teil von Milch, Eiern und Fleisch lebten. Sie aßen das, was die Natur ihnen bot, verändert nur durch Kochen, Backen und Braten, haltbar gemacht durch Trocknen, Räuchern, Salzen und Einmachen. Getreide stand als ideale Naturkostreserve zur Verfügung, die sich – luftig gelagert – jahrelang hält; Nüsse und Samen ebenfalls. Obst und Wurzelgemüse konnten in der Miete, einer Grube zur Aufbewahrung von Feldfrüchten, monatelang frisch gehalten werden.

Dieses bäuerliche System der Nahrungsspeicherung bewährte sich jahrtausendelang. Erst mit dem Beginn der Industrialisierung im 18. und 19. Jahrhundert änderte sich das grundlegend:

Immer mehr Menschen zogen vom Land in die Stadt, wo sie weder eigene Gärten noch geeignete Keller oder Mieten zur Verfügung hatten. Nahrung mußte transportiert, gelagert und haltbar gemacht werden; Weg und Zeit von der Ernte zum Verbraucher wurden länger und komplizierter. Eine wachsende Nahrungsmittelindustrie bemühte sich um Säuberung, Sterilisierung, Verfeinerung und Schönung der Nahrungsmittel. Gipfelpunkt dieser Entwicklung sind heute die Supermärkte, die dem Kunden eine unüberschaubare Vielfalt von Eß- und Trinkwaren anbieten – für jeden Geschmack, in verführerischer Verpackung, in jeder Menge – bis hin zu Exotischem aus fernen Ländern.

Industrieprodukte

Spezialisten fanden im Auftrag der Lebensmittelindustrie heraus, wie sich Nahrung zu unbegrenzt lagerfähigen und geschmacksneutralen Produkten verarbeiten läßt: Man entfernte das Lebendige, das Verwesbare, alles, was faulen oder schimmeln kann. So kam man zum Auszugs- oder Weißmehl, zu gehärteten Fetten, zu hochraffinierten Ölen, zu raffiniertem Zucker, zur ultrahocherhitzten Milch, zu chemischen Konservierungsmitteln und gefärbten Wurstwaren. Die Zivilisation schuf sich ihre Zivilisationskost.

Moderne Pflanzenzüchtung brachte ertragreichere Nutzpflanzen hervor; moderne Tierhaltung ermöglichte Mästungsmethoden, mit deren Hilfe mehr Fleisch, mehr Geflügel, mehr Eier und Milch auf den Markt kamen: billiger, zarter, weißer. Mit der Steigerung der Verkaufserträge durch Überdüngung und Kunstfutter wuchs aber die Anfälligkeit von Pflanze und Tier gegenüber Schädlingen und Krankheiten.

Ernährungsumstellung nach dem Fasten

Chemische Spritzen und Medikamente wurden dort notwendig, wo man sie niemals zuvor gebraucht hatte.

Wir wissen mittlerweile um die gesundheitlichen Schäden, zu denen wir mit dieser Form der Ernährung gekommen sind. Unbehagen hat uns allesamt erfaßt, die Ahnung, daß dies alles wohl nicht mehr richtig sein kann, weil wir uns zu weit von der natürlichen Grundlage unserer Nahrung entfernt haben.

Vollwerternährung – der Natur des Menschen angepaßt

Die einzige Möglichkeit, zu dieser Grundlage zurückzufinden, ist eine Umstellung auf die naturbelassenen Nahrungsmittel der Vollwertkost, nach den Prinzipien:

Prinzipien der
Vollwertkost

- Das Ganze ist mehr als seine Teile;
- so naturbelassen wie möglich;
- so frisch wie möglich;
- so rein wie möglich;
- gesund vom Anbau her.

Vollwertkost ist die der Natur des Menschen angepaßte Nahrung. Sie gibt uns die Sicherheit, mit allem Lebensnotwendigen versorgt zu sein. Für Kinder bedeutet Vollwerternährung einen gesunden Aufbau von Körpersubstanz, die Stärkung der Widerstandskräfte, eine schnellere Wundheilung und ein besseres Konzentrations- und Lernvermögen. Der Erwachsene verbessert – vollwertig ernährt – seine Leistungsfähigkeit. Gesundheitliche Störungen und Stoffwechselkrankheiten werden mit Hilfe von Fasten und anschließender Vollwertkost abgebaut, vorzeitiges Altern wird verhindert. Im Kampf gegen das Übergewicht sind der hohe Befriedigungs- und Sättigungswert der Vollwertkost eine unschätzbare Hilfe. Verloren geglaubte Geschmackswerte und Nahrungsinstinkte (Appetitstruktur) werden neu gewonnen, wodurch Rückfälle in falsches Eßverhalten immer seltener vorkommen.

Vollwertnahrung als Heilnahrung

Wer lehrt heute die Mütter, Kinder und Enkel, wie sie sich gesünder, wie sie sich richtig ernähren sollen? Was können Lehrer weitergeben und Ärzte raten, wenn sie auf ihren Hochschulen so gut wie nichts von zweckmäßiger Ernährung hören?

Gesunde Kost
ist Heilkost

Soll man sich an Regeln halten, die von Reklamefachleuten und Verkaufsstrategen über Zeitung, Litfaßsäulen und Fernsehen verbreitet werden? Wie steht es gar um die Kunst der Ärzte, wenn es darum geht, Gesundkost gleichzeitig als Heilkost zu sehen; ist ihnen die Forderung des griechischen Arztes Hippokrates (460 bis 377 vor Christus) bewußt: »Eure Nahrungsmittel sollen Heilmittel, eure Heilmittel Nahrungs- mittel sein!«?

Ähnlich wie Fasten und Heilfasten haben richtige Ernährung für den Gesunden und Heilnahrung für den Kranken die gleichen Wurzeln. Der Grund dafür, daß heute der Wirksamkeit der Heilnahrung so wenig Bedeutung beigemessen wird, ist Mangel an Wissen und Erfahrung. Wer die Erfolge des Heilfastens und der Vollwertkost als Heilnahrung erlebt hat, weiß, welche Möglichkeiten bisher ungenutzt blieben. Wagen Sie also eigene Erfahrungen ebenso, wie Sie das Fasten gewagt haben.

Ernährungsumstellung nach dem Fasten

Was ist Vollwertnahrung?

Merkmale der Vollwertnahrung

»Laßt unsere Nahrung so natürlich wie möglich!« – so einfach formuliert es
Professor Kollath, der sich mit seiner Forschung über den Vollwert der Nahrung
verdient gemacht hat.

Was ist damit gemeint?

Lebens-Mittel

• *Das Ganze ist mehr als seine Teile:* Legen Sie ein Getreidekorn nach einem Jahr in
die Erde. Es keimt und entfaltet sich zur ganzen Pflanze, die vielfältig Frucht trägt.
Niemand würde auf die Idee kommen, dies mit seinen Teilen, mit Mehl, Keimling
und Kleie zu versuchen, denn das Lebendige ist ihnen entzogen. Körner, Samen,
Früchte, unzerstörte Pflanzen sind »Lebens-Mittel«. Mit ihnen nehmen wir
»Ganzheiten« auf, das Wertvollste für den Aufbau unseres Körpers und zur
Erhaltung unseres Lebens.

Lebensmittel sind gleichzeitig Naturkonserven, sie enthalten, im Gegensatz zu
Nahrungskonserven der Industrie, neben den Bestandteilen Eiweiß, Fett, Kohlen-
hydrate, Vitamine, Mineral- und Ballaststoffe auch Wuchsstoffe, Enzyme,
Duftstoffe und außerdem sicher noch unbekannte Fein- und Spurenelemente –
Stoffe, die die »Lebendigkeit« und den »Vollwert« naturbelassener Nahrung
ausmachen.

• *So naturbelassen wie möglich:* Solange die Zerkleinerung und Erwärmung der
Nahrung zwischen den Zähnen und im Magen, im Haushalt und auf dem Herd
stattfindet – also während wir essen oder kurz vor dem Verzehr – wird unser
Körper optimal versorgt. Je mehr die Nahrung durch viele, oft komplizierte
Prozesse künstlich verändert wird, desto mehr wird sie auf die nackten Inhalts-
stoffe reduziert, desto weniger »Lebendigkeit« enthält sie. Aus dem »Lebens-
Mittel« ist ein Nahrungsmittel geworden – tote Materie.

Vollwerternährung dagegen verwendet »Lebens-Mittel«.

• *So rein wie möglich:* Von gleicher Bedeutung ist neben dem Vollwert auch der
»Reinwert« der Nahrung. Industrielle »Veredelungs«-Prozesse, Düngungs- und
Schädlingsbekämpfungsmethoden der Landwirtschaft, Umweltverschmutzung
und natureigene Giftstoffe – dies alles hinterläßt Schadstoffe in der Nahrung.
Schadstoff-Freiheit wäre die notwendige Forderung, die wir an ein Lebensmittel
stellen müßten. Wir alle wissen aber, daß es heute großer Anstrengungen bedarf,
auch nur Schadstoff-Armut zu erreichen.

Gesunder Boden,
gesunde Pflanze,
gesunder
Mensch

• *Gesund vom Boden her:* Diese Forderung ist eine nicht weniger wichtige Voraussetzung für die Vollwerternährung. Gesunder Boden – gesunde Pflanze –
gesunder Mensch: eigentlich eine Binsenweisheit. Was aber ist »gesunder
Boden«? Er sollte ein lebendiger Organismus sein, eine lebendige Ganzheit von
Erde, Klein- und Kleinstlebewesen, gewachsen im Rhythmus von Werden und
Vergehen. Wir begreifen heute, daß Garten- und Ackerböden immer nur aus-
gebeutet und durch künstliche Düngung ergänzt wurden, daß ihre Lebendigkeit
jedoch kaum gepflegt und erhalten wurde. Dazu bedarf es eines umfassenden
Wissens um biologische Zusammenhänge und seiner konsequenten Umsetzung in

Ernährungsumstellung nach dem Fasten

die Praxis. Es wird eine unserer zentralen Zukunftsaufgaben sein, die Verödung und das Absterben unserer Böden aufzuhalten.

Beginnen Sie mit Ihrem eigenen Garten! Es gibt bewährte Konzepte, gute Bücher (→ Seite 260) und erfolgreiche Praktiker, vielleicht sogar in Ihrer Nähe. Wenn Sie Salat, Tomaten oder Gewürze aus einem chemiefreien Garten gekostet haben, dann wissen Sie, wieviel wohlschmeckender Gartenfrüchte sein können als gekauftes Obst aus dem Supermarkt. Sind Sie Balkonbesitzer, dann machen Sie sich die Aufzucht von Petersilie, Schnittlauch und Bohnenkraut im Blumentopf zum Freizeitspaß.

Erntefrisch zubereiten

• *So frisch wie möglich:* Das gibt es auch heute noch – erntefrisch aus dem eigenen Garten und sofort zubereitet. Hierbei ist der Wertverlust minimal, der Geschmack aber optimal. Der Hausfrau muß bewußt werden, welchen Schatz für die Gesundheit ihrer Familie sie damit in der Hand hat. Frisch gemahlenes Korn aus der Getreidemühle, schmackhaft zubereitet, ist das Beste, was sie ihren Angehörigen geben kann. Alle lebenswichtigen Stoffe hat die Natur wohldosiert im Getreidekorn konserviert. Über Jahre bleiben sie frisch und lebendig.

Werden Getreide, Leinsamen, Nüsse und andere Samen aufgebrochen, verlieren sie bald an Wert und Geschmack. Zwischen Mahlen und Verzehr sollten daher nicht mehr als acht Tage vergehen; danach werden diese Lebensmittel zusehends bitter oder ranzig.

Zugegeben, das Zubereiten von Frischkost dauert länger, es erfordert mehr Sorgfalt, mehr Wissen, eine bessere Planung als der schnelle Einkauf von Fertigprodukten und deren Zubereitung. Wer aber eine Zeitlang Vollwertgerichte aus frisch geschrotetem Getreide und Frischkostsalate gegessen hat, wird sich kaum mehr nach der früher gewohnten Zivilisationskost zurücksehnen und etwas mehr Arbeit gern auf sich nehmen.

Frischkost, Reduktionskost, Heilnahrung

Frischkost ist Heilkost

Frischkost ist einer der wesentlichsten Bestandteile der Vollwertkost. Mindestens ein Drittel, besser die Hälfte der Gesamtnahrung sollte aus Frischkost bestehen (→ Seite 197). Je größer der Frischkostanteil, desto eher kann man von Heilnahrung sprechen. Nicht nur der Anteil an unerhitztem Gemüse, sondern auch jener an unerhitztem Getreide ist ebenso lebenserhaltend wie heilsam.

Als Reduktionskost eignet sich die Vollwertnahrung besonders gut wegen ihres hohen Sättigungs- und Befriedigungswertes. Sie brauchen keine Kalorientabelle mehr, weil biologisch vollwertige Kost von innen her Maß und Begrenzung finden läßt. Je länger Sie sich vollwertig ernähren, desto besser werden Sie Ihren Nahrungsbedarf erkennen können. Mit Naschereien oder Freßwellen können Sie immer besser umgehen.

Für Untergewichtige dient die Vollwertkost gleichzeitig als Mastkost. Sie muß keineswegs mehr als 1500 bis 1800 Kilokalorien (6270 bis 7524 kJ) enthalten! Entscheidend für die innere Nahrungsverwertung sind intensives Kauen, sich Zeit nehmen und, falls möglich, nach dem Essen ruhen. Auch warme Füße tragen zur besseren Auswertung der Nahrung bei (beim Essen Wärmflasche unter die Füße

Ernährungsumstellung nach dem Fasten

legen). Wer die Vollwertkost als Heilnahrung über Monate, Jahre oder für immer braucht, sollte den Frischkostanteil je nach Bekömmlichkeit langsam bis zur »Erweiterten Frischkost« (→ Seite 200) steigern.

So stellen Sie auf Vollwerternährung um

Gehen Sie Schritt für Schritt von Ihrer gewohnten Kost zur vollwertigen Ernährung über. Wichtig ist allein, daß Sie die Umstellung behutsam vollziehen, selbst wenn es Monate dauern sollte.

Regeln für die Vollwertkost

- Vor jeder Hauptmahlzeit etwas Frisches (Rohes);
- zu jeder Mahlzeit ein Vollgetreideprodukt;
- ein breit gefächertes Eiweißangebot;
- wenig tierisches Eiweiß und wenig Fett;
- Verzicht auf gehärtete Fette, im Austausch dafür naturbelassene Öle;
- für Vegetarier: Milchprodukte und Eier in kleinen Mengen;
- für Mischköstler: Fleisch und Fisch als Beilage, nicht als Hauptgericht;
- Trinken vom Essen abkoppeln, Getränke allenfalls als »Würze«.

Bei der Umstellung können Sie durchaus auch Kompromisse eingehen. Jeder einzelne Schritt ist wichtig: Essen Sie morgens ein Müsli, verzichten Sie zunächst auf Bonbons, später auf den Eisbecher am Nachmittag; essen Sie Vollkornbrot statt Weißbrot, suchen Sie sich aus dem reichen Angebot das aus, was Ihnen am besten schmeckt; verwenden Sie zum Kochen und Backen Butter, hochwertige Margarine oder Öl und zum Braten ungehärtetes Kokosfett.

Die folgenden Leitlinien sollen Ihnen bei der Umstellung helfen:

Essen Sie mehr
Vollkornprodukte
frisches Gemüse, frisches Obst
naturbelassene Pflanzenöle
ungehärtete Fette, rohe Butter
schonend behandelte Milch
Sauermilch, Käse, Quark
Samen, Nüsse, Kerne
frische Kräuter

Essen Sie weniger
Weißmehlprodukte, insbesondere Zuckerwaren
Gemüse und Obst aus Dosen
hochraffinierte Öle
gehärtete Fette, Mastfette
ultrahocherhitzte Milch
mehrfach erhitzten Käse
gesalzene Nüsse
Kochsalz, Fertigwürzen, Fleisch, Wurstwaren, Eier

Ernährungsumstellung nach dem Fasten

Speiseplan für eine Woche Vollwerternährung

Montag	Frühstück	Apfelmüsli (→ Seite 205) (1 Scheibe Vollkornbrot, 1 Teelöffel Butter, Kräuterquark; → Seite 209)
	Mittagessen	Frischkostplatte (→ Seite 198) Fünfkornbratlinge (→ Seite 231) Fenchelgemüse in Tomatensauce (→ Seite 238) Gefüllte Grapefruit (→ Seite 244)
	Abendessen	Frisches Obst oder Gemüse Marinierter Handkäse (→ Seite 246) und 1 Scheibe Vollkorn- oder 2 Scheiben Knäckebrot
Dienstag	Frühstück	Birnenmüsli (→ Seite 205) (1 Vollkornbrötchen, 1 Scheibe Schnittkäse, 1 Teelöffel Butter, 1 Tomate)
	Mittagessen	Frischkostplatte (→ Seite 198) Gefüllte Spinat-Pfannkuchen (→ Seite 236) (Orangencreme, → Seite 245)
	Abendessen	Frisches Obst oder Gemüse oder Blattsalat Gefüllte Tomaten (→ Seite 248) und 1 Scheibe Vollkorn- oder 2 Scheiben Knäckebrot
Mittwoch	Frühstück	Orangenmüsli (→ Seite 205) (1 Scheibe Vollkornbrot, Salatgurke in Scheiben, pflanzlicher Brotaufstrich)
	Mittagessen	Frischkostplatte (→ Seite 198) Zucchini-Hirse-Pfanne (→ Seite 232) (Reissalat Hawaii, → Seite 246)
	Abendessen	Frisches Obst oder Blattsalat oder Champignon-Tomaten-Brot (→ Seite 249)
Donnerstag	Frühstück	Ananasmüsli (→ Seite 206) (1 Scheibe Vollkornbrötchen, Frischkäse mit Radieschen → Seite 209)
	Mittagessen	Frischkostplatte (→ Seite 198) Allgäuer Spätzle (→ Seite 235) (Himbeercreme, → Seite 246)
	Abendessen	Frisches Obst, Gemüse oder Blattsalat Zwiebelsuppe (→ Seite 228) Gefüllte Kartoffeln (→ Seite 240)

Ernährungsumstellung nach dem Fasten

Freitag	Frühstück	Hafermüsli mit Banane (→ Seite 206)
		(1 Scheibe Vollkornbrot, 1 Teelöffel Butter,
		Aprikosenpaste → Seite 211)
	Mittagessen	Frischkostplatte (→ Seite 198)
		Gefüllte Zwiebel (→ Seite 237)
		Gedünsteter Naturreis (→ Seite 233)
		(Sanddornapfel, → Seite 244)
	Abendessen	Frisches Obst oder Salat
		Grüne Vollkornnudeln mit Walnußsauce (→ Seite 235)
Samstag	Frühstück	Fünfkornmüsli (→ Seite 207)
		(1 Vollkornbrötchen, 1 Teelöffel Kräuterbutter,
		1 Scheibe Emmentaler Käse)
	Mittagessen	Frischkostplatte (→ Seite 198)
		Buchweizenpfanne (→ Seite 230)
		(Obstsalat mit Trockenfrüchten, → Seite 244)
	Abendessen	Frisches Obst, Gemüse oder Blattsalat
		Dänischer Käsesalat (→ Seite 247) und
		1 Scheibe Vollkornbrot
Sonntag	Frühstück	Warmer, süßer Getreideschrotbrei (→ Seite 207)
		(1 Scheibe Vollkornbrot, 1 Teelöffel Butter,
		1 Teelöffel Honig, mit Quark vermischt)
	Mittagessen	Frischkostplatte (→ Seite 198)
		Kartoffelgratin (→ Seite 240)
		Bohnengemüse (→ Seite 238)
		(Erdbeercreme, → Seite 245)
	Abendessen	Frisches Obst oder Blattsalat
		Grünkernklößchensuppe (→ Seite 227)
		Sellerieschiffchen, mit französicher Käsecreme gefüllt
		(→ Seite 247), und 1 Scheibe Vollkorn- oder
		2 Scheiben Knäckebrot

Erläuterungen
Dieser Speiseplan soll all jenen helfen, die in der Zusammenstellung von Vollwert-
gerichten noch wenig Erfahrung haben. Die Seitenverweise geben an, wo im Buch
Sie die Rezepte dazu finden. Alle Rezepte sind für eine Person berechnet.
Energie-Gehalt: Ohne die in Klammern gesetzten Zusatzmahlzeiten nehmen Sie
täglich etwa 1200 Kilokalorien (5040 kJ) zu sich, mit Zusatzmahlzeiten 1500 bis
1800 Kilokalorien (6300 bis 7560 kJ). Wer übergewichtig ist, kann mit der
1200 Kilokalorien- (5040 kJ-)Vollwertkost langsam, aber sicher abnehmen.
Die Gerichte sind so zusammengestellt, daß Sie satt werden und sich vollwertig
ernähren, das heißt, alle notwenigen Nährstoffe in ausreichender Menge erhalten.

Frischkost

Nahrung im ursprünglichen Zustand

Frischkost ist pflanzliche Nahrung im ursprünglichen Zustand. Sie darf bei der Zubereitung weder erhitzt noch gedünstet oder gekocht werden; nur so bleiben die wertvollen Inhaltsstoffe in vollem Umfang erhalten. Frischkost wird auch als Rohkost bezeichnet; weil der Begriff »roh« aber als »grob, rauh, hart« mißverstanden werden kann, verwenden wir in der Vollwertküche lieber den Begriff »Frischkost«.

Frischkost ist lebendige Nahrung. Sie besteht aus allen Teilen der Pflanze: aus Wurzel, Stengeln, Blättern, Samen und Früchten, Keimen und Sprossen. Zur Frischkost gehören deshalb auch Körner, Kräuter und kaltgepreßte Öle. Auch milchsaure und tiefgekühlte Gemüse kann man noch zu den Frischkostprodukten zählen.

Die Vorteile der Frischkost:

- optimale Versorgung des Körpers mit allen lebensnotwendigen Wirkstoffen wie Vitaminen, Mineralstoffen und hochwertigen pflanzlichen Eiweißen;
- besonders große Dichte an Fermenten und Enzymen, die für die Regenerierung wichtig sind;
- reich an Ballaststoffen (sie regen die Darmtätigkeit an, und fördern die Entgiftung),
- hoher Sättigungs- und Geschmackswert bei niedrigem Kaloriengehalt, zum Beispiel 800 Kilokalorien (3344 kJ);
- sie regt zu intensivem Kauen an, aktiviert die Verdauungssäfte, trainiert die Verdauungsorgane.

Für wen ist Frischkost wichtig?

Zum Abnehmen und Entgiften

Frischkost ist die ideale Nahrung für Übergewichtige, die weiter abnehmen und ihren Körper entgiften wollen, weil sie schnell sättigt und wenig Kalorien enthält. Sie ist wichtig für den durch Umweltgifte bedrohten Großstadtmenschen, der mit Frischkost seinen Körper besser entschlacken und ihm wertvolle Inhaltsstoffe zuführen kann. Unentbehrlich ist sie für Kranke, deren Weg vom Fasten über die Frischkost zur Heilnahrung führt.

Reine Frischkost

In Form einer Kurzzeitdiät über ein bis drei Wochen ist reine Frischkost zu empfehlen. Für Langzeitdiäten (zum Beispiel 1200 Kilokalorien-/5040 Kilojoule-Diät) ergänzt man Frischkost mit tierischen Produkten, die vor dem Genuß nicht hitzebehandelt wurden, wie Roh- oder Vorzugsmilch, Sauermilch, Buttermilch, wenig Sahne und Butter. Als warme Beilage zur Frischkost sind Kartoffelgerichte und Gerichte aus Getreide geeignet (→ Seiten 145, 229 und 240).

Frischkost ist unentbehrlicher Bestandteil der vollwertigen Ernährung für die Nachfastenzeit. Ihr Anteil sollte fünfzig Prozent des Gesamtgewichts Ihrer täglichen Nahrung ausmachen. Reine Frischkost besteht aus hundert Prozent Rohanteil, erweiterte Frischkost aus siebzig bis achtzig Prozent Rohanteil.

Ernährungsumstellung nach dem Fasten

Tips für die Zubereitung von Frischkost

Auf den Anbau kommt es an

Die Produkte für Frischkost sollten möglichst aus biologischem Anbau stammen. Sie müssen gründlich gewaschen und gereinigt, Wurzeln und Knollen sollten geschält und ausgeschnitten werden. Für zahnende Kinder, ältere Leute mit künstlichem Gebiß und Menschen mit empfindlichem Magen, die Frischkost noch nicht gewöhnt sind, sollten die Zutaten feingeschnitten, feingerieben oder püriert werden. Mischen Sie nach dem Zerkleinern etwas Zitronensaft, Obstessig oder Sauermilch unter die Frischkost. Oder reiben Sie die Gemüsesorten in die vorbereitete Sauce. So bleiben die leicht flüchtigen Duft- und Wirkstoffe erhalten. Blattsalate sollten gründlich gewaschen, abgetropft oder trockengeschleudert verarbeitet werden, da sie sonst die Sauce nicht annehmen.

Zarte Salate wie Kopfsalat oder frischer Feldsalat werden erst unmittelbar vor dem Verzehr mit der Sauce vermischt, damit sie nicht zusammenfallen. Bei festen Gemüsen dauert es etwas länger, bis die Sauce gut durchgezogen ist.

Zusammenstellung einer Frischkostplatte

Eine ausgewogene Frischkostplatte sollte nach Möglichkeit alle Pflanzenteile enthalten:

Frischkostplatte

- Blattsalat
- Wurzel-Knollen-Gemüse
- Stengel- und Kohlgemüse
- Obst

Denken Sie daran: Das Auge ißt mit! Versuchen Sie, die Frischkostplatte durch verschiedenfarbige Gemüse farbenfroh zu gestalten. Wichtig bei der Zusammenstellung ist, daß sowohl oberirdisch als auch unterirdisch wachsende Teile enthalten sind.

Auf die Abwechslung der Gemüsearten kommt es an

Wem die Zusammenstellung einer Frischkostplatte zu viel Mühe macht, der kann sich auch auf wenige Gemüsearten beschränken. Man vergrößert dabei einfach die Menge der verwendeten Pflanzen, wechselt aber von Mahlzeit zu Mahlzeit die Gemüse- beziehungsweise Obstsorte. Wer bodenfrisches Gemüse wie Möhren, Kohlrabi und Rettich liebt, kann seine Frischkostmahlzeit ungesalzen und ohne Sauce verzehren.

Die Erfahrung hat gezeigt, daß viele Menschen Obst- und Gemüseprodukte zusammen in einer Frischkostmahlzeit nicht so gut vertragen. Für sie empfiehlt es sich, die Frischkostmahlzeit ohne Obst zuzubereiten und Obst dafür reichlich in Form kleiner Zwischenmahlzeiten einzunehmen. Ab Seite 211 finden Sie Rezepte für schmackhafte Frischkostsalate und zum Variieren weitere Salatsaucen ab Seite 225. Sie zeigen Ihnen vielfältige Kombinationsmöglichkeiten.

Ernährungsumstellung nach dem Fasten

Tagesplan für Frischkost

Früh
Tee zum Aufwachen (Rosmarin, Kamille, Fenchel, Ginseng, leichter Schwarztee)
Ende des Fastens über Nacht

Frühstück
Frischkornmüsli aus täglich wechselnden Getreidesorten, Früchten und Nüssen

Vormittag
Fünfstündige Nahrungspause
Trinken! Kräutertee: Lindenblüten, Malve, Pfefferminze; Tees aus dem Garten:
Brennessel, Thymian, Salbei, Brombeerblätter, Erdbeerblätter; oder Wasser,
Mineralwasser

Mittag
Frischkostplatte mit täglich wechselnden Salaten, Wurzel-, Stengel- und
Knollengemüsen, Obst der Jahreszeit entsprechend und gekeimtes Getreide

Nachmittag
Fünfstündige Nahrungspause
Trinken! Früchtetee: Hagebutte, Apfelschalen, Orangenblüten, Mischtees

Abendessen
Frischkostplatte wie zum Mittag oder Obstsalat aus Früchten der Jahreszeit,
Beerenobst und Nüssen

Abend
Nahrungspause!
Trinken! Tee: Zitronenmelisse, Orangenblüten, Anis, Kümmel, Kamille, Brennessel,
»Schlaftee«; oder Mineralwasser.
Damit beginnt das zehn bis zwölfstündige Fasten über Nacht.

800 Kilokalorien (3360 kJ)

Wenn Sie nicht satt werden, ergänzen Sie die Frischkostplatte mit Pellkartoffeln
oder Naturreis.
Zwischenmahlzeiten könnten notwendig sein, falls zwischen den drei Mahlzeiten
Hunger auftritt und durch Trinken nicht zu beseitigen ist:

Vormittag
1 Stück Obst – Birne, Orange, Apfel, Banane
1 Schälchen Beeren – Erdbeeren, Johannsibeeren
1 Handvoll Steinobst – Pflaumen, Kirschen

Nachmittag
1 Apfel und Nüsse – zum Beispiel 10 Haselnüsse,
2 bis 3 Walnüsse, 6 Mandeln oder Erdnüsse

Ohne Zwischenmahlzeiten fasten Sie zweimal drei Stunden am Tag und
zehn Stunden nachts. Dies ist der ideale Übergang vom Fasten zum Essen.

Ernährungsumstellung nach dem Fasten

Tagesplan für erweiterte Frischkost

Früh

Tee zum Aufwachen (wie im Tagesplan für Frischkost)
Ende des Fastens über Nacht

Frühstück

Fünfkornmüsli (→ Seite 207) oder Weizenschrotsuppe mit Milch
Vollkornbrot mit Butter, süßem oder pikantem Aufstrich (→ Seite 207)
oder mit Tomate, Gurke oder Radieschen

Vormittag

Fünfstündige Nahrungspause
Trinken! Wasser, Malzkaffee, Tee

Mittag

Frischkostplatte (→ Seite 198)
Warme Beilage: Pell- oder Bircherkartoffeln (→ Seite 128 und 145)
oder gedünsteter Naturreis, Hirsotto (→ Seite 233 und 142)
Quarknachspeise auch mit Bioghurt oder Dickmilch

Nachmittag

Fünfstündige Nahrungspause
Trinken! Tee (wie im Tagesplan Frischkost) oder Malz-
beziehungsweise Kornkaffee und Milch

Abendessen

Frischkostplatte (→ Seite 198) mit warmer Beilage (Pell- oder Bircherkartoffeln,
→ Seite 128 und 145, oder gedünsteter Naturreis, Hirsotto, → Seite 233 und 142)
oder Obstsalat als Vorspeise
Vollkornbrot, Butter, Aufstrich oder Auflage

Abend

Tee oder Mineralwasser (wie im Tagesplan für Frischkost)
Beginn des Fastens über Nacht – zwölfstündige Nahrungspause!

Wenn Sie nicht satt werden oder zwischendurch Hunger bekommen, nehmen
Sie Zwischenmahlzeiten:
entweder Obst und Nüsse (wie im Tagesplan Frischkost)
oder 1 Scheibe Vollkorn- oder 2 Scheiben Knäckebrot mit Aufstrich (→ Seite 208)
oder 1 Glas Milch, Buttermilch, Molke, Sauermilch, Joghurt oder Bioghurt.
Der Kaloriengehalt der Grundkost beträgt etwa 1200 Kilokalorien (5040 kJ), mit
zwei Zwischenmahlzeiten etwa 1800 Kilokalorien (7560 kJ).

Ernährungsumstellung nach dem Fasten

Kleine Vollwert-Warenkunde

Wichtige Vollwertprodukte

Getreide

Das unzerstörte Getreidekorn (Vollgetreide) ist die beste natürliche Lebensmittel-
konserve: Es enthält alle lebensnotwendigen Wirkstoffe und ist fast unbegrenzt
haltbar. Beschaffen Sie sich einen Vorrat an Weizen, Roggen, Hafer, Dinkel, Gerste,
Grünkern und Vollreis, möglichst aus biologischem Anbau, und lagern Sie das
Getreide trocken und luftig. Wer Vollgetreide jeden Tag frisch aufbereiten will,
braucht dazu eine Getreidemühle – eine einmalige Anschaffung, die sich in jedem
Fall lohnt (einen Überblick gibt das »Handbuch der Haushaltsgetreidemühlen«, das
im Buchhandel und in Reformhäusern erhältlich ist).

Biologischer Anbau

Ebenfalls in Reformhäusern und in Bioläden, oft auch in Supermärkten, bekommen
Sie geschrotete Ware aller Vollkornsorten. Achten Sie auf das Haltbarkeitsdatum! Es
gibt auch Reformhäuser und Bioläden, in denen man die gewünschte Menge
Getreide in Ihrem Beisein schrotet.

Gemüse, Kartoffeln

aus dem eigenen Garten oder aus biologischem Anbau sind gesünder, besser im
Geschmack, wenn auch manchmal kleiner als im üblichen Angebot. Geben Sie beim
täglichen Einkauf den Gemüsesorten der Saison aus Freilandanbau den Vorzug; bei
Ware aus dem Ausland muß mit Nährstoffverlusten durch lange Transportwege und
Lagerung gerechnet werden. Pellkartoffeln sind nährstoffreicher als Salzkartoffeln.

Freiland-Anbau

Milch und Milchprodukte

Milch, die erhitzt oder gekocht wird, verliert an biologischem Wert. Säuerung und
Reifung hingegen verbessern ihre Verträglichkeit. Am wertvollsten ist Vorzugsmilch
(Rohmilch), da sie noch alle ursprünglichen Inhaltsstoffe enthält.
Sauermilchprodukte wie Joghurt, Bioghurt, Sanoghurt, Dickmilch, Kefir,
Schwedenmilch sowie Quark, Hüttenkäse, Frischkäse, gereifte und wenig erhitzte
Käsesorten gehören ebenfalls zu den empfehlenswerten Rohmilchprodukten.

Obst, Beerenobst

Seien Sie mißtrauisch, wenn Ihnen besonders attraktive Früchte angeboten werden.
Ungespritztes Obst aus biologischem Anbau sieht oft nicht so schön aus, ist aber
wesentlich wertvoller. Fragen Sie nach der Herkunft und Vorbehandlung, riechen
und kosten Sie. Verzichten Sie auf alles, was die Natur zu dieser Jahreszeit nicht
anbietet: Es kann sich nur um Obst handeln, das in Treibhäusern gezogen oder für
den langen Transportweg haltbar gemacht worden ist.

Jahreszeit beachten

Ernährungsumstellung nach dem Fasten

Nüsse und Trockenfrüchte
Achten Sie beim Einkauf auf Hinweise wie »unbehandelt« oder »nicht geschwefelt«. Nüsse erst kurz vor dem Verzehr zerkleinern, Trockenobst am Vorabend von Wasser bedeckt einweichen.

Pflanzenfette
Am gesündesten sind naturbelassene kaltgeschlagene Öle, weil sie einen hohen Anteil an mehrfach ungesättigten Fettsäuren und fettlöslichen Vitaminen enthalten. Mit Ausnahme von kaltgepreßtem Soja- und Olivenöl sollte man naturbelassene Öle nicht erhitzen, da sie dadurch an Wert verlieren. Für Salate eignen sich alle Keimöle und Distelöl, für Quarkspeisen Leinöl. Zum Braten ist ungehärtetes Kokosfett geeignet.

Süßmittel
Zucker sollte in der Vollwertküche nicht verwendet werden, sondern Trockenfrüchte, Fruchtmus und kleine Mengen von Honig, Apfel- oder Birnendicksaft und mit Honig gesüßter Sanddornsaft. Mit diesen durch Erhitzen konzentrierten Fruchtsüßen lassen sich Salate, Gemüsegerichte und Desserts geschmacklich abrunden.

Honig nie erhitzen

Honig bitte niemals erhitzen, er verliert dadurch seine wertvollen Inhaltsstoffe.

Vanille
Am besten in Schoten kaufen und das Mark auskratzen, oder gemahlene Vanille verwenden.

Zitronen- und Orangenschalen

Hinweise beachten

Verwenden Sie nur Schalen von unbehandelten Früchten. Beachten Sie die Hinweise »unbehandelt« oder »ungespritzt«.

Salz
Statt Salinen- oder Meersalz sollten Sie jodiertes Vollmeersalz verwenden, das auch Spurenelemente enthält. Für die Vollwertküche zu empfehlen ist auch jodiertes Kräutersalz, das aus Trockengemüsekräutern und etwa neunzig Prozent Vollmeersalz besteht. Ob Salz oder Kräutersalz: Dosieren Sie in jedem Fall sparsam!

Essig
Geben Sie Obstessig, zum Beispiel Apfelessig, den Vorzug.

Kräuter
Frische Küchenkräuter, gezogen im eigenen Garten oder auf Balkon und Terrasse, sowie Wildkräuter sind für die Vollwertküche unentbehrlich; ihre ätherischen Öle, Bitterstoffe, Vitamine, Mineralstoffe, Spurenelemente und Fermente regen Appetit und Verdauungstätigkeit an. Viele Küchenkräuter sind aber auch Heilpflanzen mit besonderem Gesundheitswert (Bücher zum Nachschlagen → Seite259).

Ernährungsumstellung nach dem Fasten

Der Umgang mit vollwertigen Lebensmitteln

Behandlung von Gemüse
Vollwertig zubereitetes Gemüse wird in wenig Wasser »bißfest« gedünstet. Bereiten Sie nicht mehr zu, als für eine Mahlzeit vorgesehen ist. Jedes Aufwärmen bedeutet Verlust an Inhaltsstoffen; nur kurz erhitzen!
Angeschnittenes Gemüse kann für ein bis zwei Tage, in Folie gewickelt, im Gemüsefach des Kühlschranks aufbewahrt werden oder in Würfel oder Streifen geschnitten, blanchiert und eingefroren werden. Bereits geputztes und zerkleinertes Gemüse dürfen Sie nicht liegenlassen – die feinen Stoffe oxidieren zu leicht. Blattgemüse kühl, dunkel und nicht zu lange lagern. Wenn Sie Gemüse nicht frisch bekommen können, sollten Sie Tiefkühlkost nehmen, sie ist immer noch wertvoller als Gemüse in Dosen.

Umgang mit Vollgetreide
Getreide bei äußerst schwacher Hitze quellen lassen – das ist das schonendste Verfahren. Dinkel, Weizen, Roggen, Gerste – jede Getreideart separat in der 2- bis 5fachen Menge Wasser sechs bis zehn Stunden lang einweichen. Dann im Einweichwasser aufkochen und bei äußerst schwacher Hitze 45 bis 60 Minuten köcheln lassen, Naturreis nur 30 bis 45 Minuten. Die gequollenen Körner würzen, umrühren und 30 bis 60 Minuten nachquellen lassen. Je nach Quellfähigkeit der Getreideart muß Wasser nachgegossen werden.
Grünkern, Buchweizen, Hirse und Nackthafer ebenfalls mit der 2- bis 2,5fachen Menge Wasser aufsetzen, bei schwacher Hitze 15 bis 30 Minuten kochen und dann 15 bis 20 Minuten nachquellen lassen.
Darren: Getreide im Sieb kalt und warm abspülen, abtropfen lassen, auf einem Backblech ausbreiten und im Backofen bei 70°C 20 bis 30 Minuten darren, dabei ab und zu wenden.
Keimen von Getreidekörnern (→ Seite 229).

Das richtige Lagern von vollwertigen Lebensmitteln

Obst und Gemüse
Können im Kühlschrank bei 2 bis 7°C etwa drei bis vier Tage oder in einem kühlen Keller bei einer Luftfeuchtigkeit von achtzig bis neunzig Prozent mehrere Wochen aufbewahrt werden. Nährstoffschonend ist auch das Einfrieren von möglichst erntefrischem Obst und Gemüse. Dazu eignen sich fast alle Obst- und Gemüsearten mit Ausnahme von Blattsalaten.
Vor dem Einfrieren ist es ratsam, das Gemüse zu putzen, zu waschen, eventuell kleinzuschneiden, zu blanchieren und im Eiswasser abzuschrecken, zu portionieren und nach Anweisung des Geräteherstellers einzufrieren.

Hülsenfrüchte
Getrocknet sind sie in fest verschlossenen Dosen oder Gläsern jahrelang haltbar.

Getreide
Am besten in Papiertüten lagern. Größere Mengen sind in Jutesäcken, die man regelmäßig umschüttet, am besten zu lagern. Der Lagerplatz soll kühl und luftig sein. Vollkornmehl ist fest verschlossen und kühl gelagert bis zu drei Wochen haltbar. Getreideflocken sind fest verschlossen und kühl gelagert bis zu sechs Monate haltbar.

Fett, Öle, Nüsse, Samen

Lichtschutz-
flaschen

Fette wie Butter, ungehärtetes Kokosfett und hochwertige Pflanzenmargarinen am besten im Kühlschrank lagern. Öle möglichst in Lichtschutzflaschen und kühl lagern, nach dem Öffnen möglichst schnell verbrauchen. Nüsse und Samen am besten trocken und im Kühlschrank oder in der Tiefkühltruhe lagern.

Milch und Milchprodukte
Die ideale Lagertemperatur beträgt 10 bis 12°C. Daher sind ein Kühlschrank oder ein kühler Keller für die Lagerung geeignet. Käse mit einer geeigneten Verpackung vor dem Austrocknen schützen.

Gartenkräuter

Trocknen oder
einfrieren

Getrocknet oder tiefgekühlt bis zur nächsten Saison haltbar. Entweder ganze Sträuße in Plastiktüten einfrieren und bei Bedarf einzelne Kräuter noch im gefrorenen Zustand in der Hand verreiben oder feingehackt mit etwas Wasser in der Eiswürfelschale einfrieren und bei Bedarf in die fertigen Speisen geben.

Rezepte aus der Vollwertküche

Müslis
Müslis sind vollwertige kleine Gerichte, die bei geringem Kaloriengehalt dauerhaft sättigen, außerdem sind sie schnell zubereitet. Vor allem das Frühstücks-Müsli ist unentbehrlich für den Start in den Tag; eine gesündere und nährstoffreichere Grundlage läßt sich kaum denken. Gestalten Sie Ihr tägliches Müsli so abwechslungsreich wie möglich: Kombinieren Sie es mit frischen Früchten aus dem Saisonangebot und mit Nüssen und Samen.
Bereits beschriebene Rezepte:
Birchermüsli (→ Seite 133),
Hafermüsli (→ Seite 135),
Roggen-Apfelmüsli (→ Seite 138),
Nußquark-Müsli (→ Seite 141),
Vital-Müsli (→ Seite 144).

Ernährungsumstellung nach dem Fasten

Apfelmüsli

2 Eßlöffel grobgeschroteter Weizen
1 Apfel
3 Eßlöffel Sahne oder Dickmilch
1 Teelöffel Zitronensaft
1 Teelöffel gehackte Haselnüsse
1 Teelöffel mit Honig, gesüßter Sanddornsaft
einige Beerenfrüchte

Den Weizenschrot über Nacht in 2 Eßlöffel Wasser einweichen. Am Morgen den Apfel waschen, abtrocknen, vierteln, vom Kerngehäuse befreien und in den Brei raspeln. Die Sahne oder die Dickmilch, den Zitronensaft, die gehackten Nüsse und den Sanddornsaft untermischen. Das Müsli mit den Beeren garnieren.

Birnenmüsli

Je 1 Eßlöffel gobgeschroteter Weizen und Roggen
1 kleine Birne
2 bis 3 Eßlöffel Sauermilch
1 Teelöffel Zitronensaft
3 gehackte Haselnußkerne
1 Teelöffel Friate (Apfeldicksaft) oder Honig

Das geschrotete Getreide über Nacht in 2 Eßlöffel Wasser einweichen. Am Morgen die Birne vierteln, vom Kerngehäuse befreien und drei Viertel ungeschält in den Brei raspeln, mit allen übrigen Zutaten unter das Müsli mischen. Das letzte Birnenviertel in Spalten schneiden und das Müsli damit garnieren.

Orangenmüsli

2 Eßlöffel grobgeschroteter Weizen
1 Teelöffel Pinien- oder Sonnenblumenkerne
1 kleiner Apfel
1 kleine Orange
1 Teelöffel mit Honig gesüßter Sanddornsaft
2 bis 3 Eßlöffel Buttermilch

Den Weizenschrot über Nacht in 2 Eßlöffel Wasser einweichen. Am Morgen die Pinien- und Sonnenblumenkerne in einer trockenen Pfanne leicht anrösten. Den Apfel waschen, abtrocknen, vom Kerngehäuse befreien, in den Brei raspeln. Die Orange schälen, in Spalten teilen, filetieren, kleinschneiden und mit Sanddorn und Buttermilch unter das Müsli heben. Mit den gerösteten Kernen bestreuen.

Ernährungsumstellung nach dem Fasten

Ananasmüsli

2 ungeschwefelte entsteinte Backpflaumen
1 kleiner Apfel
2 Scheiben frische Ananas
2 Eßlöffel gekeimte Weizenkörner (Keimen von Getreidekörnern → Seite 229)
4 Eßlöffel Apfelsaft
je 1 Teelöffel mit Honig gesüßter Sanddorn- und Zitronensaft
1 Teelöffel geröstete Sonnenblumenkerne

Die Backpflaumen über Nacht von Wasser bedeckt einweichen. Am Morgen den Apfel waschen, abtrocknen, vierteln, vom Kerngehäuse befreien und grobraspeln. Die Ananasscheiben schälen, halbieren, den harten Strunk in der Mitte entfernen und die Scheiben in kleine Stücke schneiden. Die Backpflaumen abgießen und hacken. Die Weizenkörner in einem Sieb gut abspülen, abtropfen lassen. Alle vorbereiteten Zutaten locker mischen und mit dem Apfel-, dem Sanddorn- und dem Zitronensaft vermengen. Die Sonnenblumenkerne darüberstreuen.

- **Tip:** Statt Backpflaumen können Sie auch Datteln oder 1 eingeweichte Feige verwenden.

Hafermüsli mit Banane

2 Eßlöffel grobgeschroteter Hafer
1/2 Banane
1 kleiner Apfel
4 Eßlöffel Dickmilch
je 1 Teelöffel Zitronen- und mit Honig gesüßter Sanddornsaft

Den geschroteten Hafer in 2 Eßlöffel Wasser 5 bis 10 Minuten einweichen. Die Banane schälen und die Hälfte davon zerdrücken. Den Apfel waschen, abtrocknen, vierteln, vom Kerngehäuse befreien und grobraspeln. Beides mit der Dickmilch, dem Zitronen- und dem Sanddornsaft unter den Haferbrei mischen. Das Müsli mit Bananenscheiben garnieren.

Ernährungsumstellung nach dem Fasten

Fünfkornmüsli

2 Eßlöffel grobgeschrotete Fünfkornmischung
40 Gramm Trauben
1 kleiner Apfel
4 Eßlöffel Vorzugsmilch
je 1 Teelöffel Honig und Zitronensaft

Den Fünfkornschrot in 2 Eßlöffel Wasser über Nacht einweichen. Am Morgen den Apfel und die Trauben waschen, abtrocknen, den Apfel vierteln, vom Kerngehäuse befreien und in den Brei grobraspeln. Die Milch, den Honig und den Zitronensaft zufügen und alles locker untermischen. Das Müsli mit den gewaschenen Trauben garnieren.

- **Tip:** Die Fünfkornmischung können Sie selber herstellen. Man nimmt dazu einfach zu gleichen Teilen Weizen, Hafer, Gerste, Hirse und Roggen.

Warmer süßer Getreideschrotbrei

2 Eßlöffel grobgeschroteter Weizen
1 Teelöffel Rosinen oder 1 zerkleinerte Backpflaume
0,1 l Wasser
1 Teelöffel mit Honig gesüßter Sanddornsaft
1 Prise Meersalz
2 Eßlöffel Vorzugsmilch oder Sahne

Den Weizen mit dem Trockenobst abends mit 4 Eßlöffel Wasser einweichen und über Nacht quellen lassen; am Morgen mit dem Wasser zum Kochen bringen und in 5 Minuten bei äußerst schwacher Hitze ausquellen lassen. Den Brei mit dem Sanddornsaft und dem Salz würzen. Die Milch oder die Sahne unterrühren.

Variante:

Pikanter Getreideschrotbrei

Den Weizen ohne Trockenobst quellen lassen und nach dem Kochen mit $1/4$ Teelöffel gekörnte Gemüsebrühe würzen, ebenfalls Milch oder Sahne zufügen. Geschmacklich verändert wird der Schrotbrei auch, wenn man ihm Möhren- oder Sellerieraspeln zufügt.

- **Tip:** Der Schrotbrei kann auch aus Kruskamischung zubereitet werden. Weitere Rezepte für Müslis finden Sie im Kapitel »Empfehlungen für weitere Aufbautage« (→ Seite 131).

Ernährungsumstellung nach dem Fasten

Brotaufstriche

An Brotaufstriche aus Quark müssen wir uns kaum gewöhnen: Kräuterquark sowie Quark mit gehackten Zwiebeln sind bekannt und beliebt als herzhafter Brotaufstrich fürs Frühstück oder die kleine Zwischenmahlzeit. Wenn Sie viele verschiedene Geschmacksnuancen in den Quark- oder Käseaufstrich bringen, werden Sie die bisher täglich gewohnte Wurst kaum vermissen. Statt mit Quark kann man auch mit Frischkäse, Hüttenkäse oder Schafkäse reizvolle und kalorienarme Imbiß-Kombinationen bereiten. Für alle, die auf Süßes beim Frühstück nicht verzichten wollen, empfehlen wir das Feigen-Pflaumen-Mus oder die Aprikosenpaste, die nicht nur als vorzügliche Brotaufstriche, sondern auch als süße Würze für das Müsli verwendet werden können.

Bereits beschriebene Rezepte:
Apfel-Meerrettich-Quark (→ Seite 140).

Gurkenquark

125 Gramm Magerquark
2 bis 3 Eßlöffel Vorzugs- oder Dickmilch
1 kleine Zwiebel
1/8 Salatgurke oder 1 kleine Gewürzgurke
1 Prise scharfes Paprikapulver
1 Messerspitze frische Dillspitzen
Meersalz nach Geschmack

Den Quark mit der Milch oder der Dickmilch glattrühren. Die Zwiebel schälen und in kleine Würfel schneiden. Die Gewürzgurke feinhacken oder die Salatgurke schälen und grobraspeln. Die Zwiebelwürfel und die Gurkenraspel unter den Quark heben. Den Gurkenquark mit dem Paprikapulver abschmecken und mit den Dillspitzen garnieren, eventuell salzen.

Möhrenquark

125 Gramm Magerquark
2 bis 3 Eßlöffel Vorzugs- oder Dickmilch
1 kleine Möhre
1 Teelöffel frisch gehackte Kräuter
1/2 Teelöffel frisch geriebener Meerrettich

Den Quark mit der Milch oder der Dickmilch glattrühren. Die Möhre unter fließendem Wasser gründlich bürsten, eventuell schaben, feinreiben und mit den gehackten Kräutern und dem Meerrettich unter den Quark mischen.

Ernährungsumstellung nach dem Fasten

Tomatenquark

125 Gramm Magerquark
2 bis 3 Eßlöffel Vorzugs- oder Dickmilch
1/2 Zwiebel
1 Tomate
je 1 Prise Meersalz und frisch gemahlener weißer Pfeffer
1 Teelöffel frisch gehackte Petersilie

Den Quark mit der Milch oder der Dickmilch glattrühren. Die Zwiebel schälen und in kleine Würfel schneiden. Die Tomate waschen, abtrocknen und halbieren, den Stielansatz entfernen. Die Tomatenhälften kleinwürfeln, mit dem Salz und mit dem Pfeffer würzen und mit den Zwiebelwürfeln unter den Quark heben. Die Petersilie über den Tomatenquark streuen.

Kräuterquark

125 Gramm Magerquark
2 Eßlöffel Vorzugsmilch
1 Teelöffel Sonnenblumenöl
1/4 Zwiebel
2 Teelöffel frisch gehackte gemischte Kräuter
1 Prise Kräutersalz
einige Tropfen Zitronensaft

Den Quark mit der Milch und dem Öl glattrühren. Die Zwiebel kleinwürfeln und mit den gehackten Kräutern zufügen; mit dem Kräutersalz und Zitronensaft pikant abschmecken.

Frischkäse mit Radieschen

40 Gramm Doppelrahm-Frischkäse
1 Teelöffel Vorzugsmilch
1/2 Teelöffel frisch geriebener Meerrettich
einige Tropfen Zitronensaft
3 Radieschen

Den Frischkäse mit der Milch glattrühren und mit dem Meerrettich und dem Zitronensaft pikant abschmecken. Die Radieschen waschen, abtrocknen, in dünne Scheibchen schneiden und den Käse damit belegen.

Ernährungsumstellung nach dem Fasten

Korsischer Brotaufstrich

25 Gramm weicher Schafkäse
1 gehäufter Eßlöffel Magerquark
3 schwarze Oliven
1 Teelöffel frisch gehackte Kräuter

Den Schafkäse mit einer Gabel zerdrücken und mit dem Quark verrühren. Die Oliven entsteinen, kleinhacken und unter die Käsemischung heben; die Kräuter darüberstreuen.

Hüttenkäse mit Kräutern

$1/4$ Zwiebel
eventuell 1 Prise Hefeflocken
1 Prise Kräutersalz
1 Teelöffel frisch gehackte Kräuter
50 Gramm Hüttenkäse

Die Zwiebel schälen und sehr fein würfeln. Die Zwiebelwürfel mit den Hefeflocken, dem Kräutersalz und den gehackten Kräutern mischen; kräftig abschmecken.

Variante:

Apfel-Hüttenkäse

$1/2$ kleinen Apfel waschen, abtrocknen, vierteln, vom Kerngehäuse befreien und sehr fein würfeln. Die Apfelwürfel mit etwas Zitronensaft und 2 gehackten Walnüssen unter den Hüttenkäse mischen.

Leinsamenpaste

1 Eßlöffel Dickmilch
2 Teelöffel weiche Butter
1 Eßlöffel feingemahlener Leinsamen
1 Teelöffel frisch gehackte Kräuter
je 1 Prise Hefeflocken und Kräutersalz
einige dünne Scheiben Salatgurke

Die Dickmilch mit der Butter mischen. Den Leinsamen und die gehackten Kräuter mit den Hefeflocken und dem Kräutersalz untermischen; mit Gurkenscheiben garnieren.

Ernährungsumstellung nach dem Fasten

Feigen-Pflaumen-Mus

3 ungeschwefelte entsteinte Backpflaumen
3 getrocknete Feigen
3 Eßlöffel gemahlene Haselnüsse
1 Prise Zimtpulver

Die Trockenfrüchte von Wasser bedeckt über Nacht einweichen. Die gequollenen Früchte mit etwas Einweichwasser im Mixer pürieren. So viele gemahlene Haselnüsse hinzufügen, bis eine streichfähige Paste entsteht; mit dem Zimt abschmecken.

- **Tip:** Das Feigen-Pflaumen-Mus hält sich im Kühlschrank mehrere Tage. Zum Würzen können Sie statt Zimtpulver auch 1 bis 2 Messerspitzen Vanillemark oder 1 Prise abgeriebene Zitronenschale verwenden.

Aprikosenpaste

50 Gramm getrocknete ungeschwefelte Aprikosen
4 Eßlöffel frisch gepreßter Orangensaft
4 entsteinte Datteln
1 Teelöffel gemahlene Haselnüsse
1 Eßlöffel unbehandelte abgeriebene Zitronenschale
oder 1 Messerspitze Vanillemark

Die Aprikosen zerkleinern und in dem Orangensaft 6 bis 8 Stunden einweichen, am besten über Nacht im Kühlschrank aufbewahren. Dann mit dem Saft und den Datteln pürieren, so viel gemahlene Nüsse zufügen, daß eine streichfähige Paste entsteht; mit Zitronenschale oder Vanillemark abrunden. Auch dieser Brotaufstrich hält sich im Kühlschrank mehrere Tage.

Frischkostsalate

Achten Sie darauf, daß Sie für Ihre Salate immer frische Zutaten verwenden (»Tips für die Zubereitung von Frischkost«, → Seite 198). Auch fürs Auge sollten die bunten Frischkostsalate ein Genuß sein. Besonders dekorativ wirken zum Beispiel rote Paprikaschoten auf grünem Kopfsalat, Champignons auf Radicchio oder Radieschen auf Feldsalat. Ihrer Kreativität sind dabei keine Grenzen gesetzt.
Beim Sammeln von Widlkräutern – wie jungem Löwenzahn, Sauerampfer oder Brennesselblättern – sollten Sie darauf achten, daß Sie die Kräuter nur weitab von stark befahrenen Straßen pflücken.
Bestandteil von einigen Salaten sind gekeimte Getreidekörner, deshalb möchten wir zunächst das Keimen der Körner beschreiben:
3 bis 4 Eßlöffel Körner nur einer Getreidesorte in ein Glas oder eine kleine Schale geben und mit Wasser bedeckt über Nacht bei Zimmertemperatur stehen lassen. Jeweils am Abend und am Morgen der folgenden zwei bis drei Tage die Körner in

Ernährungsumstellung nach dem Fasten

einem Sieb gut abspülen, abgetropft, aber noch feucht und locker mit einem Teller zugedeckt stehenlassen (nicht in der prallen Sonne), bis sich 2 bis 3 mm lange Keimlinge zeigen. Das Getreide dann gut abspülen und als nährstoffreiche Zutat für Salate, Müslis und zum Bestreuen von Nachspeisen verwenden. Im Kühlschrank halten sich die Keimlinge ein bis zwei Tage.

• **Tip:** Verwenden Sie nur unbehandelte Körner und Samen zum Keimen (zum Beispiel aus dem Reformhaus oder dem Bioladen).

Bereits beschriebene Rezepte:
Blattsalat (→ Seite 128),
Sauerkrautsalat (→ Seite 137).

Möhrensalat mit Apfel

1 große Möhre
1/2 Apfel
1 Blatt Kopfsalat
2 Eßlöffel saure Sahne
1 Teelöffel Zitronensaft
etwas frischer Kerbel, frische Pfefferminzblätter oder Zitronenmelisse

Die Möhre gründlich unter fließendem Wasser bürsten, eventuell schaben. Den Apfel waschen, abtrocknen, vierteln, vom Kerngehäuse befreien und mit der Möhre raspeln; beides mischen. Das Salatblatt waschen und trockentupfen. Das Öl mit der sauren Sahne und dem Zitronensaft verrühren. Die Möhren- und Apfelraspeln unter die Sauce mischen, auf dem Salatblatt anrichten. Den Salat mit dem Kerbel, der Minze oder der Zitronenmelisse verzieren.

• **Tip:** Falls Sie noch gekeimte Weizenkörner von einem anderen Gericht übrig haben, streuen Sie diese einfach über den Möhrensalat. Der nußartige Geschmack verfeinert den Salat.

Rote-Bete-Rohkost

3 Eßlöffel saure Sahne oder Dickmilch
1 Eßlöffel Zitronen- oder Orangensaft
1 bis 2 Teelöffel frisch geriebener Meerrettich
1 kleine Rote Bete (100 Gramm)
1 kleiner Apfel
1 Blatt Kopfsalat
1/2 Orange
3 Walnüsse

Ernährungsumstellung nach dem Fasten

Die saure Sahne oder die Dickmilch mit dem Zitronen- oder Orangensaft und dem Meerrettich vermischen. Die Rote Bete und den Apfel waschen, abtrocknen, eventuell schälen, beim Apfel das Kerngehäuse entfernen, beides dazuraspeln, locker unterheben.
Das Salatblatt waschen, trockentupfen und den Salat darauf anrichten. Die Orange schälen, gründlich von der weißen Haut befreien und in Spalten teilen oder filetieren.
Die Orangenstückchen und die gehackten Walnüsse über den Salat streuen.

Sellerierohkost

1 Teelöffel Zitronensaft
3 Eßlöffel Dickmilch oder saure Sahne
100 Gramm Sellerieknolle
1/2 Apfel
frisch gemahlener weißer Pfeffer, Meersalz,
Friate (Apfeldicksaft) nach Geschmack
1 Scheibe frische Ananas
1 Teelöffel gehackte Haselnüsse

Den Zitronensaft mit der Dickmilch oder der sauren Sahne verrühren. Den Sellerie und die Apfelhälfte schälen, grobraspeln, unter die Sauce heben und mit Pfeffer, Salz und Friate abschmecken. Die Ananasscheibe von der Schale und dem harten Strunk in der Mitte befreien und in Stückchen schneiden. Den Salat mit den gehackten Nüssen und der Ananas garnieren.

Schwarzwurzelrohkost

1 Teelöffel Zitronensaft
3 bis 4 Eßlöffel Sahne
frisch gemahlener weißer Pfeffer
300 Gramm Schwarzwurzeln
einige Salatblätter (zum Beispiel Radicchio)
1 Eßlöffel Kokosraspeln
1/2 Teelöffel Dillspitzen

Den Zitronensaft mit der Sahne mischen, mit dem Pfeffer abschmecken. Die Schwarzwurzeln dünn schälen, waschen, sofort in die Sauce reiben und untermischen. Den Salat auf den gewaschenen Salatblättern anrichten, mit den Kokosraspeln und den Dillspitzen garnieren.

• **Tip:** Falls Sie mehrere Portionen Schwarzwurzelrohkost zubereiten, legen Sie die geschälten Wurzeln in Zitronenwaser, bis sie geraspelt werden, damit sie sich nicht verfärben.

Rettichsalat

1/2 Zwiebel
1 Eßlöffel Sonnenblumenöl
1 bis 2 Teelöffel Obstessig
je 1 Prise Meersalz und frisch gemahlener weißer Pfeffer
1 roter kleiner Rettich
1 Teelöffel Schnittlauchröllchen oder gehackte Petersilie

Die Zwiebel schälen, feinhacken und mit dem Öl, dem Essig, dem Salz und dem Pfeffer zu einer würzigen Marinade verrühren. Den Rettich waschen, abtrocknen, hobeln, unter die Sauce mischen und mit den Schnittlauchröllchen oder der Petersilie bestreuen.

Gurkensalat

3 Eßlöffel saure Sahne
1 Teelöffel mittelscharfer Senf
1 Teelöffel Obstessig
Kräutersalz und frisch gemahlener weißer Pfeffer nach Geschmack
1 kleine Salatgurke
1 Blatt Kopfsalat
1 Teelöffel Dillspitzen oder gehackter Borretsch

Aus der sauren Sahne, dem Senf, dem Essig, Kräutersalz und Pfeffer eine würzige Marinade bereiten. Die Gurke waschen, abtrocknen, hobeln und mit der Marinade mischen. Das Salatblatt waschen, trockentupfen und den Gurkensalat darauf anrichten, mit den Dillspitzen oder dem Borretsch bestreuen.

Zucchinisalat

1/2 kleine Zwiebel
1 Eßlöffel Sonnenblumenöl
1 bis 2 Teelöffel Obstessig
je 1/2 Teelöffel gehacktes Basilikum und Senf
je 1 Prise Kräutersalz, getrockneter Oregano, Knoblauchpulver
und frisch gemahlener weißer Pfeffer
1 Zucchini (150 Gramm)
einige Blätter Radicchiosalat
4 bis 5 frische Basilikumblättchen

Die Zwiebel schälen und in sehr kleine Würfel schneiden, mit dem Öl, dem Essig, dem Basilikum, dem Senf, dem Kräutersalz, dem Oregano, dem Knoblauchpulver

Ernährungsumstellung nach dem Fasten

und Pfeffer zu einer pikanten Sauce verrühren. Die Zucchini waschen, abtrocknen, in Scheiben schneiden und untermischen. Die Salatblätter waschen und trockentupfen; den Zucchinisalat darauf anrichten und mit den Basilikumblättchen garnieren.

Weißkohlsalat

100 Gramm Weißkohl
1/2 Zwiebel
1/2 rote Paprika
1 Blatt Kopfsalat
1 Eßlöffel Sonnenblumenöl
1 bis 2 Teelöffel Obstessig oder Zitronensaft
Kümmel, Meersalz und frisch gemahlener weißer Pfeffer nach Geschmack
1 Teelöffel Schnittlauchröllchen

Den Weißkohl waschen, trockentupfen, feinhobeln und etwas weichkneten. Die Zwiebel schälen und feinwürfeln. Die Paprikaschote von Kernen und weißen Rippen befreien und ebenfalls in kleine Würfel schneiden. Das Salatblatt waschen und trockentupfen. Die Kohlstreifen mit den Zwiebel- und den Paprikawürfeln mischen und auf dem Salatblatt anrichten. Aus dem Öl, dem Essig (oder dem Zitronensaft), Kümmel, Salz und Pfeffer eine würzige Marinade bereiten und über die Kohlmischung träufeln. Den Salat mit den Schnittlauchröllchen bestreuen.

Rotkohlsalat

100 Gramm Rotkohl
1 kleiner Apfel oder 1 kleine Birne
1 Blatt Kopfsalat
1 Eßlöffel Sonnenblumenöl
1 bis 2 Teelöffel Zitronensaft
1/2 Teelöffel Friate (Apfeldicksaft)
je 1 Prise Zimtpulver, Meersalz und frisch gemahlener weißer Pfeffer

Den Rotkohl waschen, abtrocknen, feinhobeln und etwas weichkneten. Den Apfel oder die Birne waschen, vierteln und grobraspeln, mit dem Rotkohl mischen. Das Salatblatt waschen, trockentupfen und den Rotkohl darauf anrichten. Aus dem Öl, dem Zitronensaft, dem Apfeldicksaft, dem Zimt, Salz und Pfeffer eine Marinade bereiten und diese über den Rotkohl träufeln.

Ernährungsumstellung nach dem Fasten

Kohlrabirohkost

$1/2$ Eßlöffel Sonnenblumenöl
1 Teelöffel gemahlene Haselnüsse
2 Eßlöffel saure Sahne
1 bis 2 Teelöffel Zitronensaft
1 Kohlrabi (150 Gramm)
$1/2$ Apfel
1 Teelöffel Dillspitzen oder gehackte Petersilie

Aus dem Öl, den gemahlenen Nüssen, der sauren Sahne und dem Zitronensaft eine
Sauce bereiten. Den Kohlrabi schälen und grobraspeln. Den Apfel schälen, vierteln,
vom Kerngehäuse befreien und in kleine Würfel schneiden. Die Kohlrabiraspel und
die Apfelwürfel unter die Sauce heben. Den Salat mit den Kräutern bestreuen.

Indischer Blumenkohlsalat

$1/4$ Banane
1 Teelöffel Zitronensaft
je 1 Prise Currypulver und frisch gemahlener weißer Pfeffer
2 bis 3 Eßlöffel saure Sahne oder Dickmilch
Friate (Apfeldicksaft) nach Geschmack
100 Gramm Blumenkohl
einige Blätter Radicchiosalat
je 1 Teelöffel Kokosflocken oder Mandelsplitter und Dillspitzen

Die Banane zerdrücken, mit dem Zitronensaft, dem Curry, dem Pfeffer, der Sahne
oder Dickmilch und dem Apfeldicksaft zu einer Sauce verrühren. Die Blumenkohl-
röschen waschen, abtrocknen, raspeln, locker unter die Sauce heben. Die Radicchio-
blätter waschen, trockentupfen. Den Blumenkohl darauf anrichten, mit Kokosflocken oder leicht gerösteten Mandelsplittern und Dillspitzen garnieren.

Paprikasalat

1 Paprikaschote
$1/2$ Knoblauchzehe
1 Prise Meersalz
1 kleine Zwiebel
1 Eßlöffel Sonnenblumenöl
1 Teelöffel Obstessig
je 1 Prise frisch gemahlener weißer Pfeffer und Currypulver
1 Blatt Kopfsalat
1 Teelöffel frisch gehackte Kräuter

Ernährungsumstellung nach dem Fasten

Die Paprikaschote halbieren, von weißen Rippen und Kernen befreien, waschen, abtrocknen und in feine Streifen schneiden. Die Knoblauchzehe schälen, kleinschneiden und mit dem Salz zerdrücken. Die Zwiebel schälen und in dünne Ringe schneiden. Das Öl mit dem Essig, dem Pfeffer, dem Curry und dem Knoblauch mischen. Das Salatblatt waschen und trockentupfen. Die Schotenstreifen und die Zwiebelringe darauf anrichten, mit der Marinade beträufeln und den Kräutern bestreuen.

Tomatensalat

1 Teelöffel Sonnenblumenkerne
1 Eßlöffel saure Sahne
je 1 Prise frisch gemahlener weißer Pfeffer und Kräutersalz
einige Tropfen Obstessig
2 Tomaten
$1/2$ Birne
1 Blatt Kopfsalat

Die Sonnenblumenkerne in einer trockenen Pfanne leicht rösten. Die saure Sahne mit dem Pfeffer, dem Kräutersalz und dem Essig zu einer Marinade verrühren. Die Tomate waschen, abtrocknen und in Scheiben schneiden. Die Birne vierteln, schälen, vom Kerngehäuse befreien und kleinwürfeln. Das Salatblatt waschen und trockentupfen; die Tomatenscheiben und die Birnenwürfel darauf anrichten und mit der Marinade beträufeln. Die Sonnenblumenkerne darüberstreuen.

Rosenkohlsalat

100 Gramm Rosenkohl
$1/4$ Zwiebel
2 Eßlöffel Sahne
1 Teelöffel Obstessig
je 1 Prise frisch gemahlener weißer Pfeffer, Kräutersalz
und frisch geriebene Muskatnuß
1 Teelöffel frisch gehackte Petersilie oder $1/4$ Teelöffel Liebstöckel

Den Rosenkohl putzen, waschen, trockentupfen und kleinschneiden. Die Zwiebel schälen und feinwürfeln, beides mischen. Aus der Sahne, dem Essig und den Gewürzen eine Marinade bereiten und diese unter den Rosenkohl mischen. Den Salat mit den Kräutern bestreuen.

Ernährungsumstellung nach dem Fasten

Englischer Sellerie

2 kleine Stangen Staudensellerie
1 kleiner Apfel
1/2 Orange
einige Blätter Radicchiosalat
1 Eßlöffel Orangensaft
1 Teelöffel Zitronensaft
2 Eßlöffel saure Sahne
je 1 Prise getrockneter Estragon, Meersalz, frisch gemahlener weißer Pfeffer,
frisch geriebener Meerrettich
1 Teelöffel Kokosraspel

Die Selleriestangen waschen, von den Stielenden befreien und in feine Scheibchen schneiden. Den Apfel vierteln, vom Kerngehäuse befreien, kleinwürfeln. Die Orange schälen, die Orangenspalten filetieren und in Stückchen schneiden. Die Sellerie-, die Apfel- und die Orangenstückchen locker mischen. Den Radicchiosalat waschen, trockentupfen. Den Selleriesalat darauf anrichten. Den Orangen- und den Zitronensaft, die saure Sahne und die Gewürze verrühren und unter den Selleriesalat heben; die Kokosraspel darüberstreuen.

Kürbissalat

100 Gramm Kürbisfleisch
1/2 Apfel oder Birne
2 Eßlöffel Dickmilch
1 Teelöffel Zitronensaft
1/2 Eßlöffel gehackte Haselnüsse

Das Kürbisfleisch raspeln. Apfel oder Birne schälen, vierteln, vom Kerngehäuse befreien und raspeln. Die Dickmilch mit dem Zitronensaft verrühren, das Kürbisfleisch und die Apfelraspel unterheben; mit den Nüssen bestreuen.

Fenchelsalat

100 Gramm Fenchel (1/2 Knolle)
1 kleine Orange
1 kleiner Apfel
1 Salatblatt
3 bis 4 Eßlöffel saure Sahne
je 1 Teelöffel Zitronensaft und Honig
1 Messerspitze frisch geriebener Meerrettich
je 1 Prise getrockneter Estragon, Meersalz und frisch gemahlener weißer Pfeffer
1 Teelöffel gehackte Walnußkerne

Die Fenchelknolle waschen, abtrocknen und in sehr feine Streifen schneiden. Zartes Fenchelgrün waschen, trockentupfen und zum Garnieren verwenden. Die Orange schälen, filetieren und in Stückchen schneiden. Den Apfel vierteln, vom Kerngehäuse befreien und würfeln. Das Salatblatt waschen, trockentupfen und den Fenchel, die Orange und den Apfel darauf locker mischen. Die saure Sahne mit dem Zitronensaft und den Gewürzen verrühren und über den Fenchelsalat träufeln. Mit den gehackten Walnüssen und dem Fenchelgrün garnieren.

Broccolisalat

100 Gramm Broccoli
1 Teelöffel Pinienkerne
1 Salatblatt
1 Teelöffel Olivenöl
2 Eßlöffel saure Sahne
1 Teelöffel Zitronensaft
1/2 Knoblauchzehe
je 1 Prise Kräutersalz, frisch gemahlener schwarzer Pfeffer
und getrockneter Oregano

Den Broccoli waschen, trockentupfen und feinschneiden. Die Pinienkerne in einer trockenen kleinen Pfanne rösten. Das Salatblatt waschen und trockentupfen. Das Öl mit der sauren Sahne und dem Zitronensaft verrühren. Die Knoblauchzehe schälen und durch die Knoblauchpresse dazudrücken; mit den Gewürzen abschmecken. Den Broccoli unter die Salatsauce heben und auf dem Salatblatt anrichten; mit den Pinienkernen bestreuen.

Avocadosalat

1 Salatblatt
je 1 kleine reife Avocado, Zwiebel und Tomate
1 Teelöffel Obstessig
je 1 Prise edelsüßes Paprikapulver, Meersalz
und frisch gemahlener weißer Pfeffer

Das Salatblatt waschen, trockentupfen und auf einen Teller legen. Die Avocado halbieren, den Stein herauslösen und das Avocadofleisch mit einem spitzen kleinen Löffel aus der Schale heben. Die Zwiebel schälen und kleinwürfeln. Die Tomate halbieren, die Kerne entfernen und das Fruchtfleisch kleinschneiden. Den Obstessig mit den Gewürzen über die zerkleinerten Zutaten geben und alles locker mischen; auf dem Salatblatt anrichten.

Ernährungsumstellung nach dem Fasten

Champignonsalat

125 Gramm Champignons
1 kleine Möhre
1 Scheibe frische Ananas
einige Trauben
1 Blatt Kopfsalat
1 Teelöffel Zitronensaft
einige Tropfen Friate (Apfeldicksaft)
2 Eßlöffel saure Sahne
1 Teelöffel Tomatenketchup
je 1 Prise frisch gemahlener weißer Pfeffer und Kräutersalz
1 Teelöffel Kresse oder frisch gehackte Petersilie
1 Teelöffel Sonnenblumenkerne

Die Champignons waschen, trockentupfen und feinblättrig schneiden. Die Möhre gründlich bürsten, eventuell schaben und grobraspeln. Die Ananasscheibe in Stückchen schneiden, dabei die Schale und den harten Strunk entfernen. Die Trauben halbieren.
Alles locker mischen. Das Salatblatt waschen, trockentupfen und den Champignonsalat darauf anrichten. Aus dem Zitronen-, dem Apfeldicksaft, der sauren Sahne, dem Ketchup und den Gewürzen eine Marinade bereiten und den Salat damit beträufeln. Mit der Kresse oder der Petersilie und den Sonnenblumenkernen garnieren.

Frühlings-Salat

$1/2$ Kopfsalat
5 Radieschen
1 Tomate
1 kleine Zwiebel
je 1 Teelöffel Sonnenblumenöl und Zitronensaft
je 1 Prise Kräutersalz und frisch gemahlener weißer Pfeffer
reichlich feingehackte frische Kräuter wie Dill, Petersilie und Estragon

Den Kopfsalat zerpflücken, waschen und trockenschleudern. Die Radieschen waschen und in Scheibchen schneiden. Die Tomate waschen, abtrocknen und achteln. Die Zwiebel schälen und in dünne Ringe schneiden. Die vorbereiteten Zutaten in eine Schüssel geben und mit einer Marinade aus dem Öl, dem Zitronensaft und den Gewürzen beträufeln; alles locker mischen. Die Kräuter darüberstreuen.

Ernährungsumstellung nach dem Fasten

Chicoréesalat

1 bis 2 Stauden Chicorée
1/2 Pfirsich
4 Walnußkerne
1 Blatt Kopfsalat
2 Teelöffel Zitronensaft
1 Eßlöffel Sahne
1 Eßlöffel Tomatenketchup
1 Messerspitze frisch geriebener Meerrettich
je 1 Prise Meersalz und frisch gemahlener weißer Pfeffer

Die Chicoréestauden waschen, abtrocknen und in Streifen schneiden, die
Pfirsichhälfte waschen und würfeln. Die Walnüsse grobhacken. Das Salatblatt
waschen, trockentupfen und auf einen Teller legen. Den Zitronensaft mit der Sahne,
dem Ketchup, dem Meerrettich, dem Salz und dem Pfeffer verrühren; den Chicorée
und die Pfirsichwürfel damit anmachen, auf dem Salatblatt anrichten. Den Salat mit
den Nüssen bestreuen.

Bauern-Salat

2 Eßlöffel Zuckermaiskörner, frisch oder tiefgefroren
1/2 Kopfsalat
1/2 rote Paprikaschote
1 kleine Zwiebel
4 schwarze Oliven
1/2 Knoblauchzehe
1 Eßlöffel Sonnenblumenöl
je 1 Prise Kräutersalz und frisch gemahlener weißer Pfeffer
1 Teelöffel frisch gehackte Kräuter

Tiefgefrorene Maiskörner auftauen lassen. Den Kopfsalat zerpflücken, waschen,
trockenschleudern und in eine Schüssel geben. Die Paprikaschote putzen, waschen,
abtrocknen und in dünne Streifen schneiden. Die Zwiebel schälen und in Ringe
schneiden. Die Maiskörner, die Schotenstreifen und die Zwiebelringe zum Kopfsalat
geben. Die Oliven entsteinen und grobhacken. Die Knoblauchzehe schälen,
kleinschneiden und mit etwas Salz zerdrücken. Aus dem Öl, dem Knoblauch, dem
Salz und dem Pfeffer eine Marinade bereiten und diese unter den Salat mischen.
Die gehackten Oliven darüberstreuen.

Ernährungsumstellung nach dem Fasten

Bunter Reissalat

Je 2 Eßlöffel Zuckermaiskörner und Erbsen, frisch oder tiefgefroren
1 gehäufter Eßlöffel gegarter Naturreis
1 kleine Zwiebel
$1/2$ rote Paprikaschote
1 Blatt Kopfsalat
1 Eßlöffel Sonnenblumenöl
1 Eßlöffel Zitronensaft oder Obstessig
je 1 Prise Kräutersalz und frisch gemahlener weißer Pfeffer
1 Teelöffel frisch gehackte Kräuter

Tiefgefrorene Maiskörner und Erbsen in eine Schüssel geben und auftauen lassen.
Den Reis zufügen. Die Zwiebel schälen und kleinwürfeln. Die Paprikaschote putzen,
waschen, abtrocknen und in kleine Würfel schneiden. Die Zwiebel- und Schoten-
würfel zu der Reismischung geben und locker unterheben. Das Salatblatt waschen,
trockentupfen und auf einen Teller legen. Aus dem Öl, dem Zitronensaft oder dem
Essig, dem Salz und dem Pfeffer eine würzige Marinade bereiten. Die Sauce unter
den Reissalat mischen. Den Reissalat auf dem Salatblatt anrichten.

- **Tip:** Statt Naturreis können Sie auch gekeimte Weizenkörner verwenden
  (Keimen von Getreidekörnern → Seite 229).

Spinatsalat

1 Teelöffel Pinienkerne
50 g frischer junger Spinat
1 kleiner Apfel
$1/2$ rote Zwiebel
2 Eßlöffel saure Sahne
1 Teelöffel Zitronensaft oder Obstessig
$1/2$ Teelöffel mittelscharfer Senf
je 1 Prise frisch gemahlener schwarzer Pfeffer und Knoblauchpulver
1 Teelöffel frisch gehackte Kräuter

Die Pinienkerne in einer trockenen kleinen Pfanne rösten. Den Spinat verlesen, von
groben Stielen befreien, waschen und gut abtropfen lassen. Den Apfel vierteln, vom
Kerngehäuse befreien und kleinwürfeln. Die Zwiebel schälen und in dünne Ringe
schneiden. Aus der sauren Sahne, dem Zitronensaft oder dem Essig, dem Senf und
den Gewürzen eine Marinade bereiten. Den Spinat mit den Apfelwürfeln und den
Zwiebelringen locker mischen, die Sauce unterheben. Den Salat mit den gerösteten
Pinienkernen und den Kräutern bestreuen.

Ernährungsumstellung nach dem Fasten

Löwenzahnsalat

50 Gramm junge Löwenzahnblätter
1/2 Zwiebel
1 Eßlöffel Olivenöl
1/2 Knoblauchzehe
etwas Meersalz
einige Tropfen Obstessig

Die Löwenzahnblätter gründlich unter fließendem Wasser waschen, gut abtropfen lassen, in eine Salatschüssel geben. Die Zwiebel schälen und kleinwürfeln. Das Öl in der Pfanne erhitzen. Den Knoblauch mit etwas Salz zerdrücken, mit den Zwiebelwürfeln im Öl kurz andünsten. Mit etwas Essig und Wasser ablöschen, über den Löwenzahn gießen, unterheben; den Salat sofort servieren.

Mungobohnensprossensalat

3 Eßlöffel gekeimte Mungobohnen oder Sojabohnen
1/2 Zwiebel
1/4 Apfel
1 Stück Salatgurke (50 Gramm)
2 Eßlöffel Dickmilch
einige Tropfen Obstessig
1 Prise Kräutersalz
1/2 hartgekochtes Ei
1 kleine Tomate
1 Teelöffel Schnittlauchröllchen oder gehackte Petersilie

Die Bohnenkeimlinge blanchieren, gut abbrausen und abtropfen lassen. Die Zwiebel, den Apfel und die Gurke schälen, feinwürfeln und mit der Dickmilch, dem Essig und dem Salz mischen. Die abgetropften Keimlinge unterheben. Das Ei und die gewaschene Tomate achteln. Den Salat mit den gehackten Kräutern und den Ei- und Tomatenachteln garnieren.

Brennesselsalat

50 Gramm junge zarte Brennesselblätter
3 Eßlöffel saure Sahne
je 1 Teelöffel Sonnenblumenöl und Zitronensaft
1/2 Teelöffel mittelscharfer Senf
je 1 Prise Kräutersalz und frisch gemahlener weißer Pfeffer
1 Teelöffel gehackter Dill oder Schnittlauchröllchen

Die Brennesselblätter gründlich unter fließendem Wasser waschen und gut abtropfen lassen, dann etwas kleinschneiden. Aus den übrigen Zutaten eine Salatsauce bereiten und diese unter die Brennesselblätter mischen.

Weizenkeimling-Salat

3 Eßlöffel Weizenkeimlinge (Keimen von Getreidekörnern → Seite 229)
50 Gramm Sauerkraut
je 1/4 Apfel und rote Paprikaschote
2 Eßlöffel saure Sahne
1 Eßlöffel Sonnenblumenöl
einige Tropfen Obstessig
1 Messerspitze frisch geriebener Meerrettich
je 1 Prise Koriander, Kümmel und Meersalz
je 1 Teelöffel Schnittlauchröllchen und gehackte Petersilie

Die Weizenkeimlinge in einem Sieb gründlich kalt abspülen und abtropfen lassen. Dann in einer Schüssel mit dem Sauerkraut mischen. Den Apfel und die Schote waschen, in kleine Würfel schneiden und ebenfalls untermischen. Aus der sauren Sahne, dem Öl und den Gewürzen eine Marinade bereiten und den Salat damit anmachen; mit den Kräutern bestreuen.

Grünkernsalat

3 Eßlöffel gedünsteter Grünkern
1 Salatblatt
1/2 Zwiebel
1 bis 2 Eßlöffel saure Sahne oder Dickmilch
je 1 Teelöffel Sonnenblumenöl und Obstessig
je 1 Prise Meersalz und frisch gemahlener weißer Pfeffer
1 Eßlöffel frische, gehackte Kräuter wie Liebstöckel, Estragon, Dill, Petersilie
einige Radieschen

Den Grünkern abkühlen lassen. Das Salatblatt waschen, trockentupfen und auf einen Teller legen. Die Zwiebel schälen, sehr fein würfeln und mit der sauren Sahne oder der Dickmilch, dem Öl, dem Essig, dem Salz und dem Pfeffer zu einer Marinade verrühren. Den Grünkern locker untermischen. Den Salat auf das Salatblatt geben und mit den gehackten Kräutern bestreuen. Die Radieschen waschen, abtrocknen und den Salat damit garnieren.

Ernährungsumstellung nach dem Fasten

Salatsaucen

Salate sind das A und O der Vollwerternährung. Damit Sie Frischkostsalate immer wieder gerne essen, geben wir Ihnen noch einige Rezepte für besonders wohlschmeckende Salatsaucen, die Abwechslung garantieren. Kopfsalat, Feldsalat, Endiviensalat, Friséesalat, Radicchiosalat, Eis- oder Eisbergsalat und Eichblattsalat – pur oder gemischt – schmecken mit den folgenden Salatsaucen ausgezeichnet und immer wieder anders.

Bereits beschriebene Rezepte:
Tomaten-Zwiebel-Sauce (→ Seite 142),
Grüne Quarksauce (→ Seite 145).

Knoblauchsauce

1/4 Zwiebel
1/2 Knoblauchzehe
je 1 Prise Meersalz und frisch gemahlener weißer Pfeffer
1 Teelöffel Obstessig oder Zitronensaft
1 Eßlöffel Sonnenblumenöl

Die Zwiebel schälen und sehr fein hacken. Die Knoblauchzehe schälen, kleinschneiden und mit etwas Salz zerdrücken. Das Salz und den Pfeffer in eine Schüssel geben, den Essig oder den Zitronensaft zufügen und so lange rühren, bis das Salz aufgelöst ist. Dann das Öl, das Knoblauchmus und die Zwiebel untermischen.

Variante: **Senfsauce**
Statt der Knoblauchzehe 1 Teelöffel mittelscharfen Senf unter die Sauce rühren.

Variante: **Kräutersauce**
Statt der Knoblauchzehe frisch gehackte gemischte Kräuter wie Petersilie, Schnittlauch, Dill, Estragon, Kerbel, Kresse, Basilikum, Liebstöckel oder Borretsch unterrühren. Statt Meersalz Kräutersalz verwenden.

Kräuter-Rahmsauce

Je 1 Prise Kräutersalz und frisch gemahlener weißer Pfeffer
1 Eßlöffel Obstessig oder Zitronensaft
2 Eßlöffel saure Sahne
1 bis 2 Teelöffel frisch gehackte gemischte Kräuter

Das Kräutersalz und den Pfeffer in eine Schüssel geben. Mit dem Essig oder dem Zitronensaft verrühren. Die saure Sahne und die gehackten Kräuter untermischen.

Ernährungsumstellung nach dem Fasten

Zitronensauce

Je 1 Prise Meersalz und frisch gemahlener weißer Pfeffer
1 Eßlöffel Zitronensaft und 2 bis 3 Eßlöffel Sahne oder Dickmilch
1 Teelöffel frisch gehackte Zitronenmelisse oder Pfefferminze

Das Salz und den Pfeffer in einer Schüssel mit dem Zitronensaft verrühren, bis sich das Salz aufgelöst hat. Nach und nach die Sahne oder die Dickmilch zufügen und rühren, bis eine glatte Sauce entsteht. Die Kräuter unterheben.

Mayonnaisesauce

1 Eigelb und $^1/_2$ Teelöffel mittelscharfer Senf
10 Eßlöffel Sonnenblumenöl
1 Teelöffel Essig
je 1 Prise Meersalz und frisch gemahlener weißer Pfeffer

Das Eigelb und den Senf mit einem kleinen Schneebesen schaumig rühren, das Öl tropfenweise unterrühren. Die Mayonnaise mit dem Essig, dem Salz und dem Pfeffer abschmecken. Die Mayonnaisesauce kann beliebig mit Dickmilch, Magermilch oder Kefir gestreckt, mit Kräutern, Ketchup und Gewürzen geschmacklich verändert werden. Sie paßt besonders gut zu Salaten aus Wurzel- und Knollengemüsen. Wichtig: Das Ei muß frisch sein und die Mayonnaise im Kühlschrank aufbewahrt und rasch verbraucht werden!

Tomatensauce

je $^1/_2$ Zwiebel und Knoblauchzehe und 1 Prise Meersalz
250 Gramm reife Tomaten
1 Teelöffel Olivenöl
$^1/_4$ Lorbeerblatt
je 1 Prise getrockneter Thymian und frisch gemahlener weißer Pfeffer
1 Teelöffel frisch gehackte Petersilie
$^1/_2$ Teelöffel frisch gehacktes Basilikum
Friate (Apfeldicksaft)

Die Zwiebel und den Knoblauch schälen, beides feinschneiden und den Knoblauch mit dem Salz zerdrücken. Die Tomaten waschen und vierteln. Das Öl in einem Topf erhitzen, die Zwiebelstückchen und den Knoblauch zufügen und darin andünsten. Die Tomatenviertel mit dem Lorbeerblatt und dem zerriebenen Thymian zufügen und in etwa 10 Minuten unter öfterem Rühren zu einer dickflüssigen Sauce kochen. Die Tomatensauce durch ein Sieb streichen oder im Mixer pürieren, eventuell noch etwas einkochen lassen und mit dem Pfeffer, der Petersilie, dem Basilikum und nach Geschmack mit etwas Apfeldicksaft würzen.

Ernährungsumstellung nach dem Fasten

Paßt gut zu: gedünstetem Naturreis (Rezept → Seite 233), Vollkornnudeln, Hafer-
bratlingen (Rezept → Seite 139) und Zucchini-Hirse-Pfanne (Rezept → Seite 232).

Suppen
Suppen können Sie auch als warme Hauptgerichte essen, dazu einen Frischkostsalat
als Vorspeise und ein Dessert nach Rezepten aus diesem Buch (→ ab Seite 243).
Suppe kann auch magenfreundliche Abendmahlzeit oder spätes Frühstück sein. In
jedem Fall ergeben die folgenden Vollwert-Suppenrezepte wohlschmeckende
Mahlzeiten, die reich sind an wertvollen Nahrungsbestandteilen.
Bereits beschriebene Rezepte:
Kartoffelbrühe (→ Seite 65),
Karottenbrühe (→ Seite 66),
Selleriebrühe (→ Seite 66),
Tomatenbrühe (→ Seite 67),
Kartoffel-Gemüse-Suppe (→ Seite 124),
Tomatensuppe (→ Seite 124),
Weizenschrotsuppe (→ Seite 128),
Getreide-Gemüse-Suppe (→ Seite 129).

Grünkernklößchensuppe

4 Eßlöffel Gemüsebrühe
1 gehäufter Eßlöffel Grünkernmehl
1/4 kleine Zwiebel
1/2 Scheibe Vollkornbrot
1 Teelöffel Öl
1 Eigelb
je 1 Prise frisch geriebene Muskatnuß, Majoran und Estragon
Meersalz
0,2 Liter Gemüsebrühe (Würfel)
1 Teelöffel Schnittlauchröllchen

Die Gemüsebrühe in einem kleinen Topf aufkochen lassen, das Mehl zufügen und
bei schwacher Hitze ausquellen lassen. Die Zwiebel schälen und mit dem Vollkornbrot feinwürfeln. Das Öl in einer Pfanne erhitzen. Die Zwiebel- und Brotwürfel darin
anbraten und zur Grünkernmasse geben. Alles zu einem festen Teig rühren, bis er
sich vom Topfboden löst. Unter den abgekühlten Teig das Eigelb und die Gewürze
mischen. Die Gemüsebrühe zum Kochen bringen, von der Grünkernmasse mit
einem nassen Teelöffel Klößchen abstechen, in die Brühe geben und etwa 15 Minuten darin ziehen lassen. Die Suppe mit dem Schnittlauch bestreuen.

- **Tip:** Sollte die Klößchenmasse etwas zu weich geraten sein, können Sie sie
  mit Hirseflocken oder etwas Maismehl binden.

Ernährungsumstellung nach dem Fasten

Buchweizensuppe

¹/₄ Zwiebel
1 Teelöffel Olivenöl
1 Eßlöffel feingeschroteter Buchweizen
¹/₄ Liter Gemüsebrühe
1 Eßlöffel saure Sahne
1 Teelöffel gehackter Kerbel oder Sauerampfer
1 Prise Meersalz

Die Zwiebel schälen und in sehr feine Würfel schneiden. Das Öl in einem Topf erhitzen und die Zwiebelwürfel darin glasig dünsten. Den Buchweizenschrot zufügen und leicht anbräunen. Die Gemüsebrühe angießen und aufkochen lassen. Den Buchweizen bei schwacher Hitze in 10 Minuten ausquellen lassen. Die Suppe vom Herd nehmen, die saure Sahne und die gehackten Kräuter unterziehen, eventuell noch nachsalzen.

Haferschrotsuppe
(als warmes Frühstück geeignet)

¹/₄ Zwiebel
1 Teelöffel Olivenöl
1 Eßlöffel feingeschroteter Hafer
¹/₄ Liter Gemüsebrühe
1 kleine Möhre
je 1 Prise Meersalz und frisch geriebene Muskatnuß
1 Teelöffel gehackte Petersilie

Die Zwiebel schälen und in sehr feine Würfel schneiden. Das Öl in einem Topf erhitzen, die Zwiebelwürfel zufügen und darin glasig dünsten. Den Haferschrot kurz mitbräunen lassen. Die Gemüsebrühe angießen und aufkochen lassen. Den Schrot bei schwacher Hitze in 10 Minuten ausquellen lassen. Die Möhre unter fließendem Wasser gut bürsten, eventuell schaben, feinreiben und in die Suppe rühren. Die Suppe nach Geschmack mit Muskat und Salz würzen. Mit der Petersilie bestreuen.

Zwiebelsuppe

1 Zwiebel (100 Gramm)
¹/₄ Knoblauchzehe
1 Prise Meersalz
1 Teelöffel Olivenöl
1 Teelöffel Tomatenmark oder das Innere von 1 Tomate
je 1 Prise getrockneter Thymian, Majoran und frisch gemahlener weißer Pfeffer
0,2 Liter Gemüsebrühe (Würfel)

229

Ernährungsumstellung nach dem Fasten

4 Eßlöffel Weißwein
1 kleine Scheibe Vollkornbrot
je 1 Teelöffel Kräuterbutter und frisch geriebener Emmentaler Käse

Die Zwiebel schälen und in dünne Ringe schneiden. Die Knoblauchzehe schälen, kleinschneiden, mit dem Salz bestreuen und mit einer Gabel zerdrücken. Das Öl in einem Topf erhitzen, die Zwiebelringe und den Knoblauch darin andünsten. Das Tomatenmark und die Gewürze zufügen und unter Rühren kurz dünsten. Die Gemüsebrühe zugießen und 15 Minuten bei schwacher Hitze kochen lassen. Die Suppe mit dem Wein abschmecken und nochmals aufkochen lassen. Die Brotscheibe leicht toasten, mit der Kräuterbutter bestreichen, den Käse darüberstreuen und das Brot kurz im Elektrogrill überbacken; zur Zwiebelsuppe reichen.

Suppe mit Hirse-Quark-Klößchen
Zutaten für 2 Portionen:

100 Gramm Magerquark
20 Gramm weiche Butter
1 Eigelb
je 1 Prise frisch geriebene Muskatnuß und Meersalz
80 Gramm Hirseflocken oder gedarrte feingemahlene Hirse
$1/2$ Liter Gemüsebrühe (Würfel)
1 Eiweiß
2 Teelöffel gehackte Petersilie

Den Quark mit der Butter, dem Eigelb, dem Muskat und dem Salz schaumig rühren. Die Hirseflocken oder das Hirsemehl einstreuen und 30 Minuten quellen lassen. Die Gemüsebrühe erhitzen. Das Eiweiß zu steifem Schnee schlagen und unter die Hirse-Quark-Masse ziehen. Mit einem nassen Teelöffel Klößchen von der Masse abstechen und in die kochende Gemüsebrühe geben. Die Klößchen etwa 15 Minuten bei schwacher Hitze ziehen lassen. Die Suppe mit Petersilie bestreuen.

- **Tip:** Wenn Sie Hirsemehl verwenden, werden die Klößchen etwas fester; dann mit wenig Milch oder Sahne ausgleichen. Sie können die Hirseklößchen auch in kochendem Salzwasser garen und dazu eine Tomatensauce (Rezept → Seite 226) und einen frischen grünen Salat reichen.

Gerichte aus Vollgetreide

Sie sind Hauptbestandteil einer Mahlzeit und liefern lebenswichtige Inhaltsstoffe. An Getreide eignen sich: Weizen, Roggen, Hafer, Gerste, Grünkern, Reis, Hirse oder Buchweizen. Wichtig für die Zubereitung dieser Gerichte ist der richtige Umgang mit den wertvollen Vollkornprodukten.
Ganze Körner von Weizen, Gerste und Reis werden am Vorabend in der doppelten Menge Wasser angesetzt – jede Getreideart für sich – und mindestens 6 bis 10 Stun-

den eingeweicht; danach läßt man sie bei äußerst schwacher Hitze 30 bis 45 Minuten köcheln; eventuell muß Wasser nachgefüllt werden. Die Zeit zum Ausquellen beträgt für ganze Körner etwa 1 Stunde.

Grünkern, Buchweizen und Hirse dagegen brauchen nicht eingeweicht zu werden. Man kocht sie mit der doppelten Menge Wasser auf und läßt sie bei äußerst schwacher Hitze 15 bis 20 Minuten kochen. Dabei aber darauf achten, daß die Körner nicht zu weich werden. Die Quellzeit nach dem Kochen beträgt etwa 15 bis 20 Minuten.

Geschrotetes Getreide bringt man mit Wasser bedeckt unter Rühren 5 bis 10 Minuten zum Kochen und läßt es danach bei schwacher Hitze zugedeckt quellen; das dauert 10 bis 20 Minuten.

Bereits beschriebene Rezepte:
Haferbratlinge (→ Seite 139),
Hirsotto (→ Seite 142),
Naturreis neapolitanische Art (→ Seite 136).

Buchweizenpfanne

¹/₈ Liter Gemüsebrühe (Würfel)
50 Gramm Buchweizen
je 1 Lorbeerblatt und Gewürznelke
1 Zwiebel
50 Gramm Champignons
1 Möhre
50 Gramm Knollensellerie
1 Teelöffel Olivenöl
1 Eßlöffel saure Sahne
1 Eigelb
je 1 Prise getrockneter Majoran, Knoblauchpulver
und frisch gemahlener weißer Pfeffer
1 Teelöffel frisch geriebener Käse

Die Gemüsebrühe aufkochen lassen, den Buchweizen einstreuen, das Lorbeerblatt und die Nelke zufügen und den Buchweizen bei schwacher Hitze in 15 bis 20 Minuten ausquellen lassen. Die Zwiebel schälen und in kleine Würfel schneiden. Die Champignons putzen, waschen, trockentupfen und hacken. Die Möhre unter fließendem Wasser bürsten, eventuell schaben, den Sellerie schälen und beide in kleine Würfel schneiden. Das Öl erhitzen, das Gemüse und die Pilze darin bei mittlerer Hitze andünsten, dann vom Herd nehmen und abkühlen lassen; mit der sauren Sahne und dem Eigelb binden. Den Backofen auf 200 Grad vorheizen. Aus dem Buchweizen das Lorbeerblatt und die Nelke entfernen, das Gemüse zufügen und unterrühren. Die Buchweizenmasse mit dem Majoran, dem Knoblauch und dem Pfeffer würzen und mit dem Käse bestreut im Backofen überbacken, bis der Käse zu schmelzen beginnt. Dazu paßt: Frühlings-Salat (Rezept → Seite 220).

Ernährungsumstellung nach dem Fasten

Fünfkornbratlinge

$^1/_8$ Liter Gemüsebrühe (Würfel)
2 Eßlöffel mittelgrob geschrotete Fünfkornmischung
1 Eßlöffel geschrotete Hirse
1 kleine Stange Lauch
je $^1/_2$ kleine Zwiebel und Knoblauch
1 Eßlöffel Olivenöl
1 Ei
1 Prise Currypulver oder getrocknete Kräuter wie Liebstöckel oder Majoran
$^1/_2$ Teelöffel Hefeflocken
1 Teelöffel frisch gehackte Petersilie
Öl zum Braten

Die Gemüsebrühe zum Kochen bringen. Den Fünfkorn- und den Hirseschrot einstreuen und 10 Minuten bei mittlerer Hitze kochen, dann 10 Minuten auf der ausgeschalteten Herdplatte ausquellen lassen. Den Lauch unter fließendem Wasser gründlich waschen, die dunkelgrünen Enden entfernen, das weiße und gelbe Stück in feine Streifen schneiden. Die Zwiebel schälen und sehr fein würfeln. Die Knoblauchzehe schälen, kleinschneiden und mit etwas Salz bestreut mit einer Gabel zerdrücken. Das Öl in einer Pfanne erhitzen, die Zwiebelwürfel und den Knoblauch darin andünsten, den Lauch zufügen und fast gar dünsten. Den Kornbrei etwas abkühlen lassen, dann das Ei, die Gewürze, die Hefeflocken, das Gemüse und die Petersilie unterrühren. Aus dem Teig mit nassen Händen Bratlinge formen und diese in wenig Öl in einer Pfanne von beiden Seiten knusprig braun braten.

- **Tip:** Sollten die Bratlinge noch etwas zu weich sein, fügen Sie Hirse- oder Haferflocken zu. Dazu paßt: Fenchelgemüse in Tomatensauce (Rezept → Seite 226)

Getreiderösti

50 Gramm grobgeschroteter Grünkern oder Weizen
7 Eßlöffel Wasser (0,1 Liter)
je 1 Lorbeerblatt und Gewürznelke
1 kleine Zwiebel
1 kleine Möhre
50 Gramm Knollensellerie
1 Eßlöffel Olivenöl
je 1 Prise Kräutersalz, Hefeflocken, getrockneter Estragon, Basilikum, Rosmarin und Koriander
1 Teelöffel frisch gehackte Petersilie

Ernährungsumstellung nach dem Fasten

Das Getreide 30 Minuten in dem Wasser einweichen, mit dem Loorbeerblatt und der Nelke bei schwacher Hitze etwa 10 Minuten kochen, dann 10 Minuten nachquellen lassen. Die Zwiebel schälen und feinhacken. Die Möhre unter fließendem Wasser bürsten, den Sellerie schälen und beides kleinwürfeln. 1 Teelöffel Öl in einer Pfanne erhitzen, das zerkleinerte Gemüse zugeben und kurz dünsten. Das Getreide mit den Gewürzen abschmecken und zu dem Gemüse geben, mit einem Pfannenwender glattstreichen und wie Kartoffelrösti von beiden Seiten braten; vor dem Wenden das restliche Öl in die Pfanne geben. Die Getreiderösti mit den gehackten Kräutern bestreuen.
Dazu paßt: Champignon-Salat (Rezept → Seite 220).

Zucchini-Hirse-Pfanne

1 kleine Zwiebel
1/2 Knoblauchzehe
1 Zucchini
1/2 Eßlöffel Olivenöl
je 1 Prise getrockneter Oregano, frisch gemahlener weißer Pfeffer, Meersalz und Hefeflocken
2 Eßlöffel Quark
1 Ei
2 Eßlöffel gedünstete Hirse
1 Eßlöffel trockener Schafkäse

Die Zwiebel und den Knoblauch schälen, die Zwiebel würfeln und den Knoblauch sehr fein hacken. Die Zucchini waschen, abtrocknen und grobraspeln. Etwas Öl in einer Pfanne erhitzen, die Zwiebelwürfel und den Knoblauch darin glasig dünsten. Die Zucchini zufügen und kurz mitdünsten, die Pfanne vom Herd nehmen und die Gemüsemischung mit dem Oregano, dem Pfeffer, dem Salz und den Hefeflocken würzen. Den Quark, das Ei, die gedünstete Hirse unterziehen. Das restliche Öl in einer weiteren Pfanne erhitzen und die Masse darin stocken lassen; mit dem geriebenen Schafkäse bestreuen.
Dazu paßt: Fenchelsalat (Rezept → Seite 218).

Tomatenhirse

30 Gramm Hirse
1/2 kleine Zwiebel
1 Tomate
0,1 Liter Gemüsebrühe
1 Teelöffel Olivenöl
je 1 Prise Meersalz, Knoblauchpulver getrocknetes Basilikum, frisch geriebene Muskatnuß
1 Teelöffel frisch gehackte Petersilie

Ernährungsumstellung nach dem Fasten

Die Hirse erst kalt, dann warm abspülen und abtropfen lassen, in einer Pfanne bei schwacher Hitze darren lasen, dabei gelegentlich umrühren. Die Zwiebel schälen und kleinwürfeln. Die Tomate waschen, trocknen, den Stielansatz heraussschneiden und die Tomate ebenfalls in kleine Würfel schneiden. Die Gemüsebrühe aufkochen lassen, die Hirse einstreuen und in etwa 15 Minuten bei schwacher Hitze garen, dann nachquellen lassen. Das Öl in einer kleinen Pfanne erhitzen, die Zwiebel-würfel darin glasig dünsten, die Tomatenwürfel zufügen und mit den Gewürzen abschmecken, kurz aufkochen lassen. Das Gemüse unter die gequollene Hirse heben, mit Petersilie bestreuen.
Dazu paßt: Indischer Blumenkohlsalat (Rezept → Seite 216).

- **Tip:** Größere Mengen Hirse darren, am besten auf einem Backblech im auf 80 Grad vorgeheizten Backofen; das dauert etwa 25 Minuten.

Gedünsteter Naturreis

50 Gramm Naturreis
0,1 bis 0,15 Liter Wasser
1 Messerspitze Meersalz oder 1/4 Teelöffel gekörnte Gemüsebrühe
1 Teelöffel Butter
1 Teelöffel frisch gehackte Kräuter wie Petersilie, Pimpinelle
oder Schnittlauchröllchen

Den Reis in einem Sieb unter fließendem Wasser gründlich waschen, bis das Wasser klar abläuft, und mit Wasser bedeckt 10 bis 12 Stunden – am besten über Nacht – quellen lassen. Den Reis im Einweichwasser zum Kochen bringen und zugedeckt bei schwacher Hitze in 30 bis 40 Minuten ausquellen lassen. Falls die Flüssigkeit schon aufgesogen, der Reis aber noch nicht weich ist, etwas heißes Wasser nachgießen. Kurz vor Ende der Garzeit mit dem Salz oder der gekörnten Gemüsebrühe würzen und die Butter zufügen. Die Kräuter locker unter den Reis heben.
Dazu paßt: Gefüllte Zwiebel (Rezept → Seite 237).

Indische Naturreispfanne

1 Möhre
1/2 Stange Lauch
1 kleine Zucchini
50 Gramm Weißkohl
1 Eßlöffel Olivenöl
2 Eßlöffel gekeimte Sojabohnen oder Mungobohnen
2 Eßlöffel gedünsteter Naturreis
je 1 Prise Curry- und Kümmelpulver, frisch gemahlener weißer Pfeffer
und Meersalz
einige Tropfen Sojasauce und Essig

Die Möhre, den Lauch und die Zucchini gründlich waschen, die Möhre eventuell schaben; das Gemüse in Scheibchen schneiden. Den Weißkohl in feine Streifen schneiden. Das Öl in einer Pfanne erhitzen, das Gemüse zufügen, mit etwas Wasser aufgießen und in etwa 10 Minuten bei schwacher Hitze gar dünsten. Die Sojabohnenkeimlinge unter fließendem Wasser gut abspülen, abtropfen lassen und mit dem Reis locker unter das Gemüse heben. Die Reispfanne mit den Gewürzen abschmecken, nochmals kurz erhitzen; dann sofort servieren.
Dazu paßt: Englischer Selleriesalat (Rezept → Seite 218).

Gedünsteter Grünkern

$^1/_2$ kleine Zwiebel
1 Teelöffel Olivenöl
50 Gramm Grünkern
0,1 Liter Gemüsebrühe

Die Zwiebel schälen und kleinwürfeln. Das Öl in einem Topf erhitzen und die Zwiebelwürfel darin glasig dünsten. Den Grünkern zufügen und unter Rühren 1 bis 2 Minuten mitdünsten. Die Gemüsebrühe zugeben, aufkochen lassen. Den Grünkern zugedeckt bei schwacher Hitze in 15 bis 20 Minuten ausquellen lassen.
Dazu paßt: Tomatensalat (Rezept → Seite 217).

• **Tip:** Der gedünstete Grünkern eignet sich gut als Füllung von Kohlrabi und Zwiebel sowie für Getreidesalate.

Süße Hirse-Quark-Bratlinge

100 Gramm Pellkartoffeln
50 Gramm Magerquark
$^1/_2$ Ei
1 Eßlöffel Hirseflocken
2 Datteln
2 Teelöffel Honig
je 1 Prise Meersalz und Zimtpulver
1 Messerspitze abgeriebene Zitronenschale
1 Eßlöffel Olivenöl

Die abgekühlten Pellkartoffeln schälen und grobreiben, dann mit dem Quark, dem Ei und den Hirseflocken mischen. Die Datteln entsteinen, kleinhacken und mit dem Honig und den Gewürzen unter den Teig mengen. Mit einem Eßlöffel Klöße abstechen, etwas flachdrücken und in dem Öl auf beiden Seiten goldgelb backen.
Dazu paßt: Obstsalat, mit 1 Teelöffel frischen Weizenkeimlingen bestreut.

Ernährungsumstellung nach dem Fasten

Vollkornnudeln mit Tomaten-Pilzsauce

50 Gramm Vollkornnudeln
1 kleine Zwiebel
1/2 kleine Knoblauchzehe
50 Gramm Steinpilze
2 Tomaten
2 Eßlöffel Olivenöl
je 1 Prise Meersalz, frisch gemahlener weißer Pfeffer und getrockneter Oregano
1 Eßlöffel frisch gehackte Petersilie und Basilikum

Die Nudeln in reichlich Salzwasser bißfest kochen. Die Zwiebel und den Knoblauch
schälen, die Zwiebel in kleine Würfel schneiden, den Knoblauch feinhacken. Die
Steinpilze putzen, waschen, abtrocknen und feinschneiden. Die Tomaten brühen,
häuten, vom Stielansatz befreien und zerkleinern. Das Öl in einer Pfanne erhitzen,
die Zwiebelwürfel, den Knoblauch und die Pilze darin kurz anbraten und die
Tomaten zufügen; alles mit den Gewürzen abschmecken und kurz aufkochen
lassen. Die Nudeln abtropfen lassen, in einen Teller füllen, mit der Tomaten-Pilz-
Sauce übergießen und mit den Kräutern bestreuen.
Dazu paßt: Spinatsalat mit Kräuter-Rahmsauce (Rezept→ Seite 222).

Grüne Vollkornnudeln mit Walnußsauce

50 Gramm grüne Vollkornnudeln
5 Walnußkerne
1 Prise Meersalz
1 Teelöffel Olivenöl
1 Eßlöffel Sahne

Die grünen Nudeln in reichlich Salzwasser bißfest kochen. Für die Sauce die Nüsse
im Mörser mit dem Salz zerstoßen. Tropfenweise das Öl und die Sahne zufügen und
alles rühren, bis eine dickflüssige Masse entstanden ist. Die Walnußsauce zu den
Nudeln reichen.
Dazu paßt: Chicoréesalat (Rezept → Seite 221)

Allgäuer Spätzle

100 Gramm feingemahlenes Weizenvollkornmehl Type 1700
1 Ei
je 1 Prise frisch geriebene Muskatnuß und Kräutersalz
1 Zwiebel
1 Teelöffel Öl
1 bis 2 Eßlöffel frisch geriebener Emmentaler Käse

Das Mehl mit dem Ei, den Gewürzen und wenig Wasser zu einem glatten Teig rühren und so lange schlagen, bis er Blasen wirft. Dann wie üblich Spätzle aus dem Teig bereiten, das heißt: entweder von einem nassen Holzbrett den Teig mit einem Messer ins kochende Salzwasser schaben, oder mit der Spätzlepresse in das kochende Salzwasser drücken. Die Spätzle einmal umrühren, aufkochen lassen; sie sind gar, wenn sie an der Oberfläche schwimmen. Inzwischen die Zwiebel schälen, in kleine Würfel schneiden und in dem Öl anbraten. Die Spätzle mit einem Schaumlöffel aus dem Wasser heben, auf einen vorgewärmten Teller geben, mit den Zwiebelwürfeln und dem Käse bestreuen und sofort servieren.
Dazu paßt: Eisbergsalat in Kräuter-Rahmsauce (Rezept → Seite 225)

Gefüllte Spinat-Pfannkuchen

2 Eßlöffel feingemahlenes Weizenvollkornmehl Type 1700
1 Ei
5 Eßlöffel Vorzugsmilch oder Mineralwasser
je 1 Prise Meersalz und frisch geriebene Muskatnuß
100 Gramm junger Blattspinat
1 kleine Zwiebel
1/2 kleine Knoblauchzehe
1 Teelöffel Olivenöl
je 1 Prise Kräutersalz, Hefeflocken und frisch gemahlener weißer Pfeffer
2 Eßlöffel Hüttenkäse
1 Teelöffel Öl
2 Eßlöffel saure Sahne
1 Eßlöffel frisch geriebener Käse
für die Form: Öl

Aus dem Mehl, dem Ei und der Milch oder dem Mineralwasser einen dünnen Pfannkuchenteig bereiten, würzen und etwa 30 Minuten quellen lassen. Für die Füllung den Spinat verlesen, dabei grobe Blattstiele entfernen und gründlich kalt waschen. Die Zwiebel schälen und in kleine Würfel schneiden. Die Knoblauchzehe schälen und sehr fein hacken. Das Öl in einem Topf erhitzen und die Zwiebelwürfel und den Knoblauch darin glasig dünsten. Den nicht abgetropften Spinat zufügen und andünsten. Kräftig würzen und auskühlen lassen. Aus dem Teig in wenig Öl dünne Pfannkuchen backen.
Den Backofen auf 200 Grad vorheizen. Den abgekühlten Spinat mit dem Hütten-käse mischen. Eine kleine feuerfeste Form oder Platte mit wenig Öl ausstreichen. Die Pfannkuchen mit der Spinatfarce füllen und in die Form legen, mit der sauren Sahne bestreichen, mit dem Käse bestreuen und im Backofen kurz überbacken.
Dazu paßt: Möhrensalat mit Apfel (Rezept → Seite 212).

Ernährungsumstellung nach dem Fasten

Gemüse und Kartoffeln

Gemüse – ideale Ergänzung zu allen Gerichten aus Getreide und Kartoffeln – kaufen Sie am besten vom Erzeuger oder auf dem Wochenmarkt, wenn anzunehmen ist, daß es keinen längeren Transport hinter sich hat.
Kartoffeln sind immer dann willkommen, wenn für den Frischkostsalat oder für das Gemüse einmal ausschließlich Blatt- oder Stengelgemüse zur Verfügung stehen.
Bereits beschriebene Rezepte:
Pellkartoffeln (→ Seite 128),
Möhrengemüse (→ Seite 128),
Kohlrabigemüse (→ Seite 139),
Broccoligemüse (→ Seite 143),
Bircher-Kartoffeln (→ Seite 145),
Zucchini-Tomaten-Gemüse (→ Seite 136).

Gefüllte Zwiebel

1 große Gemüsezwiebel
1 Eßlöffel Weißwein
0,1 Liter Gemüsebrühe
50 Gramm Pfifferlinge oder Champignons
1/4 Stange Lauch
1 Teelöffel Öl
1 Eßlöffel Hafermehl
je 1 Prise getrockneter Thymian, frisch geriebene Muskatnuß und Meersalz
1 Teelöffel frisch gehackte Petersilie
2 Eßlöffel Sahne
Öl für die Form

Die Zwiebel schälen und quer halbieren. Die Zwiebelhälften in dem Wein und in der Gemüsebrühe in 15 Minuten garen. Das Zwiebelfleisch dann herauslösen und in kleine Würfel schneiden. Die Pilze und den Lauch putzen, gründlich waschen, abtrocknen und feinhacken. Die Zwiebelwürfel, den Lauch und die Pilzstückchen in dem Öl etwa 10 Minuten dünsten. Die Masse mit dem Mehl binden und mit den Gewürzen kräftig abschmecken. Den Backofen auf 180 Grad vorheizen. Die ausgehöhlten Zwiebelhälften in eine leicht gefettete, feuerfeste Form setzen. Die Pilzmasse mit der Petersilie mischen und in die Zwiebelhälften füllen; die Gemüsebrühe angießen und die Zwiebeln zugedeckt 25 bis 30 Minuten garen. Die gefüllten Zwiebeln auf einen vorgewärmten Teller geben. Den Gemüsefond mit der Sahne etwas einkochen lassen und über die Zwiebeln gießen.
Dazu paßt: Naturreis neapolitanische Art (Rezept → Seite 136).

Ernährungsumstellung nach dem Fasten

Bohnengemüse

100 Gramm Prinzeßbohnen
1/2 kleine Knoblauchzehe
1 Prise Meersalz
1/2 Zwiebel
1 Teelöffel Olivenöl
2 bis 3 Eßlöffel Gemüsebrühe
etwas Bohnenkraut
je 1 Prise Hefeflocken und frisch gemahlener schwarzer Pfeffer

Die Bohnen waschen und abtropfen lassen, Stielenden und Spitzen abschneiden. Den Knoblauch feinhacken und mit dem Salz zerdrükken. Die Zwiebel schälen und in Würfel schneiden. Das Öl in einem Topf erwärmen, den Knoblauch und die Zwiebelwürfel darin glasig dünsten, die Gemüsebrühe angießen, die Bohnen und das Bohnenkraut zufügen und zugedeckt bei schwacher Hitze in 15 Minuten garen. Das Gemüse mit den Hefeflocken und dem Pfeffer abschmecken.
Paßt gut zu: Kartoffelgratin (Rezept → Seite 240)

Fenchelgemüse in Tomatensauce

1 kleine Zwiebel
1 Teelöffel Öl
1 kleine Fenchelknolle
3 Eßlöffel Weißwein oder Gemüsebrühe
je 1 Prise frisch gemahlener weißer Pfeffer und Meersalz
je 1 Teelöffel Zitronensaft und Tomatenmark

Die Zwiebel schälen und sehr fein würfeln. Das Öl in einem Topf erhitzen, die Zwiebelwürfel darin glasig dünsten. Die Fenchelknolle waschen und halbieren, das Grün feinhacken und beiseite stellen. Den Fenchel zu den Zwiebelwürfeln geben, den Wein oder die Brühe zugießen und das Gemüse in etwa 20 Minuten bei schwacher Hitze gar dünsten. Den Fenchel würzen und auf einem vorgewärmten Teller anrichten. Den Gemüsefond mit dem Zitronensaft und dem Tomatenmark verrühren, im offenen Topf etwas einkochen lassen und über die Fenchelknollen verteilen. Das Fenchelgrün darüberstreuen.
Dazu paßt: Fünfkornbratlinge (Rezept → Seite 231).

Ernährungsumstellung nach dem Fasten

Überbackener Staudensellerie

250 Gramm Staudensellerie
$^1/_8$ Gemüsebrühe oder Wasser
$^1/_2$ Zwiebel
1 Tomate
1 Teelöffel Olivenöl
1 Eigelb
2 Eßlöffel saure Sahne
1 Eßlöffel geriebener Emmentaler Käse
je 1 Prise Kräutersalz, frisch geriebene Muskatnuß,
weißer Pfeffer und getrocknetes Basilikum

Die Selleriestangen putzen, waschen, in 10 Zentimeter lange Stücke schneiden und in der Brühe oder dem Wasser in 15 Minuten bißfest garen. Den Backofen auf 200 Grad vorheizen. Die Zwiebel schälen und feinhacken. Die Tomate waschen, halbieren, die Kerne und den Stielansatz entfernen und das Fruchtfleisch kleinschneiden. Das Öl in einer feuerfesten Form erhitzen, die Zwiebel darin andünsten. Den Sellerie abtropfen lassen und darauflegen. Das Eigelb mit der Sahne, dem Käse dem Salz, dem Muskat und dem Pfeffer verrühren und über den Sellerie geben. Die Tomatenstückchen darüber verteilen und mit dem Basilikum würzen. Den Sellerie 10 Minuten überbacken.
Paßt gut zu: allen Getreide- und Kartoffelgerichten.

Möhrenbratlinge

1 kleine Möhre (100 Gramm)
1 Kartoffel (60 Gramm)
1 Eßlöffel Weizenvollkornmehl
1 Ei
je 1 Prise getrocknetes Liebstöckel, Meersalz, Pfeffer
und frisch geriebene Muskatnuß
je 1 Teelöffel frisch gehackte Petersilie und Dill
1 Teelöffel Olivenöl

Die Möhre und die Kartoffel gründlich unter fließendem Wasser bürsten und beides grobreiben, dann mit dem Mehl und dem Ei mischen. Die Gewürze mit den Kräutern untermengen. Kleine Küchlein aus dem Teig formen und in dem Öl von beiden Seitengoldgelb backen.
Dazu paßt: ein beliebig gemischter Frischkostsalat.

Ernährungsumstellung nach dem Fasten

Kartoffelgratin

3 gekochte Pellkartoffeln (→ Seite 128)
je 1 Prise Kräutersalz, Kümmel, Majoran, frisch gemahlener weißer Pfeffer,
Hefeflocken und frisch geriebene Muskatnuß
1 kleine Möhre
50 Gramm Knollensellerie
$1/2$ kleine Zwiebel
4 Eßlöffel saure Sahne
1 Teelöffel geriebener Parmesankäse

Die Kartoffeln schälen, in Scheiben schneiden und mit den Gewürzen bestreuen.
Die Möhre, das Selleriestück und die Zwiebel schälen und über die Kartoffel-
scheiben raspeln, das Gemüse unterheben. Die Mischung in eine gefettete Auflaufform geben.
Den Backofen auf 180 Grad vorheizen. Die saure Sahne mit dem Käse vermischen,
über die Kartoffeln gießen und den Gratin im Backofen in etwa 30 Minuten garen.
Dazu paßt: Lammkoteletts in Zitronenbutter (Rezept → Seite 241)

Gefüllte Kartoffeln

3 mittelgroße Pellkartoffeln (→ Seite 128)
2 Teelöffel weiche Butter
2 Eßlöffel saure Sahne
je 1 Prise Kräutersalz und Majoran
50 Gramm Sellerieknolle
1 kleine Möhre

Den Backofen auf 180 Grad vorheizen. Die Pellkartoffeln schälen, einen Deckel
abschneiden und die Kartoffeln vorsichtig aushöhlen. Die Kartoffelmasse mit einer
Gabel zerdrücken, die Butter, die saure Sahne und die Gewürze zufügen. Das
Selleriestück und die Möhre waschen, feinreiben und unter die Kartoffelmasse
mischen.
Die Farce in die Kartoffeln füllen. Eine kleine Auflaufform mit Öl auspinseln und die
Kartoffeln darin im Backofen 10 bis 15 Minuten erhitzen.
Dazu paßt: Hähnchenkeule mit Basilikum (Rezept → Seite 241).

Ernährungsumstellung nach dem Fasten

Fisch und Fleisch

Fisch und Fleisch müssen nicht völlig aus der Vollwertküche verbannt werden. Aber sie sollten nie Hauptbestandteil eines Essens sein und vor allem nicht täglich auf dem Speiseplan stehen. Ein- bis zweimal wöchentlich können Sie Ihren Appetit auf Fleisch oder Fisch stillen. Die folgenden Rezeptbeispiele sollen Ihnen in erster Linie das bekömmliche Maß für die Größe der Portion vermitteln und Ihnen Anregungen geben, wie man Fisch und Fleisch durch Kräuter und Gewürze aufwertet.

Lammkoteletts in Zitronenbutter

2 Lammkoteletts (etwa 150 Gramm)
1 Eßlöffel Zitronensaft
je 1 Prise Meersalz und frisch gemahlener schwarzer Pfeffer
1 Teelöffel Öl
1/2 kleine Zwiebel
1 Teelöffel Butter
1 Teelöffel frisch gehackte Petersilie

Die Koteletts mit 1/2 Eßlöffel Zitronensaft einreiben, mit dem Salz und dem Pfeffer würzen, mit etwas Öl bestreichen und etwa 10 Minuten ziehen lassen. Die Zwiebel schälen, feinwürfeln und in der Butter bei schwacher Hitze dünsten, ohne zu bräunen.
Dann den restlichen Zitronensaft und die Petersilie zufügen. Die Koteletts etwa 5 Minuten von jeder Seite grillen, auf einen vorgewärmten Teller geben und die Zitronenbutter darüberträufeln.
Dazu paßt: Zucchini-Tomaten-Gemüse (Rezept → Seite 136) und gedünsteter Naturreis (Rezept → Seite 233) oder Kartoffelgratin (→ Seite 240)

Hähnchenkeule mit Basilikum

8 frische Blätter Basilikum
1/2 kleine Knoblauchzehe
1 Teelöffel Pinienkerne oder Mandeln
1/2 Eßlöffel Olivenöl
1 Teelöffel geriebener Parmesankäse
1 Hähnchenkeule (etwa 220 Gramm)
je 1 Prise Meersalz und frisch gemahlener weißer Pfeffer
1 Teelöffel Öl
2 Eßlöffel Weißwein oder Gemüsebrühe

Die Basilikumblätter waschen und trockentupfen. Den Knoblauch schälen und mit den Pinienkernen oder den Mandeln grob zerkleinern. 2 Basilikumblätter zum Garnieren zurückbehalten, das restliche Basilikum mit dem Knoblauch und den Pinienkernen oder Mandeln im Mörser fein zerstoßen, das Olivenöl und den geriebenen Käse zufügen und untermischen. Die Hähnchenkeule waschen, abtrocknen, die Haut von der Keule mit einem spitzen Messer lösen und die Basilikumpaste in den Zwischenraum streichen.

Das Fleisch mit dem Salz und dem Pfeffer würzen und in dem Öl von beiden Seiten bei starker Hitze anbraten, bei mittlerer Hitze in 15 bis 20 Minuten fertig garen. Dann die Keule herausnehmen und warm stellen, das Bratfett abgießen und den Fond mit dem Wein oder der Gemüsebrühe kurz aufkochen lassen und über die Hähnchenkeule gießen; mit den Basilikumblättern garnieren.

Dazu paßt: gefüllte Kartoffeln (Rezept → Seite 240).

Kabeljaufilet in Pilzsauce

150 Gramm Kabeljaufilet
1 Teelöffel Zitronensaft
1 Prise Kräutersalz
1/2 Zwiebel
1 Teelöffel Olivenöl
1 Eßlöffel Weißwein
50 Gramm frische Pilze
1 Teelöffel Öl
je eine Prise frisch geriebene Muskatnuß, Kräutersalz
und frisch gemahlener weißer Pfeffer
1 Eßlöffel saure Sahne
1 Teelöffel frisch gehackte gemischte Kräuter

Das Fischfilet waschen, abtrocknen, mit dem Zitronensaft beträufeln und mit dem Kräutersalz würzen. Die Zwiebel schälen und in kleine Würfel schneiden. Das Olivenöl in einer Pfanne erhitzen, die Zwiebelwürfel darin andünsten, den Fisch in die Pfanne geben, den Wein angießen und das Fischfilet darin 5 Minuten dünsten; dann warm stellen. Für die Sauce die Pilze putzen, waschen, abtrocknen und in dem Öl anbraten.

Mit dem Muskat, dem Pfeffer und dem Kräutersalz würzen und über den Fisch geben.Den Fond aus der Fischpfanne mit der sauren Sahne binden, kurz erhitzen, aber nicht mehr kochen lassen, mit den frischen Kräutern abschmecken und über den Fisch und die Pilze gießen.

Dazu paßt: Bircher-Kartoffeln (Rezept → Seite 145).

Ernährungsumstellung nach dem Fasten

Muschelrisotto

100 Gramm Muschelfleisch, frisch oder tiefgefroren
1 Teelöffel Olivenöl
30 Gramm Naturreis
0,1 Liter Gemüsebrühe
3 Eßlöffel Weißwein
je 1/2 Zwiebel und Knoblauchzehe
1 Teelöffel Öl
je 1 Prise frisch gemahlener weißer Pfeffer, getrockneter Oregano, frisch geriebene Muskatnuß und Hefeflocken
1 Teelöffel frisch gehackte Petersilie oder Basilikum

Tiefgefrorenes Muschelfleisch aus der Packung nehmen und zugedeckt auftauen lassen. Das Olivenöl in einem Topf erhitzen, den Reis zufügen und unter Rühren glasig braten. Die Gemüsebrühe und den Wein angießen und den Reis darin bei schwacher Hitze in 30 Minuten ausquellen lassen. Die Zwiebel und den Knoblauch schälen, die Zwiebel kleinwürfeln, den Knoblauch feinhacken. Das Öl in einer Pfanne erhitzen, die Zwiebel-und Knoblauchstückchen darin andünsten, das Muschelfleisch zufügen und kurz erhitzen. Den Reis mit den Gewürzen abschmecken und das Muschelfleisch locker unterheben. Das Gericht mit der Petersilie bestreuen und sofort servieren.
Dazu paßt: Fenchelgemüse in Tomatensauce (Rezept → Seite 238).

Desserts
Hier finden Sie süße Nachspeisen, aber ohne Zucker zubereitet. Hauptbestandteil sind vollwertige Zutaten, in der Regel Obst, Milchprodukte und Nüsse. Halten Sie sich an die angegebenen Mengen der Zutaten. Wählen Sie jeweils Rezepte mit dem Obst, das gerade »Saison hat«.

Bereits beschriebene Rezepte:
Bioghurt mit Sanddorn und Leinsamen (→ Seite 129),
Dickmilch mit Leinsamen (→ Seite 130),
Dickmilch mit Erdbeeren (→ Seite 140),
Himbeertraum (→ Seite 143),
Obstsalat (→ Seite 146),
Roqufortbirne (→ Seite 146),
Apfelquark (→ Seite 137).

Ernährungsumstellung nach dem Fasten

Gefüllte Grapefruit

1/2 rosafleischige Grapefruit
1 Mandarine oder einige Erdbeeren
1 Teelöffel mit Honig gesüßter Sanddornsaft
2 Walnußkerne

Die Grapefruit halbieren, das Fruchtfleisch mit einem spitzen Messer aus der Schale lösen, in Spalten teilen und filetieren. Die Mandarine schälen, sehr sorgfältig von den weißen Fäden befreien und in kleine Stücke schneiden. Erdbeeren waschen, trockentupfen, von den Stielenden befreien, große Beeren halbieren oder vierteln. Die Früchte mit dem Sanddornsaft locker mischen und in die Grapefruitschale füllen, mit den Nüssen garnieren.

Sanddornapfel

1 Apfel
2 Eßlöffel Sahne oder Dickmilch
1 Teelöffel mit Honig gesüßter Sanddornsaft
1 Prise Zimtpulver
1 Teelöffel Weizenkeimlinge

Den Apfel waschen, abtrocknen und das Kerngehäuse mit einem Apfelausstecher ausstechen. Den Apfel in feine Scheiben schneiden. Die Sahne oder die Dickmilch mit dem Sanddornsaft und dem Zimt mischen und über die Apfelscheiben gießen. Die Weizenkeimlinge darüberstreuen.

Obstsalat mit Trockenfrüchten

3 getrocknete Aprikosen oder Pflaumen
5 Erdbeeren
2 Scheiben frische Ananas
1 kleine Orange
einige Tropfen Zitronensaft
2 Teelöffel mit Honig gesüßter Sanddornsaft
2 Eßlöffel Sahne oder Dickmilch
einige Hasennußkerne

Die Trockenfrüchte über Nacht in wenig Wasser einweichen. Die Erdbeeren waschen, abtrocknen, von den Stielenden befreien und halbieren. Die Ananasscheiben schälen, den harten Strunk entfernen, das Fruchtfleisch würfeln. Die Orange schälen, gründlich von der weißen Haut befreien, in Spalten teilen und mit den Trockenfrüchten kleinschneiden. Den Zitronensaft mit dem Sanddornsaft und der Sahne oder der Dickmilch verrühren und das Obst unterziehen. Den Obstsalat mit den Nüssen garnieren.

Ernährungsumstellung nach dem Fasten

Frische Ananas

2 Scheiben frische Ananas
1 Teelöffel mit Honig gesüßter Sanddornsaft
1 Eßlöffel Dickmilch

Die Ananasscheiben schälen, den harten Strunk in der Mitte herausstechen und die Scheiben auf einen Teller legen. Den Sanddornsaft mit der Dickmilch mischen und über die Ananasscheiben verteilen.

Orangencreme

50 Gramm Magerquark
1 Eßlöffel Vorzugsmilch
1 Teelöffel mit Honig gesüßter Sanddornsaft
1 Prise abgeriebene, unbehandelte Zitronenschale
1 Orange
4 Himbeeren
1 Walnußkern

Den Quark mit der Milch, dem Sanddornsaft und der Zitronenschale mischen und glattrühren. Die Orange schälen, gründlich von der weißen Haut befreien, in Spalten teilen und in Würfel schneiden. Die Himbeeren waschen. Das Obst unter die Quarkcreme ziehen und mit der Walnuß garnieren.

- **Tip:** 1 bis 2 Eßlöffel unter die Quarkmasse gezogene Schlagsahne verfeinern den Geschmack des Desserts, erhöhen aber die Kalorien-/Joulezahl.

Erdbeercreme

100 Gramm Erdbeeren
1 Teelöffel mit Honig gesüßter Sanddornsaft
1 Messerspitze abgeriebene, unbehandelte Zitronenschale oder Vanillemark
50 Gramm Quark
1/2 Teelöffel gehackte Pistazienkerne

Die Erdbeeren waschen, abtrocknen und 2 Beeren zum Garnieren zurückbehalten. Die übrigen Erdbeeren mit einer Gabel zerdrücken und mit dem Sanddornsaft und der Zitronenschale oder der Vanille mischen. Den Quark unter die Erdbeermasse ziehen. Die Creme in ein Glasschälchen füllen, mit den restlichen Erdbeeren garnieren, die Pistazien darüberstreuen.

- **Tip:** Etwas üppiger wird die Erdbeercreme, wenn Sie 2 Eßlöffel Schlagsahne unterziehen.

Ernährungsumstellung nach dem Fasten

Variante: **Himbeercreme**
Statt der Erdbeeren 100 Gramm gefrorene Himbeeren auftauen lassen, pürieren und wie oben beschrieben weiter verarbeiten.

Reissalat Hawaii

30 Gramm Naturreis
8 Eßlöffel Wasser
1 Teelöffel Honig
1 Prise abgriebene, unbehandelte Zitronenschale
2 Eßlöffel Schlagsahne
2 Scheiben frische Ananas
2 Kirschen
3 grobgehackte Mandeln

Den Reis über Nacht in dem Wasser einweichen; dann zum Kochen bringen und bei schwacher Hitze in 30 bis 40 Minuten ausquellen lassen. Eventuell noch etwas Wasser zufügen. Den Reis auskühlen lassen und mit dem Honig und der Zitronenschale abschmecken. Die Schlagsahne unterziehen. Die Ananasscheiben schälen und den harten Strunk in der Mitte ausstechen. Die Kirschen waschen. Den Reissalat mit den Früchten garnieren und mit den Mandeln bestreuen.

Kleine kalte Gerichte
Wenn Sie die Hauptmahlzeiten eines Tages nach dem »Speiseplan für eine Woche Vollwerternährung« (→ Seite 195) auswählen, wird Ihnen auffallen, daß für den Abend häufig eines der folgenden Rezepte aufgeführt wird. Die Abendmahlzeit sollte immer die eines »Bettelmanns« sein, nicht die eines »Königs«.

Bereits beschriebene Rezepte:
Hüttenkäse-Brote (→ Seite 137).

Marinierter Handkäse

50 Gramm Handkäse
1/4 Zwiebel
1 Blatt Kopfsalat
1 Teelöffel Obstessig
2 Teelöffel Sonnenblumenöl
1 Eßlöffel frisch gehackte Petersilie
etwas Kümmel

Ernährungsumstellung nach dem Fasten

Den Handkäse und die geschälte Zwiebel in Scheibchen schneiden. Das Salatblatt waschen, trockentupfen und den Käse und die Zwiebelscheibchen darauf anrichten. Aus dem Essig, dem Öl, der Petersilie und Kümmel eine Marinade bereiten und über den Käse gießen.
Dazu paßt: Vollkornbrot oder Knäckebrot.

Dänischer Käsesalat

1 Scheibe Edamer Käse (25 Gramm)
40 Gramm Edelpilzkäse
1 kleiner Apfel
1 Blatt Kopfsalat
2 Eßlöffel saure Sahne
1/2 Eßlöffel Tomatenketchup
einige Tropfen Zitronensaft
je 1 Prise Ingwerpulver und frisch gemahlener weißer Pfeffer
1 Zweig Petersilie
1 kleine Tomate

Den Käse feinwürfeln. Den Apfel waschen, abtrocknen, vierteln, vom Kerngehäuse befreien, in kleine Würfel schneiden und mit den Käsewürfeln mischen. Das Salatblatt waschen, trockentupfen und die Käsemischung darauf anrichten. Die saure Sahne mit dem Ketchup, dem Zitronensaft, dem Ingwerpulver und dem Pfeffer würzig abschmecken und darübergießen; mit der Petersilie und Tomaten-achteln garnieren.
Dazu paßt: kräftiges Vollkornbrot.

Sellerieschiffchen mit französischer Käsecreme gefüllt

30 Gramm Roquefortkäse
2 Eßlöffel Magerquark
2 Teelöffel weiche Butter
1/4 Zwiebel
nach Geschmack 1 Prise Meersalz und frisch gemahlener weißer Pfeffer
2 kleine Stangen Staudensellerie
1 kleine Tomate
1/4 Salatgurke oder 1 kleine Zucchini

Den Roquefort mit einer Gabel zerdrücken, den Quark und die Butter zufügen. Die Zwiebel in kleine Würfel schneiden und unter die Käsecreme mischen; nach Geschmack mit Salz und Pfeffer abschmecken. Die Selleriestangen gründlich waschen, abtrocknen, die Stielenden entfernen, eventuell Fäden abziehen und die Stangen in etwa 6 Zentimeter lange Stücke teilen. Die Käsecreme in den Sellerie

Ernährungsumstellung nach dem Fasten

füllen. Die Tomate und die Gurke oder die Zucchini waschen, abtrocknen, in Scheiben schneiden und die Käsecreme damit garnieren.

- **Tip:** Wenn Sie für ein festliches Buffet die Sellerieschiffchen besonders dekorativ anrichten wollen, spritzen Sie die Käsecreme mit einem Spritzbeutel mit Sterntülle auf die Selleriestangen.

Gefüllte Tomaten

2 Tomaten
je 1 Prise Meersalz, frisch gemahlener weißer Pfeffer und getrockneter Oregano
50 Gramm Kräuterfrischkäse
1 Eßlöffel saure Sahne
1 Teelöffel frisch gehackte Kräuter
je 1/4 Salatgurke und Zwiebel
1 Blatt Kopfsalat
1 Zweig Petersilie oder Dill

Die Tomaten waschen, abtrocknen und die Deckel abschneiden. Das Innere aushöhlen. Die Tomaten innen mit dem Salz, dem Pfeffer und dem zerrebelten Oregano würzen. Den Frischkäse mit der sauren Sahne und den gehackten Kräutern mischen. Das Gurkenstück und die Zwiebel schälen, beides in kleine Würfel schneiden und mit der Käsecreme verrühren. Das Salatblatt waschen und trockentupfen.
Die Tomaten darauf anrichten und mit dem Käse füllen. Die Tomatendeckel wieder darauflegen, mit dem Petersilie- oder Dillzweig garnieren.

- **Tip:** Das ausgehöhlte Tomateninnere können Sie später noch für eine Sauce oder Zwiebelsuppe (Rezepte → Seite 142, 226 und 228) verwenden.

Tatar
Zutaten für 2 Personen:

1 kleine Zwiebel
1 kleine Gewürzgurke
125 Gramm Tatar
1 Ei
je 1 Prise Meersalz, frisch gemahlener schwarzer Pfeffer und edelsüßes Paprikapulver
2 Scheiben Vollkornbrot
2 Teelöffel Butter
1/2 Teelöffel Kapern

Die Zwiebel schälen, aus der Mitte eine Scheibe schneiden und in Ringe teilen, den Rest der Zwiebel und die Gurke feinhacken. Das Tatar mit den Zwiebel- und Gurkenstückchen, dem Ei, dem Salz, dem Pfeffer und dem Paprika mischen. Auf dem mit Butter bestrichenen Vollkornbrot anrichten, mit den Zwiebelringen und den Kapern garnieren.

Wichtig: Das Ei muß frisch sein und das fertige Tatar im Kühlschrank aufbewahrt und rasch verbraucht werden!

- **Tip:** Aus übriggebliebenem Tatar können Sie Küchlein formen und in der Pfanne mit wenig Olivenöl braten.

Champignon-Tomaten-Brot

1 Scheibe Vollkornbrot
je 1 Teelöffel Butter und Hefe-Extrakt (Vitam-R)
1 Tomate
je 1 Prise getrockneter Oregano und Kräutersalz
1 Scheibe Emmentaler Käse (etwa 35 Gramm)
2 große Champignons

Die Brotscheibe leicht toasten, mit der Butter und dem Hefe-Extrakt bestreichen. Die Tomate waschen, abtrocknen, in Scheiben schneiden und auf das Brot legen, mit dem Oregano und dem Kräutersalz würzen. Den Käse darauflegen. Die Champignons putzen, waschen, vierteln, ebenfalls leicht würzen und das Brot damit belegen. Den Toast im vorgeheizten Grill kurz überbacken, bis der Käse schmilzt. Dazu paßt: Bauern-Salat (Rezept → Seite 221).

Fasten in der Fastenklinik 252

Finanzierungsmöglichkeiten einer stationären Fastenbehandlung 252
Wie muß eine »Kur« beantragt werden? 252
Häuser, in denen Heilfasten angeboten wird 253
Adressen in Deutschland 253
Adressen in Österreich 253
Adressen in Italien 253

Ärzte, die bereit sind, Fastende zu beraten 254

Deutschland 254
Österreich 258
Schweiz 258

Bücher zum Nachschlagen 259

Fasten/Heilfasten 259
Richtige Ernährung 259
Kompasse Ernährung 259
Vollwerternährung 259
Seelische Hintergründe 259
Heilnahrung 259
Küchen- und Wildkräuter, Heilpflanzen 259
Konzentration und Meditation 260

Sachregister 261

Impressum 270

Informationen, die weiterhelfen

Fasten in der Fastenklinik

Für den Fall, daß ein selbständiges Fasten für Sie nicht in Frage kommt, möchten wir Ihnen hier einige Tips für stationäre Fastenaufenthalte geben:

Finanzierungsmöglichkeiten
einer stationären Fastenbehandlung

- Der Patient ist Selbstzahler, die meisten Fastenkliniken sind Privatkliniken.
- Zuschuß durch die Krankenkasse für eine Sanatoriumskur.
- Voll- oder Teilerstattung durch die Krankenkassen wie für einen Krankenhausaufenthalt.
- Teilerstattung durch die Beihilfe.
- In Form eines Heilverfahrens der Rentenversicherung LVA (Landesversicherungsanstalten) und BfA (Bundesversicherungsanstalt für Angestellte) – nur in entsprechenden Vertragshäusern auf Anfrage.

Je ernsthafter die Erkrankung ist und je erfolgreicher sie durch ein klinisch-stationäres Heilfasten behandelt werden kann, desto eher werden die Krankenversicherer bereit sein, einen entsprechend hohen finanziellen Einsatz zu leisten. Eine Krankenhausbehandlung ernährungsabhängiger Stoffwechselerkrankungen ist erfahrungsgemäß wesentlich teurer als ein klinisch-stationäres Heilfasten in einer Fachklinik, die überdies meist die besseren Erfolge in kürzerer Zeit und von längerer Dauer aufzuweisen hat.

Viele Krankenkassen sind heute bereit, auch stationäre Vorbeugekuren mitzufinanzieren, wenn dadurch drohende Krankheit abgewendet werden kann.

Zuschüsse sind möglich

Wie muß eine »Kur« beantragt werden?

Gehen Sie zu Ihrem Hausarzt oder einem fastenerfahrenen Arzt (→ Seite 254), und tragen Sie ihm Ihre Absicht vor. Er wird Ihren Antrag bei der Kasse befürworten und medizinisch begründen. Gehen Sie dann zur Kasse, und stellen Sie den Antrag auf eine klinisch-stationäre Heilbehandlung – nicht auf eine Badekur!

Inzwischen haben Sie mit einer Fastenklinik Kontakt aufgenommen, sich Prospekte und Preislisten schicken lassen. Dabei erhalten Sie auch Angaben über Kassenzulassungen und deren Beihilfefähigkeit.

Ein Heilverfahren über die Rentenversicherungsanstalt BfA oder LVA beantragen Sie ebenfalls über Ihren Hausarzt. Von der Vertrauensärztlichen Dienststelle werden Sie später zu einer Untersuchung bestellt werden. Betonen Sie beim Hausarzt und auch beim Vertrauensarzt, daß Sie eine Heilfastenbehandlung wünschen. Diese wird nur in dafür eingrichteten Spezialhäusern durchgeführt (Adressen → Seite 253).

Antrag über den Hausarzt

Häuser, in denen Heilfasten angeboten wird:

Falkenstein-Klinik
PD Dr. Häntschel
Ostrauer Ring 35
01814 Bad Schandau-
Ostrau

Sanitas Dr. Köhler-
Parkkliniken
Fachklinik für
Naturheilverfahren
08645 Bad Elster

Klinik für Physiotherapie
Berlin-Buch
Dr. Jürgen Rohde
Wiltbergstraße 50
13125 Berlin

Immanuel-Krankenhaus
Prof. Bühring/Dr. Stange
Königstraße 63
14109 Berlin

Krankenhaus Ochsenzoll
Dr. Helmut Brinkmann
Langenhorner Chaussee 560
22419 Hamburg

Klinik Dr. Otto Buchinger
Dr. Andreas Buchinger
Forstweg 39
31810 Bad Pyrmont

Habichtswaldklinik
Dr. Schmiedel
34131 Kassel-Wilhelmshöhe

Klinik am Warteberg
Dr. Rippel
37213 Witzenhausen

Kurhaus Dhonau
Dr. Axel Bolland
55566 Sobernheim

Felke-Kurhaus Menschel
Dr. Matthias Menschel
55566 Sobernheim/
Meddersheim

GesundheitsCentrum
Möhnesee
Dr. Rainer Schubmann
Schnappweg 2
59519 Möhnesee-Körbecke

Waerland Sanatorium
Haus Friedborn GmbH
Postfach 14 43
79705 Bad Säckingen

Klinik für Naturheilwesen
Dr. Ostermayer
Santoriumsplatz 2
81545 München

Sanatorium Dr. Trommsdorff
Hermann-Barth-Weg 6
82481 Mittenwald
Sporthotel Achental
Dr. Ursula Herzog
Mietenkamerstraße
83244 Grassau

Privatklinik Tannerhof
Dres. A. und
M. v. Mengershausen
Tannerhofstraße 32
83735 Bayrischzell/Obb.

Krankenhaus für
Ganzheitsmedizin
Abtl. Naturheilkunde
84359 Simbach/Inn

Waldhausklinik Deuringen
Dr. Manz
86391 Stadtbergen

Klinik Buchinger
Dr. Christian H. Kuhn
88641 Überlingen

Kurpark-Klinik
Dr. G. Hölz
Postfach 10 15 64
88645 Überlingen

Malteser-Klinik Dr. von
Weckbecker
Dres. E. u. N. Lischka
97769 Bad Brückenau

Österreich:
Sanatorium
Dr. Felbermayer
A-6793 Gaschurn/Montafon

Italien:
Kurhaus
Dr. Markus v. Guggenberg
Unterdrittelgasse 17
I-3904 Brixen/Südtirol

Ärzte, die bereit sind, Fastende zu beraten

Bedenken Sie bitte, daß die Beantwortung von Telefonanfragen nur in knapper Form möglich und ärztliche Beratung per Telefon, ohne daß der Faster dem Arzt bekannt ist, nicht möglich sind. Legen Sie schriftlichen Anfragen bitte einen mit Ihrer Anschrift versehenen und frankierten Briefumschlag bei.

Dipl. Med. Christine Kosch
Königsteiner Str. 6b
01796 Pirna

Dr. Gudrun Spitzner
Egon-Erwin-Kisch-Weg 10
04299 Leipzig

Dipl. Med. Karla Göthe
Bahnhofstraße 4
04626 Nöbdenitz

Dr. Elke Fichtner
Grünefelder Straße 12
08373 Remse

Dr. Angelika Zimmer
Am Ring 11
08606 Tirpersdorf

Dr. Adelheid Klauck-
Stolzenburg
Egmontstraße 4
10317 Berlin-Lichtenberg

Dr. Elke Achilles
Pestalozzistraße 4
10625 Berlin

Dr. Irene Freimuth
Bundesallee 55
10715 Berlin

Dr. Wilhelm Breitenbürger
Dr. Jochen Starke
Schlesische Straße 32
10997 Berlin

Dr. Dagmar Klausch
Am Falkenberg 128
12524 Berlin

Dr. Gisela Schmitz da Silva
Gesellschaftsstraße 17
13409 Berlin

Dr. M. Bronstein
Wilhelmsruher Damm
231–245
13435 Berlin

Dres. M. und R. Wilhelm
Schmarjestraße 18
14169 Berlin

Dr. Stefan Föller
Koenigsallee 35
14193 Berlin

Dr. Sigrid Das
Binger Straße 64
14197 Berlin

Dr. Uthe Ernst-Muth
Rosenstraße 3
20095 Hamburg

Dr. Dietrich Wachsmuth
Rothenbaumchaussee 26
20148 Hamburg

Susanne Greunuß
Ärztin für Allgemeinmedizin
Birkenallee 2
21436 Marschacht

Dr. Werner Kremser
Rehblöcken 22
22359 Hamburg

Dr. C. U. Schünke
Wulfsdorfer Weg 116
22359 Hamburg

Dr. Eckhardt Sies
Moorhof 11
22399 Hamburg

Dr. Christian Strunge
Große Brunnenstraße 19
22763 Hamburg

Dr. Maria Straub
Lübecker Straße 16
23611 Bad Schwartau

Dr. Renate Schlecker
Markt 9a
23701 Eutin

Dr. Peter A. Fricke
Knooper Weg 48
24103 Kiel

Dr. Sigrid M. Meyer
Segeberger Landstraße 83
24145 Kiel

Dr. Walter Schupfner
Lehmweg 51a
25492 Heist

Dr. Ingrid Olivet
Jahnstraße 32
25746 Heide

Dr. Ralf Sens
Ludwig-Nissen-Straße 43
25813 Husum

Dr. Irene Budelski
Andreas-Dirks-Straße 7
25980 Westerland

Dr. Ute Venohr
Lindenstraße 2
26169 Gehlenburg

Dr. Peter Streckenbach
Willehad Straße 4
26180 Rastede

Dr. Manfred Dittmar
Kirchstraße 22
26871 Papenburg

Dr. Wolfgang Dörfler
Gerwin Michaelis
Königsallee 18
27404 Gyhum

Dr. Hugo Ohntrup
Zum Kreuzkamp 14
27404 Hesslingen

Dr. Gertraute von
Jürgensonn
Am Steinkamp 8
27476 Cuxhaven-
Sahlenburg

Informationen, die weiterhelfen

Dr. Beate Staiger
Bahnhofstraße 37
28195 Bremen

Dr. Ulrich Giesler
Huchtinger Heerstraße 30
28259 Bremen

Dr. Markward Ringeling
Amtsweg 18
29386 Hakensbüttel

Dr. Harry Wichert
Magdeburger Straße 18
29345 Unterlüß

Dr. Rita Klose
Uelzener Straße 11
29581 Gerdau

Dr. Klas Mildenstein
Gartenstraße 10
30880 Laatzen

Dr. H. Werner Burkhardt
Annette Kehr-Burkhardt
Am Mühlenberg 1
30900 Bissendorf/Hannover

Dr. Thomas Kaluza
Lilienstraße 14
31020 Salzhemmendorf-
Osterwald

Dr. Erhard Klenner
Hindenburgplatz 3
31134 Hildesheim

Dr. Axel Preiskorn
Frankenstraße 7
31547 Rehburg-Loccum

Dr. Klaus-Peter Reinicke
Wilhelmstraße 19
31582 Nienburg

Dr. Peter Opala
Thiewall 6
31785 Hameln

Dr. Wolfgang Pielot
Thiewall 7
31785 Hameln

Dr. H. Ziegenhorn
Kastanienwall 9
31785 Hameln

Dr. Eckehard Meyer
An der Kirche 1
31832 Springe

Dr. Fritz Heinicke
Berliner Straße 41
32361 Preußisch-Oldendorf

Dr. Wilhelm Stedtfeld
Elsmannstraße 4
33332 Gütersloh

Dr. Margot Olischläger
Tannenkamp 23
34346 Hann.-Münden

Dr. Sonja Engisch
Kaufhof 7
38440 Wolfsburg

Dr. Angelika Weishaupt
Cellerstraße 51a
38518 Gifhorn

Dr. Wilhelm Hintzen
Rhenaniastraße 30
41516 Grevenbroich

Dr. Martin Hermann
Zur Dörner Brücke 19
42283 Wuppertal

Dr. D. Schröer-Dahlberg
Eickeler Markt 7
44651 Herne/Eickel

Dr. Matthias Krisor
Marienstraße 2
44651 Herne

Dr. Cornelia Baumgart
Friederikenstraße 41
45130 Essen

Dr. Annegret Schauerte
Gebhardtstraße 21
45147 Essen

Dr. Bärbel Schmücker
Mergelstraße 51
45478 Mühlheim a. d. Ruhr

Dr. Michael Weyer
Steigerstraße 8
46537 Dinslaken

Dr. Irmgard Griese-Bassier
Klosterstraße 26
47441 Moers

Dr. Klaus Kohl
Herrenstraße 77
47665 Sonsbeck

Dr. Norbert Scholz
Neusser Straße 28
47798 Krefeld

Dr. G. Schnürmann
Bahnhofstraße 10
48565 Steinfurt

Dres. M. u. H. Kl.
Rüschkamp
Schürkamp 11
48607 Ochtrup-
Langenhorst

Dr. Dr. D. Wachsmuth
Neue Straße 6
49143 Bissendorf

Dr. Wolfgang Baumgärtner
Dr. Ulrich Franke
Haferstraße 42
49324 Melle

Dr. Christiane Wagner
Seb.-Kneipp-Straße 23
50226 Frechen

Dr. Eva Krengel-Stein
Brieger Weg 1
53119 Bonn

Dr. Ursula Laubach
Enzweg 4
54673 Neuerburg

Dr. Monika Brantzen
Augustinerstraße 46–48
55116 Main

Dr. Christa Jung
Bleichstraße 1
55232 Alzey

Dr. Thomas Winter
Jahnstraße 45
55257 Budenheim

Informationen, die weiterhelfen

Dr. J. Weber
Bahnhofstraße 37
55457 Gensingen

Dr. Hildegard Simons
Bahnhofstraße 2
56130 Bad Ems

Dr. J.-Ch. Kingreen
Elberfelder Straße 55
58095 Hagen

Prof. Dr. R. W. Erpelt
Am krusen Bäumchen 12
58239 Schwerte

Dr. Johanna Krichbaum
Knapper Straße 48
58507 Lüdenscheid

Dr. Hubertus Steinkuhl
Lupinenweg 2
58708 Menden

Dr. David Tao
Hauptstraße 18
58739 Wickede/Ruhr

Dr. Hartmut Bansi
Hertinger Straße 6
59423 Unna

Detlef Sonten
Meiningser Weg 9
59494 Soest

Dr. Sabine Heinken
Altebornstraße 1
60389 Frankfurt

Dr. Viktor Popp
Am Stockborn 14
60439 Frankfurt

Dr. S. Schapitz
Rennbahnstraße 38
60528 Frankfurt

Dr. Sabine Eversheim
Herzog-Adolph-Straße 4
61462 Königstein

Dr. Dieter Spranger
Georg-Pingler-Straße 7
61462 Königsstein/Taunus

Carsten Ritterhoff
Am Bachstaden 10
63674 Altenstadt

Dr. Ingrid Darmstädter
Frankfurter Landstraße 95
64291 Darmstadt

Dr. Benno Wölfel
Odenwaldstraße 30
64665 Alsbach-Hähnlein

Dr. Susanne Hof
Luisenstraße 18
65185 Wiesbaden

Dr. J. u. Ch. Lorenz
Flachstraße 13
65197 Wiesbaden

Dr. Grit Berner-Rohn
Gartenfeldstraße 1
65307 Bad Schwalbach

Dr. Renate Maria Quaißer
Rheingaustraße 141
65375 Oestrich-Winkel

Dr. Horst Hammel
Schöne Aussicht 1
65396 Walluf

Dr. D. M. Weins
Am Bahnhof 4
66111 Saarbrücken

Dr. Helmut Braun
Bliesgaustraße
66440 Blieskastel

Dr. F. X. u. P. Erlenwein
Mainzer Straße 32
67117 Limburgerhof

Dr. S. (Algerien) Graf
Marktplatz 11
67304 Eisenberg

Dr. Günter Michael
Glockengasse 2
67435 Neustadt

Dr. Helmut Bergdolt
Dr. Gudrun Mono
Schloßstraße 14
69168 Wiesloch

Dr. Tatiana Koppel
Marconistraße 53
70435 Stuttgart

Dr. Adelheid Böhner-Müller
Stedinger Straße 10
70499 Stuttgart

Dr. Michael Stadie
Leinfeldener Straße 74
70597 Stuttgart

Dr. Dieter Kintzinger
Kirchheimer Straße 67
70619 Stuttgart

Dr. Renate Necker
Kirchheimer Straße 42
70619 Stuttgart

Dr. W. Scheel
Kleinbottwarer Straße 17
71711 Steinheim

Dr. Andreas Klein
Berliner Ring 39
72076 Tübingen

Dr. Angelika Russ
Schillerstraße 1
72119 Ammerbuch

Dr. Gerd Brühl
Dorfstraße 41
72138 Kirchentellinsfurt

Dr. Thomas Adrian
Lauterbadstraße 73
72250 Freudenstadt

Dr. Dietrich Schmoll
72269 Schopfloch/
Schwarzwald

Dr. Horst Kleber
Hechinger Straße 38
72461 Albstadt

Dr. Krystyna Nowara
Karlstraße 35
72488 Sigmaringen

Dr. Regine Siegel-Trumpp
Baumgartenweg 13
72993 Pfullingen

Informationen, die weiterhelfen

Dr. Matthias Komp
Markstraße 7
73230 Kirchheim/Teck

Dr. Ulrike Kohrs-Gerlach
Plochinger Straße 31
73730 Esslingen

Dr. Ulrike Banis
Kronenstraße 30
73760 Ostfildern

Dr. Ute Grauf-Ott
Berhardstraße 24
74182 Obersulm

Dr. J. F. Rösch
Redtenbacherstraße 20
75177 Pforzheim

Dr. Helmut Sauer
Rheinstraße 7
76337 Waldbronn-
Reichenbach

Dr. Georg Wittich
In der Krautbündt 1
77656 Offenburg

Dr. Martina Brielmaier
Rechenerstraße 47
77704 Oberkirch

Dr. Eckehardt Möbius
Eisenbahnstraße 2
77833 Ottersheim

Dr. Hubert Schnurr
Schmidtenstraße 10
77963 Schwanau

Dr. Frank O. Spiegel
Klosterring 11
78050 Villingen

Dr. Helga Löhnitz
Im Wiesengrund 3
78073 Bad Dürrheim

Dr. Rainer Waldschütz
Hadwigstraße 24
78224 Singen

Dr. Michael Funke
Breitestraße 20
78234 Engen

Dr. Barbara Büttner
Fischerstraße 36
78464 Konstanz

Dr. Herbert Langer
Von-Stauffenberg-Straße 4
78554 Aldingen

Dr. Martha Ritzmann-
Widderich
Hochbrücktorstraße 22
78628 Rottweil

Dr. C. Gerards
Rosshalde 14
79100 Freiburg

Dagmar Müller-Mobasherry
Hebelstraße 1
79104 Freiburg

Dr. Winfried Karduck
Zähringerstraße 384
79108 Freiburg i. Br.

Dr. Anselm Model
Kirchbergstraße 16
79111 Freiburg

Dr. Henninges
Krozinger Straße 11
79114 Freiburg

Dr. Christian Hentschel
Markgrafenstraße 8
79312 Emmendingen

Dres. A. u. E. Schulte-
Kemna
Karl-Fürstenberg-Straße 6–8
79618 Rheinfelden

Dr. Gertrud Arnsberg
Untere Flüh 1
79713 Bad Säckingen

Dr. Manfred Henn
Hofstatt 9
79771 Klettgau-Erzingen

Institut für Präventivmedizin
Dres. Burkhardt
Sickinger Straße 40
79856 Hinterzarten

Dr. Heinz Breidenbach
Hippmannstraße 6
80639 München

Dr. Wolfgang Dittmar
Destouchesstraße 46
80803 München

Dr. Gerd Mayer
Josef-Frankl-Straße 47c
80995 München

Dres. K.-H. u. U.
Gunzelmann
Goldbergstraße 6
81479 München

Dr. Schmid
Heimgartenstraße 29
82441 Ohlstadt

Dr. Dieter Bauer
Bräuhausgasse 16
83098 Brannenburg

Dr. Richard Schader
Wendelsteinstraße 6
83209 Prien

Dr. Lucyna Schroeder
Salzburger Straße 5
83435 Bad Reichenhall

Dr. Anneliese Heidegger
Dr.-Berkmann-Straße 6
83487 Marktschellenberg

Dr. Heiner Bauer
Tannenbergstraße 1
83646 Bad Tölz

Dr. Eberhard Laubender
Von-Velsen-Straße 8
83671 Benediktbeuern-Ried

Dr. Werner Düsterwald
Adrian-Stoop-Straße 42
83707 Bad Wiessee

Dr. Walter Strauch
Moltkestraße 6
84453 Mühldorf

Dr. Hartmut Dorstewitz
Wasserburger Straße 37
85614 Kirchseeon

Informationen, die weiterhelfen

Dr. Christiane Susanne
Hübner
Sonnenstraße 2
86179 Augsburg

Dr. Michael Schreiber
Hauptstraße 45b
86482 Aystetten

Dr. Anton Wohlfart
Am Kaltenbrunnen 10
86676 Ehekirchen

Dr. Wolfgang May
Am Ehberg 23
87645 Schwangau-Horn

Dr. Bärbel Lang
Zinggstraße 3
87700 Memmingen

Dr. Günther Weishaupt
Reinpoldstraße 10
87719 Mindelheim

Dr. Elvira Kern-Nagel
Vorarlbergstraße 9
88045 Friedrichshafen

Dr. Peter Groh
Schussenstraße 3
88212 Ravensburg

Dr. Günther Gunzelmann
Oberhorgen 4
88353 Kißlegg

Dr. Bernhard Duhm
Aulendorfer Straße 6
88371 Ebersbach-Musbach

Dr. Bernd Hillebrandt
Hauptstraße 10a
88696 Owingen

Dr. Heinz-U. Haug
Franz-Lehar-Straße 6/2
89231 Neu-Ulm

Dr. Michael Schorr
Ortsstraße 40
89250 Senden

Dres. Heribert und
Angela Renner
Gibitzenhofstraße 113
90443 Nürnberg

Dr. Josef Eiletz
St. Georgsplatz 8
92286 Rieden

Dr. Günter Gilch
Teunzer Straße 15
92526 Oberviechtach

Dr. Reiner Sollfrank
An der Eiche 1
92637 Weiden

Prof. Amberger Lahrmann
Pfr.-Deininger-Allee
93333 Neustadt/
Bad Gögging

Dr. L. Fodor
Schulgasse 7a
94078 Freyung

Dr. Armin Primbs
Stadtgraben 48
94315 Straubing

Dr. Bernhard Kampik
Ingrid Wancura-Kampik
Bürgerreutherstraße 39
95444 Bayreuth

Dr. Andreas Kreutzer
Hauptstraße 42
95482 Gefrees

Dr. Erich Dumrauf
Bamberger Straße 78
96149 Breitengüßbach

Dr. Marianne Brandt
Dr.-Thomas-Dehler-Straße 3
96215 Lichtenfels

Dr. Rainer Mehling
Brücknerstraße 20
97080 Würzburg

Dipl.-Med. Susanne Hebig
Bahnhofstraße 17
98527 Suhl

Österreich:
Dr. Theodor Fuchs
Josefstädter Straße 7/15
A-1080 Wien

Dr. Elfriede Nitsche
Prinz-Eugen-Straße 6
A-1200 Wien

Dr. Erhard Weltin
Brigittenauer Lände
148/13/6
A-1200 Wien

Dr. W. Kurz
A-6344 Walchsee
79/Kufstein

Dr. Doris Wulz
Kolpinggasse 18
A-9020 Klagenfurt

Schweiz:
Dr. Ernst Bauer
Kurhaus Prasura
Höhwaldweg
CH-7050 Arosa

Ärztekurse/Selbsterfahrungsseminare
zur Erlangung der Berechtigung, Fastende zu beraten, werden organisiert vom:

Zentralverband der Ärzte
für Naturheilverfahren e.V.,
Geschäftsstelle
Am Promenadenplatz 1
72250 Freudenstadt
Prospekt anfordern
(Kennwort »Fastenseminar«)

Jahresübersicht – Fastenwoche für Gesunde
anfordern bei
Lisa Hartel-Schmucker (dfa)
Schlesierstraße 5
92431 Neuenburg v. Wald

Ausbildung Fastenleiter/in
Hermine Gronau
Müllersgasse 5
71364 Winnenden

Bücher zum Nachschlagen

Fasten/Heilfasten
Buchinger, Dr. O. sen.,
Das Heilfasten;
Hippokrates Verlag, Stuttgart
Buchinger, Dr. O. jun.,
Heilfastenkur;
Bruno Wilhelms Verlag,
Bad Bevensen
Fahrner, Dr. H.,
Fasten als Therapie;
Lützner, Dr. H.,
Aktive Diätetik;
Hippokrates Verlag, Stuttgart
Lützner, Dr. H.,
Wie neugeboren durch Fasten;
Gräfe und Unzer Verlag,
München

Richtige Ernährung
Elmadfa, Prof. Dr. I., Aign, W.,
Muskat, Prof. Dr. E.,
Fritzsche, Dipl. oec. troph. D.,
Cremer, Prof. Dr. med. H. D.,
Die große GU Nährwert-Tabelle;
Fritzsche, Dipl. oec. troph. D.,
Cremer, Prof. Dr. med. H. D.,
*Die große GU Vitamin- und
Mineralstofftabelle;*
beide Titel: Gräfe und Unzer
Verlag, München
Hölz, Dr. G., Million, H.,
Die Cholesterin Minus Kur;
Falken Verlag
Lützner, Dr. H., Million, H.,
Richtig essen nach dem Fasten;
Gräfe und Unzer Verlag,
München

Kompasse Ernährung
GU Kompaß Nährwerte;
GU Kompaß Cholesterin;
GU Kompaß Mineralstoffe;
GU Kompaß Vitamine;
Klevers Kalorien-Joule-Kompaß;
alle Titel: Gräfe und Unzer
Verlag, München

Vollwerternährung
Danner, Helma,
Biologisch Kochen und Backen;
Econ Verlag, München
Große GU-Vollwertbücher;
Gräfe und Unzer Verlag,
München
Kleine GU Vollwertbücher;
Gräfe und Unzer Verlag,
München
Koerber/Männle, Leitzmann,
Prof. v., *Vollwert-Ernährung;*
Haug Verlag, Heidelberg
Kollath, Prof. W.,
Die Ordnung unserer Nahrung;
Haug Verlag, Heidelberg
Leitzmann, Prof. C., Million, H.,
Vollwertküche für Genießer;
Falken Verlag
Million, Helmut,
Vollwert-Ernährung;
Ernst-Schmidt-Verlag, Pfullendorf
Reiter, S.,
Vollwertkost für Kinder;
Falken Verlag
Rias-Bucher, Barbara,
*Vollwert Backvergnügen wie
noch nie;*
*Vollwert-Kochvergnügen wie
noch nie;*
Rittinger, Eva,
*Vegetarisch kochen, köstlich
wie noch nie;*
Gräfe und Unzer Verlag,
München

Seelische Hintergründe
Aliabadi, C., Lehnig, W.,
Wenn Essen zur Sucht wird;
Bastei-Lübbe
Besser-Siegmund, C.,
Easy weight;
Econ-Verlag, München
Hay, L.L.,
*Gesundheit für Körper
und Seele;*
Econ-Verlag, München
Orbach, S.,
Antidiätbuch I;
Frauenoffensive Verlag

Pearson, Dr. L. und L.,
Psycho-Diät;
Rowohlt-Verlag, Reinbek
Schnebel, Dipl. Psych.
Andreas, Bröhm, Patricia,
Sprechstunde Bulimie;
Gräfe und Unzer Verlag,
München

Heilnahrung
Bircher-Benner-Handbücher,
*Schlank – schön – gesund durch
Frischsäfte und Rohkost;*
Bircher-Benner-Verlag,
Bad Homburg
Bruker, Dr. med. O.,
*Unsere Nahrung –
Unser Schicksal;*
emu Verlag Lahnstein
Lützner, Dr. H.,
Aktive Diätetik;
Hippokrates Verlag, Stuttgart
Lützner, Dr. H., Million, H.,
*Rheuma und Gicht –
Selbstbehandlung durch
Ernährung;*
Jungjohann Verlag, Neckarsulm
Rauch, Dr. E.,
*Die Darmreinigung nach
Dr. F. X. Mayr;*
Haug Verlag, Heidelberg
Schnitzer, Dr.,
*Gesund und schlank werden mit
Intensivkost und Normalkost;*
Schnitzer-Verlag,
St. Georgen, Schwarzwald

**Küchen- und Wildkräuter,
Heilpflanzen**
Pahlow, Mannfried,
*GU Kompaß Kräuter und
Wildfrüchte;*
GU Kompaß Heilpflanzen;
*Der große GU-Ratgeber
Heilpflanzen;*
Das große Buch der Heilpflanzen;
alle Pahlow-Titel: Gräfe und
Unzer Verlag München

Informationen, die weiterhelfen

Keil, Gisela,
Praxis Biogarten;
Recht, Christine,
GU-Kompaß Küchenkräuter;
Gräfe und Unzer Verlag,
München
Reims, Gerhard,
Biologisch gärtnern –
Schritt für Schritt;
Hörnemann-Verlag,
Bonn-Röttgen

Konzentration und Meditation
Cardas, Elena,
ATMEN – Lebenskraft befreien;
Gräfe und Unzer Verlag,
München
Gawain, S.,
Stell dir vor;
Rowohlt Taschenbuch Verlag,
Reinbeck

Huth, Dr. med. A.,
Huth, Dr. med. W.,
Meditation – Begegnung mit der
eigenen Mitte;
Gräfe und Unzer Verlag,
München
Karpinski, Gloria D.,
Initiation im Alltag;
Knaur Verlag, München
Langen, Prof. Dr. med. D.,
Autogenes Training;
Gräfe und Unzer Verlag,
München
Leuner, Prof.,
Katathymes Bilderleben;
Thieme Verlag, Stuttgart
Meutes-Wilsing, Adelheid,
Bossert, Judith,
ZEN für den Tag;
Gräfe und Unzer Verlag,
München

Ponder; C.,
Die Heilungsgeheimnisse der
Jahrhunderte;
Verlag Das Besondere, Berg am
Starnberger See
Yoga für alle Lebensstufen –
in Bildern;
Von den Grundstellungen über
Entspannungs-und
Atemübungen zu Asanas und
Meditation;
Sivananda Yoga Zentrum;
Gräfe und Unzer Verlag,
München

Informationen, die weiterhelfen

Sachregister

A
abführen 73
Abführmittel
  19, 84,126
Abhängigkeit 157
Ablagerungen 24
– krankhafte 14
abnehmen 104
Abschalten nach
  Überbelastung 81
Advent 167
Aggression 72, 123
aggressive Launen 85
Alkalireserve 65
Alkohol 19, 26, 38,
  60, 86, 120, 157,
  170
Alkoholiker 28
Allergien 37, 38
Allgäuer Spätzle 235
Altern 191
– biologisches 31
Alterungsvorgänge 31
Ananasmüsli 206
Anbau, biologischer
  116, 198, 201
Änderung des
  Lebensstils 30
Anerkennung durch
  andere 15
Angst 86, 147
Anlaufschwäche 76
Anonyme Alkoholiker
  157
ansteigendes Fußbad
  70, 71, 77, 78, 89
Anwendung 76
Apfel-Hüttenkäse 210
Apfelmüsli 205
Apfelquark 137
Appetitlosigkeit 166
Appetitzügler 19, 156
Aprikosenpaste 211
Arbeitspause 164, 171
Ärger 123
Armguß 75
Arteriosklerose 22
Aschermittwoch 161
Atemschulung 76

Attraktivität 105
Aufbau 114, 154
-fehler 119
-tage 114, 116, 127,
  160,161,162,168
–, Vorbereitung auf 112
-zeit 120
Aufgußbeutel 158
Aufraffen 81
Ausdünstung 84
Ausfluß 85
Ausleitung 172
Ausscheidung 69, 83,
  84, 172
– über den Mund 85
Ausscheidungen 166
Ausscheidungsorgan 83
Ausscheidungs-
  vorgänge 85,
  166, 172
Aussehen, wirkliches
  102
Auswertung der
  Nahrung 193
autogenes Training
  76, 157, 172, 184
Avocadosalat 219

B
Ballaststoffe 11, 115,
  177, 197
Bandscheiben 26
Bandscheiben-
  schäden 38
Basenreichtum 65
Bauchbeschwerden
  63, 78
Bauern-Salat 221
Baustoffe 24
Bechterew 38
Bedarfsdeckung
– im Fasten 92
– im Kostaufbau 93
Bedürfnisse 182
– des Körpers 172
Beerenobst 201
Befindensstörungen 20
Befriedigungswert 193

Behandlung
– psychologisch,
  psychiatrisch,
  psychotherapeutisch
  35, 48
– von Gemüse 203
Beihilfe 252
Beine hochlagern 172
Bequemlichkeit 171
Beratung 253
Beschwerdefreiheit 114
Beschwerden
  87, 112, 119, 166
Beschwerdenbilanz 119
beten 148
Bewegung 171, 181
Bewegungs-
  bedürfnis 171
Bewegungsdrang 171
Bewegungstraining 79
bewußt essen 122
Beziehung zu anderen
  Menschen 149
Bilanz 154
Bildmeditation 47, 151
– »Nahrung« 97
– Das Lebensgefühl
  ändern 95
– Die neue
  Erscheinung 103
– Die Rosen-
  meditation 173
– Erholungsort 94
– Eßfantasie 96
– Farben wählen 109
– Herzmeditation 149
– Ich bin wertvoll und
  liebenswert 106
– Ich mag mich 104
– Mein Körperbild 101
– Nahrungsmittel sind
  Lebens-Mittel 147
– Rosengarten 175
– So sehe ich mich 98
– Strahlen Sie 108
– Zuwendung 100
Bindegewebe 24, 28, 31
Bindegewebs-
  erkrankungen 21

Bioghurt mit Sanddorn
  und Leinsamen 129
biologische Wertigkeit
  14
biologischer Anbau
  116, 198, 201
biologisches Altern 31
Bircher-Kartoffeln 145
Birchermüsli 133
Birnenmüsli 205
Bittersalz 70, 84
Bittertees 158
Blähungen 89, 118,
  126,159
Blattsalat 128
Blut 156, 158, 167
Blutdruck 23, 26, 35
– erhöhter 170
– erniedrigter 53,
  75, 82, 88, 158,
  159, 161
Blutdruckabfall 69
Blütentees 159
Blutfette 26
Blutfettgehalt 23
Blutfettwerte 36
Blutgefäße 23, 24,
  26, 37
Bluthochdruck 21,
  38, 95
Blutzucker 23
Böden 193
Bohnengemüse 238
Brennesselsalat 223
Brigitte-Diät-Club 43
Broccoligemüse 143
Broccolisalat 219
Brotaufstriche 208
Brote mit Apfel-Meer-
  rettich-Quark 140
Bücher zum
  Nachschlagen 260
Buchinger-Fasten
  14, 19, 65
Buchweizenpfanne
  230
Buchweizensuppe 228
Bunter Reissalat 222

Informationen, die weiterhelfen

C

Cellulite 22, 28
Champignonsalat 220
Champignon-
Tomaten-Brot 249
chemische
Konservierungs-
mittel 190
Chicoréesalat 143, 221
Cholesterin 21, 23, 26
Christen 161
chronische Krank-
heiten 38
chronischer Kopf-
schmerz 38
Cremes 84

D

dänischer Käsesalat 247
Darm 13, 19, 60, 62,
73, 83, 88, 119, 122,
125, 126, 159, 177
Darmentleerung 13,
63, 73, 83, 84, 162
Darmfunktion 125
Darmfüllung 168
Darmpflege 84
Darmreinigung
53, 62, 63, 64, 70
Darmtätigkeit 197
Dauerleistungen 79
DDT 82
depressive
Verstimmung 89
Desensibilisierung 37
desodorierende
Mittel 84
Desserts 243
Diabetes 17, 23, 36, 38
Diabetiker 26
Diät 30, 102, 115
Diät-Club 43, 181
Dickmacher 170, 180
Dickmilch mit
Erdbeeren 140
Dickmilch mit
Leinsamen 130
Dosengemüse 203
dritte Fastenwoche 74
dritter Aufbautag 132
dritter Fastentag 70
Durchblutung 23

Durchblutungs-
störungen 38
Durchfall 13, 166, 176
Durchschlafen 77
Durstlöscher 156

E

Eigenliebe 107
Eigenständigkeit 151
einfrieren 203
Einkauf 168
– für die Aufbautage
116
– für die Fastenzeit 52
Einkaufsliste für den
dritten bis sechsten
Aufbautag 131
– für den Ent-
lastungstag 53
– für den ersten und
zweiten Aufbau-
tag 117
– für die fünf Fasten-
tage 54
Einkaufszettel 168
Einlauf 63, 70, 71, 73,
82, 83, 84, 88, 89,
126, 166, 172, 177
Einlaufgerät 55, 89
einschlafen 71, 77
Einstellung zum Essen
147
Einstieg ins Fasten 63
Eis 86, 119, 154,
182, 184
Eiweiß 10, 11, 13,
14, 24, 197
–, tierisches 194
Eiweißabbau 24
Eiweißdepots 161
Eiweißgehalt 167
Eiweißhaltige Lebens-
mittel 185
Eiweißreserve 14, 80
Eiweißspeicher 24
Eiweißspeicher-
krankheiten 21
Ekeldüfte 84
Elternhaus 107, 147
emotionales Handeln
100
Empfindungen 149
Enddarm 126

Energie 92
-bedarf 12, 16, 92, 93
-gehalt 11
-gewinnung 80
-haushalt 13
-menge 115
-programm 11, 12, 13,
15, 16, 64, 114, 162,
163
-reserven 64, 171
-speicher 10, 11, 24,
162
-träger 11, 13
-versorgung 79
-überschuß 115
-zentrum, seelisches
108
englischer
Selleriesalat 218
Entgiften 162
Entgiftung 24, 26,
161, 197
Entgiftungsarbeit 76
Entgiftungsmittel 31
entlasten 60
Entlastungstag 60,
61, 62, 167, 170,
179, 181
Entleerung 172
entschlacken 55, 162,
197
Entschlackung 22, 23,
26, 28, 161, 172
Entschlackungs-
prozeß 115
Entschlackungs-
vorgang 24
entspannen 76, 77, 172
Entspannung 47,
50, 76, 77, 99
– abschließen 51
Entspannungs-
techniken 184
Entspannungsübung
50
entspeichern 21
Entspeicherung 22, 163
Entwässerung 159, 168
Entwässerungsmittel
13, 118
Entwässerungs-
tabletten 19, 84
erbrechen 166

Erdbeercreme 245
Erfolgsbilanz 112
erhöhter Blutdruck 170
Erholungslandschaft 68
Erholungsort 94, 96,
98, 101, 103, 105,
106, 148, 149, 173
Erkältungsschutz 77
Erlebniswelt 155
Ernährung
–, gesunde 184
–, innere 18, 63
–, richtige 132, 178,
257
Ernährungs-
-berater(in) 35
-fehler 29, 115
–, Korrektur von 132
-gewohnheiten 155,
186, 187
-probleme 122
-ratgeber 179
-regeln 170
-umstellung 14, 29,
35, 135, 167
–, Leitlinien 194
–, Regeln 184
erreichbare
Gewichtsziele 168
Erscheinungsbild 104
Erschöpfung 158
erste Mahlzeit 121
erster Aufbautag 120
erster Fastentag 62
Erstfasten 42, 46
Erstfaster 43, 46
Erwartung an den
Partner 149
Erweiterte Frisch-
kost 194
Erziehung 100
Essen
– aus der Mitte 183
– Einstellung zum 147
– in der Familie 183
– meditativ 121
– mit dem Herzen 182
– mit dem Körper 182
– mit Kultur 183
Essensregeln im
Aufbau 123
Essensstoffwechsel 115
Essig 202

Informationen, die weiterhelfen

Eßgewohnheiten
22, 31, 44, 127,
176, 180
– falsche 155
–, Veränderung von 31
Eßkultur 183
Eßprobleme 122,
123, 171
Eßsucht 34
Eßtraditionen 29
Eßverhalten 52, 120,
177, 179, 180
– falsches 191
Eßverhaltensstörung
46
Eßverhaltenstraining
46, 122
Eßzwänge 166

F
falsche Eßgewohn-
heiten 155
falsche Lebens-
gewohnheiten 87
falsches Eßverhalten
191
Fältchen 118
Fäulnisprozesse 177
Farbe 109
Farbpuder 84
Fasten
– als Vorbeugemaß-
nahme 35
– bei Krankheit
42, 166
– Einstieg ins 63
– im Alleingang 43
– im Alltag 45, 163
– im beruflichen
Alltag 79
– im Urlaub 44, 60
– in der Klinik 46
– in der Tierwelt 16
–, religiöses 17
–, selbständiges
34, 74
– über Nacht
165, 166
–, Voraussetzungen
beim 42
–, Vorbeuge- 22, 23
– zu Hause 44

Fasten-
-acidose 65
-apotheke 87, 89
-arzt 14
-beginn 87
-brechen 8, 121,
123, 149, 163
-brühe 54
-dauer 114
-ferien 44
-flaute 81, 82, 158
-gemeinschaft 43
-geschichte 17
-getränke 24, 65
-gruppen 35
-klinik 28, 34, 35, 36,
37, 38, 46, 252
-krisen 82
-kultur 183
-kur 38, 82
– nach Dr. Buchinger 39
-leiter(in) 35, 42, 43,
46, 161
-marsch 10
-nacht 77
-nachwehen 119
-periode 16
-protokoll 55, 112
-regeln 163
-stoffwechsel 10,
114, 115
-tage 167
-verlauf 55
-wandern 43
-woche
– für Gesunde
43, 46, 256
– in der Gruppe 46
– wiederholen 161
-zeit 17, 161, 162,
163, 164, 165
– im Alltag 162
–, tatsächliche 162
fehlende
Zuwendung 101
Fehlernährung 13
Feigen-Pflaumen-
Mus 211
Fenchelgemüse in
Tomatensauce
238
Fenchelsalat 218
Feste 166, 167

Fett 11, 12, 24, 184,
194, 204
-abbau 24
-depots 12, 13, 77,
177
-gehalt 167
–, gehärtetes 190, 194
-gewebe 10, 82, 92
-haltige Lebensmittel
186
-leber 38
-polster 161
-reserven 14, 162, 180
-speicherkrank-
heiten 21
-sucht 178
–, verstecktes 184
feuchte Wickel 166
feuchtheiße Packung
70
Fieber 9, 42, 166
Figur 179
Fisch 241
Fischtag 61
Flaute 81, 162
Fleisch 170, 241
Flüssigkeitsbedarf 156
Freilandanbau 201
Freßsucht 176
frieren 71
Frische Ananas 245
Frischkost 115, 133,
134, 161, 184,
193, 197, 198
– erweiterte 194
–, Tagesplan für 200
-mahlzeit 198
-platte 198
-salate 193, 211
-tag 61
–, Tagesplan für 199
Frischkäse mit
Radieschen 209
Frischsäfte 185
Fruchtzucker 156
Früchtetees 159
Frühheilverfahren 22
Frühlings-Salat 220
Füllmittel 125
Fünfkornbratlinge 231
Fünfkornmüsli 207
fünfter Aufbautag 141
fünfter Fastentag 73

Fußbad 77
– ansteigendes
70, 71, 78, 89
F.X. Passage-Salz
53, 63, 84, 177

G
Gartenarbeit 171
Gartenkräuter 204
Gärungsprozesse 177
Gebet 148
Geborgenheit 15
Geburt 13
Gedanken
–, häßliche 85
–, Kraft der 147
gedünsteter
Grünkern 234
gedünsteter
Naturreis 233
Gefühle 72, 106,
151, 175
– zulassen 72
– Umgang mit 104
Gefühlsleben 100, 174
Gefühlsstau 95
gefüllte
– Grapefruit 244
– Kartoffeln 240
– Spinat-Pfann-
kuchen 236
– Tomaten mit
französischer
Käsecreme 248
– Zwiebel 237
Gefäßverschlackung 22
gehärtete Fette
190, 194
gehäuftes Fasten 167
geistiges Arbeiten 80
Gelegenheitstrinker 157
Gelenkrheumatis-
mus 24, 38
Gelüste 164, 178
Gemüse 201, 203, 237
– Behandlung von 203
-brühe 19
-säfte 156
Genußmittel 170
Gerichte aus Voll-
getreide 229
Geschmack, schlechter
159, 160

Informationen, die weiterhelfen

Geschmacks-
empfinden 154
Geschäftsessen 183
Gesellschaftstrinker 157
Gesichtsguß 75
Gesichtshaut 118
gesteigerte Lebens-
freude 125
gesunde Ernährung 184
Gesundheit 20, 21
gesundheitliche
Schäden 191
Gesundheitsstörung 20
Getreide 201, 204
Getreide-Gemüse-
Suppe 129
Getreidekorn 193
Getreidemühle 193,
201
Getreiderösti 231
Getränke 156
Gewicht 93, 161, 167,
168, 170, 180
– halten 93, 168
–, Normal- 168, 179
–, richtiges 168
Gewichts-
-abnahme 23, 24,
25, 26, 36, 80, 90,
92, 93
-bilanz, persönliche
93, 118
-korrektur 22
-kurve 90, 92
-probleme 48, 180, 182
-reduktion 104, 127
-reserven 20, 35,
74, 167
-stillstand 90
-tabelle 179
-verlauf 93
-verlust 10, 48, 73,
82, 90, 161
–, wirklicher 92
-ziele, erreichbare 168
-zunahme 168
Gewissen, schlechtes
107, 148
Gewohnheiten 86,
87, 122, 154, 155,
157, 178, 180
– überwinden 155
Gicht 21, 23, 38

gichtverhindernde
Medikamente 28
Giftstoffe 24, 60,
84, 119, 192
Glaubersalz 53, 63,
70, 83, 161, 177
Glaukom 38
Gliederschmerzen
70, 84, 88, 172
Glycerin-Zäpfchen 126
Glykogen 10
große Nahrungs-
pause 164
große Rohkostplatte
133
Großküchen-
verpflegung 29
grüne Quarksauce 145
grüne Vollkorn-
nudeln 235
Grünkernklößchen-
suppe 227
Grünkernsalat 224
Gurkenquark 208
Gurkensalat 140, 214
Gymnastik 77, 79, 80

H

Haare 14
Haferbratlinge 139
Hafermüsli 135
– mit Banane 206
Haferschleim 67
Haferschrotsuppe 228
Hähnchenkeule mit
Basilikum 241
Harmonie mit sich
selbst 106
Harnsäure
21, 23, 28
harnsäuresenkende
Medikamente 28
Harnsäurewerte 26
häßliche Gedanken 85
Hausapotheke
87, 89, 160
Hausarzt 252
Haut 14, 28, 31, 55,
69, 84, 172
-erkrankungen 38
-pflege 84, 172
-reizungen 84, 159

Heil-
-fasten 22, 26, 31,
36, 37, 38, 42,
191, 253, 260
–, klinisch-stationäres
39, 252
-krisen 82
-nahrung 191, 193,
194, 197, 260
-pflanzen
160, 202, 258
-verfahren 252
-wirkung 160
Hepatitis 38
Herz 150, 151, 184
Herzbeschwerden 89
Herzenskraft 150, 151
Herzinfarkt 22, 24,
38, 155
Herz-Kreislauf-
Schäden 24
Herzmeditation
108, 149
Himbeercreme 246
Himbeertraum 143
Hirsotto 142
Hochdruck 27, 184
Hochleistung 13
Hülsenfrüchte 204
Hunger 15, 162,
164, 170, 179
Hungerreste 64, 69
Hungergefühl 84, 86
Hunzas 17
Hüttenkäse
-brote 137
– mit Apfel 210
– mit Kräutern 210
Hypertonie 23
Hypertoniker 26

I

Idealbild 102, 103, 104
Imbiß 183
Imkerhonig 158
indische Naturreis-
pfanne 233
indischer Blumen-
kohlsalat 216
Inhaltsstoffe 192,
197, 201, 202, 203
Innenerfahrungen 161
Innensignale 178

Innensteuerung 19
innere Bilder 51, 94,
99, 102, 105, 147,
148, 150
innere Ernährung
18, 63
Instinktunsicher-
heiten 176
Insulin 177
Irrigator 55

J

Jahresrhythmus 161
Jo-Jo-Effekt 115
Joule 12
Juden 161

K

Kabeljaufilet in Pilz-
sauce 242
Kaffee 19, 29, 60,
86, 120, 154, 158,
177, 185
Kalorie 12
Kalorien 30, 86, 92,
114, 163, 170,
177, 180, 185
Kalorienbedarf 30
kalorienbilanziert 257
kalorienbilanzierte
Rezepte 181
kalorienfreie Getränke
156
kalorienhaltige
Getränke 156
Kalorienreduzierung
156
Kalorientabelle 122,
178, 180, 181, 193
Kalorienzahl 179
Kalorienzählen 180
Kaltreiz 172
Kantine 183
Kantinen-
verpflegung 29
Kapillaren 24
Karottenbrühe 66
Karriere 105
Kartoffel 201
–, Bircher- 145
-brühe 65
-Gemüse-Suppe 124
-gratin 240

Informationen, die weiterhelfen

Kartoffeltag 61
Kartoffel, Pell- 128
Klebebild 103
kleine
– kalte Gerichte 246
– Krisen 69
– Nahrungspause 163
klinisch-stationäre
  Fastenbehandlung 38
klinisch-stationäres
  Heilfasten 39, 252
Klistier 126
Klistierbehälter 83
Kneipp 75
-Anwendungen 39, 80
-Guß 172
Kniebeugen 78
Knoblauchsauce 225
Koffein 158
Kohlenhydrate 11, 14
kohlenhydrathaltige
  Lebensmittel 186
Kohlrabigemüse 139
Kohlrabirohkost
  145, 216
Kompasse 258
Konditionstraining 80
Konservierungs-
  mittel 185
– chemische 190
Konsumgesellschaft
  155
Kontaktadressen 258
Konzentration 81, 260
Konzentrations-
  störungen 82
Konzentrations-
  vermögen 191
Kopfschmerzen
  70, 84, 88, 172
– chronische 38
Körperbild 69, 101,
  102, 103, 104
Körperdepots 114
körpereigene
– Depots 16
– Speicher 13, 92, 115
Körperempfinden 122
Körpergefühl 15, 71,
  125, 154
Körpergeruch 79
körperliche
– Hygiene 87

– Leistung 118
körperliches
  Wohlbefinden 76
Körperpflege 171
Körperreserven 77
Körpersignale
  123, 176
Körperzellen 14
Korrektur von
  Ernährungsfehlern
  132
korsischer Brot-
  aufstrich 210
Kostaufbau 28, 113,
  114, 127
– stufenweiser 93, 114
Kraft der Gedanken147
Kraftreserven 10
Krämpfe 88
Krankenhaus-
  aufenthalt 252
Krankenkasse 22, 252
Krankenzimmer 166
krankhafte
  Ablagerungen 14
Krankheit 9, 21, 23,
  155, 252
Krankheiten 20, 29,
  31, 36, 38, 125
– chronische 38
– rheumatische 37
Kräuter 202
-Rahmsauce 225
-quark 209
-sauce 225
-tees 158, 159
Kreislauf 15, 26, 34, 45,
  69, 75, 82, 118, 158
-arbeit 118
-mittel158
-stabilisierung 82
-versagen 86, 155
Kreuzschmerzen 70
Krisensituationen 176
Kritik 107
Kuchen 154
Kunstfasern 77, 84
künstliche Düngung
  192
Kürbissalat 218
Kurzzeitdiät 197
Kurzzeitfasten 29, 35,
  42, 82

kurzzeitige Flaute 81
Kurzzeitspeicher 11

L
Lagern von
vollwertigen
Lebensmitteln 203
Lagerung 201
Lammkoteletts in
  Zitronen-
  buttersauce 241
Langzeitdiät 197
Langzeitspeicher 11
Launen, aggressive 85
Launenhaftigkeit 72
Lebens-
-freude 104, 109, 119
–, gesteigerte 125
-führung 112
-gefühl 94, 179
-gewohnheiten
  154, 155
– falsche 87
-hygiene 167
-kraft 94, 95, 100,
  109, 125, 151
-mittel 147, 154
–, eiweißhaltige 185
–, fetthaltige 186
–, kohlenhydrat-
  haltige 186
-qualität 20
-situation 109
-stil ändern 30
-weise 154
Leber 76, 120, 157,
  167
-kranke 26
-packung 76, 82, 89
-werte 26, 119, 157
Leibkrämpfe 86
Leinsamenpaste 210
Leinsamenschleim 68
Leistung 10, 80
Leistungs-
-fähigkeit 74, 79,
  80, 112, 191
-grenze 79, 80
-knick 31, 155
-verbesserung 80
Leitlinien bei der
  Ernährungs-
  umstellung 194

Lernvermögen 191
Liebe 150, 151, 174
Lieblingsgericht
  96, 97, 120, 148
Liegestützen 78
Löwenzahnsalat 223
Luftbad 75
lüften 85

M
Magen-
-beschwerden 65, 89
-saft 86, 114, 158
-tee 159
-verstimmung 159, 166
Magen-Darm-Kanal
  163
Magen-Darm-
  Störungen 70
Malz-Kornkaffee 158
Mangel an
  Vitalstoffen 13
marinierter Handkäse
  246
Massage 76, 80
Maßstäbe 179
Mayonnaisesauce 226
Medikamente 19, 31,
  34, 35, 87, 92, 120,
  158, 166, 191
– zur Entwässerung
  19, 84
–, gichtverhindernde 28
–, harnsäure-
  senkende 28
Meditation 18, 47, 48,
  49, 50, 86, 260
– am dritten Fastentag
  101
– am Entlastungstag 94
– am ersten Aufbau-
  tag 147
– am ersten Fasten-
  tag 96
– am fünften
  Fastentag 108
– am vierten Fasten-
  tag 104
– am zweiten
  Aufbautag 149
– am zweiten
  Fastentag 97
– beim Fasten 183

Informationen, die weiterhelfen

Meditation im Alltag 173
Meditations-
übungen 48
meditativ essen 183
meditatives Fasten 47
meditieren 47, 48, 49
Menstruation 13
Merkmale der Vollwert-
nahrung 192
Migräne 38
Milch 201, 204
Milchprodukte 201, 204
Mineralstoffe 10, 11, 13, 14, 65, 187, 197
Mineralstoff-
-mangel 88
-spender 156
-versorgung 74
Mitfaster 43, 79
Mittagsruhe 76
Mittagsschläfchen 172
Mohammedaner 161
Möhren-
-bratlinge 239
-gemüse 128
-quark 208
-rohkost 129
-salat mit Apfel 212
Molkefasten 19
Molketag 62
Monatsregel 81
morgendliche
Müdigkeit 166
Morgen-
-fasten 42, 165, 166
-gang 76
-gymnastik 75, 79
-schwäche 75, 76, 158
Müdigkeit 158, 166, 177
Mundgeruch 69, 79, 85, 89
Mungobohnen-
sprossensalat 223
Muschelrisotto 243
Muskelschwäche 88
Muskulatur 14
Müsli 204

N
Nachfastenzeit 122, 154, 155, 157, 160, 168, 172
nächtliche
Nahrungspause 165
Nägel 14
Nährstoffbedarf 14
Nährstoffe 187
Nährstoffspeicher 14
Nährstoffverluste 201
Nahrung
– naturbelassene 192
– natürliche 29
– Schadstoffe in der 192
–, Umgang mit 125
–, Wertschätzung der 148
–, Zusammen-
setzung der 184
Nahrungs-
-aufnahme 176
-bedarf 115
-bedürfnis 132, 178
-depots 9, 15, 16, 18, 162
-energie 17
-entzug 17
-instinkte 191
-konserven 192
-maß 118
-menge 183
-mittelindustrie 190
-pause 12, 162, 164, 166, 170, 171, 177
–, große 164
–, kleine 163
–, nächtliche 165
-regler 183
-verzicht 161, 163
-wahl 183
Naschen 29
naturbelassene
– Nahrung 192
– Nahrungsmittel 191
natürliche
– Nahrung 29
– Umweltbezüge 183
natürlicher
Wassergehalt 180
Naturreis neapoli-
tanische Art 136

Nebenwirkungen 158
Nervosität 89, 158
Nicht-Raucher-
Training 55
niedriger Blutdruck 53, 75, 82, 88, 158, 159, 161
Nikotin 19, 38
Normalgewicht 168, 179
Nüchternschmerz 165
Null-Diät 19, 39
Nußquark-Müsli 141
Nüsse 202, 204

O
Obst 201, 203
-säfte 156
-salat 146
– mit Trocken-
früchten 244
-tag 53, 60, 61, 179
Öle 204
Operationen 13
Orangen-
-creme 245
-haut 22, 28
-müsli 205
-schalen 202
Ostern 161, 167
Overeaters -
anonymous 43

P
Paprikasalat 216
Partner 87
– Erwartung an den 149
Passah-Fest 161
Pellkartoffeln 128
Periode 92
persönliche Gewichts-
bilanz 93, 118
Persönlichkeit 100, 174, 175
Persönlichkeits-
struktur 99
Pflanzenfette 202
Pikanter Getreide-
schrotbrei 207
Pille 63
Pilleneinnahme 63
Polyarthritis 38

Polyglobulie 21, 38
Porphyrie 38
positive
– Gedanken 123
– Gefühle 74
Potenz, sexuelle 81
Prießnitz-Leibauflage 70, 78, 89, 126, 172
Privatkliniken 252
Probe-Meditations-
übung 51
psychiatrische
Behandlung 35, 48
psychologische
Behandlung 35, 48
psychotherapeutische
Behandlung 35, 48
Pubertät 174

R
raffinierter Zucker 190
Ramadan 161
Rauchen 15, 86, 154, 155
Raucher 28
Rauchpause 85, 155
Rauchschäden 85
Reaktionsfähigkeit 45, 81
Reaktionsvermögen 34
Reduktion von Über-
gewicht 27
Reduktionsdiät 64
Reduktionskost 16, 115, 161, 193
Regeln zur Ernährungs-
umstellung 184
Reinigungsprozesse 70
Reissalat Hawaii 246
Reisschleim 68
Reistag 53, 61, 179
Reizüberflutung 19
religiöses Fasten 17
Reservegewicht 46
Resignation 161
Rettichsalat 142, 214
Rezepte, kalorien-
bilanzierte 181
rheumatische
Erkrankungen 37
richtige Ernährung 132, 178, 257
richtiges Gewicht 168

Informationen, die weiterhelfen

Rindentees 159
Risiko
-befunde 35
-belastung 35
-faktoren 20, 23,
  28, 31, 35, 36
Roggen-Apfel-Müsli
  138
Rohanteil 197
Rohkost 132, 133,
  185, 197
-tag 53, 179
-platte, große 133
Rohmilch 201
Rohsäftefasten 19
Roquefortbirne 146
Rose 173, 174, 175
Rosenkohlsalat 217
Rote-Bete-Frischkost
  133
Rote-Bete-Rohkost 212
Rotkohlsalat 215
Rückenschmerzen 88
Ruhebedürfnis 172
ruhen 76
Ruheplatz 49
Ruhewunsch 87

S
Saftproduktion 118
Safttag 62
Salate 198
Salatsaucen 225
Salz 11, 170, 184, 202
Salzdepots 90
Samen 204
Samentees 159
Sanatoriums-
  aufenthalt 35
Sanatoriumskur 252
Sanddornapfel 244
Sättigungs-
-wert 191, 193
-wirkung 163
-zentrum 176
Sauerkrautsalat
  134, 137
Sauermilchprodukte
  201
Sauerstoffbedarf 85
Sauerstoffmangel 78
Säuglingsalter 257

Sauna 63, 72, 76,
  80, 84, 172
Schadstoffbelastung 30
Schadstoffe in der
  Nahrung 192
Scheide 85
Schlacken 21, 83,
  156, 163
schlafen 85
Schlaf
-gewohnheiten 87
-mittel 78, 157
-störungen 78, 89, 158
Schlaganfall
  22, 24, 155
schlechter Geschmack
  159, 160
schlechtes Gewissen
  107, 148
Schleimfasten 19
Schmerzmittel 78
Schminke 84
Schneelaufen 75
Schneetreten 172
Schönheitsideal 179
schöpferische Phase 80
Schulkind 178
Schwäche 15, 75, 82
Schwächeanfall 158
Schwangere 35
Schwangerschaft
  13, 257
Schwarztee 158, 185
Schwarzwurze-
  lrohkost 213
Schweiß 84, 88
Schweißausbruch
  15, 158
Schwermut 85
Schwierigkeiten beim
  Einschlafen 71
Schwindel 15, 69,
  75, 82, 88, 118
Schwitzen 159, 162,
  166, 171, 172
Seele 95, 109, 148,
  173, 176
Seelen
-aufbau 151
-kraft 51, 109, 174
-leben 147
seelisch-geistiges
  Erleben 125

seelische
– Hintergründe 257
– Klärung 167
– Tiefen 73
– Verletzungen
  108, 109
seelisches Energie-
  zentrum 108
segnen 148
Sehschärfe 81
Selbstachtung 107
selbständig fasten
  34, 74
selbständige Entleerung
  126
Selbstbestätigung 15
Selbstbewußtsein
  48, 157
Selbstbild 98, 99, 103
Selbsterfahrung
  47, 62
Selbstheilungskräfte 74
– stärken 108
Selbsthilfegruppe
  43, 181
Selbstportrait 100
Selbstreinigung
– des Körpers 83
– durch die Schleim-
  häute 85
– über die Scheide 85
Selbstreinigungs-
  tendenz 85
Selbstwahrnehmung 99
Selbstwert 105, 106
Selbstwertgefühl
  86, 100, 174
Selleriebrühe 66
Sellerierohkost
  138, 213
Sellerieschiffchen
  mit französischer
  Käsecreme 247
Senfsauce 225
Sexualleben 87
sexuelle Potenz 81
Signale 148
Solarplexus 108
Sonnengeflecht 108
Spannung 76
Speichel 114
Speicherform 12
Speicherfähigkeit 13

speichern 21
Speicherstoff Glykogen
  10
Speicherung 163
Speiseplan
– für den ersten
  Aufbautag 123
– für den zweiten
  Aufbautag 127
– für eine Woche
  Vollwerternährung
  195
Spinatsalat 222
Sport 171
Spurenelemente 11, 13
Stabilisierung des
  Kreislaufs 82
Stärkepartikel 21
stationäre Fasten-
  aufenthalte 252
stationäre Vor-
  beugekuren 252
Stillende 35
Stimmung 97, 149
Stimmungs-
  schwankungen 87
Stoffwechsel 8, 15,
  37, 114, 163
-arbeit 76
-belastungen 23
-entgleisung 36, 38
-erkrankungen 15,
  24, 31, 252
-krankheiten 38, 191
-reste 85
-schlacken 21, 83
-vorgänge 10
-zwischenprodukte 21
Störungen
– beim Einschlafen 71
– im Befinden 20
– der Durchblutung 38
– der Konzentration 82
– gesundheitliche 20
–, Magen-Darm- 70
–, Schlaf- 78, 89, 158
Streßlöser 157
stufenweiser Kost-
  aufbau 93, 114
Stuhl 119
-entleerung 126
-gang 172
Suchtmittel 170

Informationen, die weiterhelfen

Suchtverhalten 157
Supermärkte 190
Suppe mit Hirse-
Quark-
Klößchen 229
Suppen 227
süße Hirse-Quark-
Bratlinge 234
Süßgetränke 170
Süßigkeiten 19, 29,
60, 184
Süßmittel 158, 202
Süßstoff 160
Symbolgehalt 49

T
Tabak 86, 154
Tabellen 258
Tagebuch 86
Tagesablauf
gestalten 75
Tagesplan
– für erweiterte
Frischkost 200
– für Frischkost 199
Tagesrhythmus 87
Tatar 248
tatsächliche
Fastenzeit 162
Taulaufen 75
Tautreten 172
Tee 156, 158, 164
-Aroma 158
-brevier 158
-fasten 19
-Saft-Fasten 19
-sorte 158, 159
-tag 62
-vorräte 156
Teilerstattung 252
Thein 158
Tiefkühlkost 203
Tiefkühltruhe 204
tierisches Eiweiß 194
Tiersymbole 52
Tomaten-Zwiebel-
Sauce 142
Tomaten
-brühe 67
-hirse 232
-quark 209
-salat 146, 217
-sauce 226

Tomatensuppe 124
Trägheit 81, 177
Training 80, 82
Tränen 151
Transportweg 201
Trauer 72
Traumbild 102
Träume 85
Treibhäuser 201
Trinken 15, 154, 156
Trink-
-gewohnheiten 44
-pausen 157
-tag 62, 161,
167, 170
Trockenfrüchte 202

U
Übelkeit 15, 75
überbackener Stauden-
sellerie 239
Überbelastung 81
Überernährung
24, 178
Überforderung 178
Übergewicht 13, 17,
28, 29, 38, 63, 90,
107, 112, 115,
161, 178, 191
– vermindern 161
–, Reduktion von 27
Übergewichtige
168, 197
Übersäuerung 65
Umgang
– mit Nahrung 125
– mit Vollgetreide
203
– mit vollwertigen
Lebensmitteln 203
Umschaltprozeß 15
Umstellung auf
Vollwert-
kost 115, 190
Umweltgifte 83, 197
Umweltver-
schmutzung 192
Unbewußtes 104
undisziplinierte
Eßphasen 107
Unlustgefühle 166
Unpäßlichkeiten 84
Unruhe 89

Unterbewußtsein
47, 101, 103, 174,
175, 176
Untergewichtige
162, 193
Unterzuckerung
158, 177
Urin 84, 156
Urlaub 171

V
Vanille 202
vegetarische
Vollwertkost 184
Veränderung von
Eßgewohnheiten 31
verbessertes Wohl-
befinden 30
Verbesserung
der Lebens-
situation 130
Verdauung 116, 159
Verdauungs-
-arbeit 92, 93, 115,
118, 176
-energie 93
-prozeß 13
-säfte 114, 116,
118, 197
-zeit 162, 163,
164, 165
Verkrampfungen 78
Verlangen
– nach Liebe 15
– nach Süßem 177
Verletzungen,
seelische 108, 109
verlängerte
– Aufbauzeit 127
– Fastenzeit 74
Verliebtheit 150
verschlacktes Gewebe
28
Verschlackung
21, 23, 24, 172
– der Gefäße 22
Verschlackungs-
krankheit 22
versteckte Fette 184
Verstimmung,
depressive 89
Verstopfung 63, 70,
126

Versuchung 86, 87
- überwinden 86
Verzicht 87
-liste 157, 158
-Training 154
vierter Aufbautag 138
vierter Fastentag 72
Visualisierung 49
Vital-Müsli 144
Vitalstoffe 13, 177
Vitalstoffgleich-
gewicht 13
Vitalstoffmangel 13
Vitamine 10, 11, 13,
14, 65, 187, 197
Vitaminspender 156
Vitaminversorgung 74
Völlegefühl 78, 118,
176, 177
Vollkornnudeln mit
Pilzen, Tomaten
und Kräutern 235
Vollwert 192
-Milchprodukte 201
-Warenkunde 201
-ernährung 158,
191, 260
– Umstellung auf
115, 190, 194
-gerichte 193
-nahrung 183, 191,
192
– Merkmale 192
–, vegetarische 184
-produkte 201
vollwertige
– Ernährung 30
– Mischkost 184
– Nahrung 115, 161
–, Umgang mit 203
Voraussetzungen
beim Fasten 42
Vorbehandlung 201
Vorbereitung auf die
Aufbautage 112
Vorbeuge-Fasten 22,
23
Vorbeuge-Kuren,
stationäre 252
Vorbeugen 36
Vorsätze 112, 168
– für die Nachfasten-
zeit 113

Informationen, die weiterhelfen

Vorsatzliste 112
Vorstellungswelt 147
Vorzugsmilch 201

W
Wachliegen 79
Wadenkrämpfe 88
Wanderleiter 43
warmer süßer Getreide-
  schrotbrei 207
Warmhalten 77
Wasserfasten 19
Wasserhaushalt 84, 118
Wassertreten 78
Wechseljahre 31
Weglaßregeln 170
Weichteilrheuma-
  tismus 24, 38
Weight-watchers 43
Weißkohlsalat 215
Weißmehl 17, 170, 190
weitere Aufbautage
  131, 151
weiterfasten 73, 74
Weizenkeimling-
  Salat 224
Weizenschrotsuppe 128

Wertigkeit,
  biologische 14
Wertschätzung
  der Nahrung 148
Wertstoffe 10, 11,
  14, 115, 116, 158
Wertstoff-
  -reserven 14
  -speicher 11, 14
  -verluste 156
Wesenszüge
  – eigene 102, 104, 105
  – des Partners 106
Widerstandskräfte 191
Wiegekarte 91, 93,
  168, 180
Wiegen 168
Wiegeregel 93
Winterspeck 16
wirklicher Gewichts-
  verlust 92
wirkliches Aussehen 102
Wirkstoffmangel 11
Wohlbefinden 76, 81,
  84, 108, 119, 179,
  187
Wohlfühlgewicht 115

Wohlgefühl 127
Wortfindung 81
Wundheilung 191
Wunschgewicht 168
Wurst 170
Wurzeltees 159

Y
Yoga 76, 184

Z
Zahnbelag 85
Zahnfleisch 85
Zäpfchen 126
Zielgewicht 112
Zigarette 29, 60, 86,
  155, 177
Zitronensauce 226
Zitronenschalen 202
Zittern 15, 158
Zivilisations-
  -bräuche 156
  -kost 13, 29, 115,
  190, 193
  -krankheiten 17
Zubereitung von
  Frischkost 198

Zucchini
  -Hirse-Pfanne 232
  -Tomaten-Gemüse 136
  -salat 214
Zucken 88
Zucker 11, 17, 170,
  177, 178, 184
  –, raffinierter 190
Zucker-Eiweiß-
  verbindungen 21
Zunge 85
Zusammensetzung
  der Nahrung 184
Zuverlässigkeit 105
Zuwendung,
  fehlende 101
Zwänge 148
zweiter Aufbautag 125
zweiter Fastentag 69
Zwiebelsuppe 228
Zwischenmahlzeit 164
Zwölffingerdarm-
  geschwür 165

Lizenzausgabe für Gondrom Verlag, Bindlach 2002
Redaktion: Doris Schimmelpfennig-Funke
Lektorat: Kurt Gallenberger
Grafiken: Heide Blut
Layout und Satz: BuchHaus.Gigler.GmbH
Covergestaltung: Monika Hagen
Umschlagfoto: Mauritius Bildagentur

ISBN 3-8112-2019-5

Alle Rechte vorbehalten:
Kein Teil dieses Werkes darf ohne schriftliche Einwilligung des
Verlages in irgendeiner Form (Fotokopie, Mikrofilm oder ein
anderes Verfahren) reproduziert oder unter Verwendung
elektronischer Systeme verarbeitet, vervielfältigt oder verbreitet werden.

Der Umwelt zuliebe gedruckt auf chlorfrei gebleichtem
Papier.

Fahrplan durch die Aufbautage

	Erster Aufbautag (→ Seite 120)	**Zweiter Aufbautag** (→ Seite 125)
Aufnahme	425 kcal/1785 kJ *Früh:* Morgentee. *Vormittag:* Fastenbrechen: 1 gut gereifter Apfel *(oder Apfel gedünstet).* *Mittag:* Kartoffel-Gemüse-Suppe. *Nachmittag:* trinken wie bisher. *Abend:* Tomaten- oder Spargelsuppe, Buttermilch mit Leinsamen, Knäckebrot; *Vorbereiten:* Backobst einweichen.	720 (840) kcal / 3025 (3530) kJ *Früh:* Morgengetränk, Backpflaumen, Weizenschrotsuppe. *Vormittag:* Wasser zwischendurch. *Mittag:* Salat, Kartoffeln, Gemüse, Bioghurt. *Nachmittag:* Kräutertee. *Abend:* Rohkost, Getreide-Gemüse-Suppe, Dickmilch, Leinsamen, Knäckebrot. *Vorbereiten:* Backpflaumen und Haferschrot getrennt einweichen.
Ausscheidung	Behutsam an Nahrungsaufnahme gewöhnen. Ausscheidung ist weiter wichtig: Darm mit Quellstoffen füllen, reichlich trinken.	Gewichtsanstieg in Kauf nehmen (ist normal). Darmentleerung spontan? Leinsamen und trinken! 1/2 Einlauf bei vergeblichem Stuhldrang, sonst warten bis morgen.
Bewegung/ Ruhe	Morgengymnastik oder Sport vor dem Fastenbrechen, Spaziergang, Mittagsruhe, »Schongang«.	*Früh:* Aufbauflauten in Kauf nehmen, Spaziergang. *Mittag:* »Nach dem Essen ruh'n oder 1000 Schritte tun«. Anstrengungen meiden.
Körperpflege	*Früh:* Kneipp: »Kaltreiz ist Lebensreiz«. *Vormittag:* 1- bis 2mal täglich liegen! *Mittag:* Leberpackung. Bei Völlegefühl: Prießnitz-Leibauflage.	Kreislauf in Gang bringen: bürsten und frische Luft, Wechseldusche. Gegen Kopfleere hilft Liegen. Weder Sauna noch Vollbad!
Bewußtes Erleben	Essen: heute wichtiger als alles andere! Der Apfel und alle Mahlzeiten im Mittelpunkt meiner Aufmerksamkeit – wenig ist viel. Bildmeditationen »Lebens-Mittel« und »Gesegnete Mahlzeit«.	»Satt«? »Voll«? »Zufrieden, befriedigt, gesättigt«. Bildmeditation »Herzmeditation«.

Dritter Aufbautag
(→ Seite 132)

Vierter Aufbautag
(→ Seite 138)

Fünfter Aufbautag
(→ Seite 141)

---

870 (980) kcal / 3655 (4115) kJ
Früh: Morgengetränk, Backpflaumen, Hafermüsli oder Getreide-Gemüse-Suppe (*Tomatenquark, Knäckebrot*). *Vormittag:* Trinken.
Mittag: Rote-Bete-Frischkost, Naturreis neapolitanische Art, Zucchini-Tomaten-Gemüse, Apfelquark.
Nachmittag: Nahrungspause. Trinken.
Abend: Sauerkrautsalat, Butter, Hüttenkäse, Vollkorn- und Knäckebrot. *Vorbereiten:* Roggenschrot und Trockenobst getrennt einweichen.

1040 (1150) kcal / 4370 (4830) kJ
Früh: Morgengetränk, Trockenobst, Roggen-Apfel-Müsli (*Kräuterfrischkäse, Vollkornbrot*).
Vormittag: trinken.
Mittag: Sellerierohkost, Haferbratlinge, Kohlrabigemüse, Dickmilch mit Früchten.
Nachmittag: trinken.
Abend: Gurkensalat, Vollkorn- und Knäckebrot, Butter, Apfel-Meerrettich-Quark.
Vorbereiten: Haferschrot einweichen.

1000 (1420) kcal / 4620 (5965) [
Früh: Morgengetränk, Nußquar Müsli (*Vollkornbrötchen, Butte Feigen- oder Pflaumenmus*).
Vormittag: Nahrungspause. Trink
Mittag: Rettichsalat, Hirsotto m Tomaten-Zwiebel-Sauce, Broccoligemüse, Himbeertraum
Nachmittag: Nahrungspause. Trinken.
Abend: Chicoréesalat, Vollkornbrot, Knäckebrot, Butter, Came bert. *Vorbereiten:* Weizenkeime spülen und feucht stehen lasser Rosinen einweichen.

Nieren und Gewebe durchspülen: mehr trinken als sonst. Urinfarbe hell? Sonst mehr trinken.

Ausscheidung beachten, eventuell Einlauf.

Früh: weiter Leinsamen, falls Stuhl zu fest ist.

Früh: Morgengang. Stuhlgang? Sonst Einlauf.

Nachmittag: Bewegung.

Morgensport, Teppichgymnastik.
Vormittag: Bewegung.
Mittag: Ruhen oder »tausend Schritte tun«.
Nachmittag: Bewegung.

Bewegung und Ruhe nach Bedürfnis.

Tautreten.
Normale Körperhygiene.

Normale Körperhygiene.
Für Sauna und Vollbad stabil.

Bürsten, Wechseldusche, Hautpflege.

Mittag: Geschmackswerte entdecken.
Bevorzugte Bildmeditationen vertiefen.

Bevorzugte Bildmeditation vertiefen.

Früh: Zusatzmahlzeit nötig?
Mittag und Abend: stehenlassen, was zuviel ist. Jeden Bissen 35mal kauen. Bevorzugte Bildmeditation vertiefen.